U0230608

数据科学的方法与应用丛书

长寿风险与养老金体系可持续发展研究

王晓军 等 著

本成果受到中国人民大学 2020 年度"中央高校建设世界一流大学（学科）和特色发展引导专项资金"支持

科学出版社

北京

内 容 简 介

人口老龄化下的长寿风险给社会经济发展和养老金体系带来不利影响,使养老金体系面临可持续发展的巨大挑战。本书从我国养老金体系面临的人口老龄化和长寿风险挑战的现实出发,基于实际数据和养老保险实践,构建分年龄死亡率预测模型、长寿风险负债评估模型、养老金财务收支预测模型、养老金资产负债模型等,并将这些模型用于对我国养老金体系面临的人口老龄化和长寿风险冲击的分析,给出养老金体系应对老龄化和长寿风险挑战的政策建议。

本书可供对养老金风险管理有兴趣的研究者阅读参考。

图书在版编目(CIP)数据

长寿风险与养老金体系可持续发展研究 / 王晓军等著. —北京:科学出版社,2021.11

(数据科学的方法与应用丛书)

ISBN 978-7-03-069621-2

Ⅰ.①长… Ⅱ.①王… Ⅲ.①长寿−风险分析−研究−中国 ②退休金−劳动制度−可持续性发展−研究−中国 Ⅳ.①R161.7 ②F249.213.4

中国版本图书馆 CIP 数据核字(2021)第 166956 号

责任编辑:马 跃 / 责任校对:贾娜娜
责任印制:张 伟 / 封面设计:无极书装

科学出版社 出版
北京东黄城根北街 16 号
邮政编码:100717
http://www.sciencep.com

北京虎彩文化传播有限公司 印刷
科学出版社发行 各地新华书店经销

*

2021 年 11 月第 一 版 开本:720×1000 B5
2021 年 11 月第一次印刷 印张:18 1/2
字数:373 000
定价:188.00 元
(如有印装质量问题,我社负责调换)

数据科学的方法与应用丛书
编委会成员名单

"数据科学的方法与应用丛书"序

伴随着大数据时代的发展，数据采集、存储和处理能力获得极大提升，数据驱动型决策成为各领域的制胜法宝，数据科学逐渐成为重要发展方向。数据科学以不同领域知识为基础，结合统计学与信息科学的方法、系统和过程，通过分析结构化或非结构化数据提供客观世界的洞察。另外，作为数据科学发展的基础与原型，统计学为数据科学方法提供了基于随机变量的数据描述、建模思路和理论保障。

数据科学具有广泛的应用领域，从政府治理看，政府部门积累的海量数据资产，有待进一步开发，提高治理效能、打造数字政府是数据科学时代下政府治理创新的新路径；从企业发展看，在数字经济发展的浪潮下，数据已成为重要的基础性战略资源，数据科学方法的运用也已成为企业制胜的关键，以数据科学驱动企业发展，是助力企业在数据科学时代下长期向好发展的有效"利器"；从个人生活看，通过运用数据科学方法分析与个体相关联的数据，可以挖掘个人选择偏好，跟踪个人行为轨迹，为个体提供更加精准的个性化服务，满足个体的多元价值需求。当然，数据科学方法的应用价值远不止于此，医学、金融、生态等多个领域都有数据科学方法的应用痕迹。

一直以来，中国人民大学统计学院坚持"以统计与数据科学为引领，理论方法与应用实践研究并重"的"一体两翼"发展思路，集中优势力量，把握统计与数据科学发展的时代脉搏。本次组织编撰"数据科学的方法与应用丛书"，旨在从不同角度讨论数据科学的理论、原理及方法，促进交流、引发思考，为方法研究者与实践分析者提供参考，实现数据科学方法的有效应用与价值转化。

数据科学的方法与应用包罗万象，本丛书无法面面俱到。希望通过本丛书的尝试与探索，为创新推进"一体两翼"的发展模式提供良好的范式。期待与更多的研究者携手并进，共同为数据科学方法与应用的发展贡献力量。

"数据科学的方法与应用丛书"编委会

2021 年 10 月

前　言

　　长寿是社会经济发展的必然结果和人类社会共同的美好追求，但却对养老金体系的财务可持续性产生系统性不利冲击，从而寿命延长的不确定性及其带来的不利经济影响被称作一种风险，即长寿风险。长寿风险与人口老龄化的叠加，给现收现付制和基金积累制的养老金制度带来不同的冲击。本书将深入研究我国人口老龄化背景下的长寿风险度量、人口老龄化和长寿风险下公共养老金体系的可持续发展、职业年金/企业年金和商业养老保险的风险管理，以及养老金体系应对人口老龄化和长寿风险挑战的政策选择等问题。全书共分四篇 14 章，其中第 1 章、第 2 章、第 4 章、第 9 章、第 11 章、第 14 章，以及 3.1、3.4、3.5、5.1、5.4、5.5、6.1、6.2、6.4、10.1、10.2、10.4、12.1、12.5 等节由王晓军撰写，其余章节内容在王晓军和学生合作论文的基础上整理形成。3.2~3.3 节由王晓军和路倩合作完成，5.2~5.3 节由王晓军、王述珍、米海杰、詹家煊合作完成，6.3 节由王晓军、单戈和詹家煊合作完成，第 7 章由王晓军和姜增明合作完成，第 8 章由王晓军和詹家煊合作完成，10.3 节由关国卉和王晓军合作完成，12.2 节由王晓军和路倩合作完成，12.3~12.4 节由王晓军和单戈合作完成，第 13 章由王晓军和王琪琦合作完成。此外，董明英、赵晓月、李一凡、孙文昭、贾志芳、李祥烨、张靖悦、吴婵媛、许豪、李云龙、曹文琪等参与了部分章节数据的收集和资料整理工作。感谢这些学生多年来跟随我在长寿风险和养老金风险管理方面的跟踪研究，没有大家每周一次的文献分享和深入研讨，没有大家参与对书稿章节具体问题的研究，这部著作很难完成。感谢同学们的辛勤付出！感谢科学出版社对本书出版的大力支持！

王晓军

2020 年 12 月

目　　录

第三篇　职业年金的设计和风险管理

第1章 绪 论

1.1 研究背景和研究意义

随着社会经济的发展，人口生育率呈下降趋势，死亡率不断改善，人口老龄化和人口长寿成为全球人口发展的必然趋势。依据国家统计局公布的数据，2020年末，我国60岁及以上人口超过2.6亿人，占总人口的18.1%。如果按联合国人口司2019年居中假设下的预测结果[①]，到2050年，我国60岁及以上人口比例将上升为35%，60岁及以上人口抚养比将达到76%。这一人口老龄化的程度和速度将超过世界平均水平和绝大多数发达国家的水平。在人口预期寿命上，我国男、女性人口的预期寿命在1981年为66.28岁和69.27岁，到2015年分别提高到73.64岁和79.43岁，到2040~2045年，平均预期寿命将超过80岁。人口老龄化，人口寿命延长的不确定性及由此带来的经济负担，即人口长寿风险，给社会经济发展和养老金体系带来不利影响，使世界各国的养老金体系普遍面临可持续发展的巨大挑战，使各国养老金体系资产负债表乃至政府资产负债表的平衡遭到破坏。

在这一背景情况下，如何度量人口老龄化和人口长寿风险的水平？如何评估人口老龄化和长寿风险对养老金体系产生的冲击？如何应对人口老龄化和长寿风险的挑战？如何在人口老龄化和人口长寿的必然趋势下建立一个可持续发展的养老金体系？这些问题已成为全球理论和政策研究者共同关注的热点问题。国外有关人口老龄化对社会经济发展影响的研究比较成熟，相关理论和政策研究基本取得一致的结论。有关长寿风险管理的理论和政策研究成为近年人们关注的热点。相比而言，我国在这些方面的研究比较欠缺，有关人口老龄化和长寿风险对养老金体系可持续发展的影响尚不清楚，相关理论和政策研究大大落后于国际水平，

---

① The 2019 Revision of World Population Prospects. http://esa.un.org/unpd/wpp/index.htm[2021-10-10].

相应的研究成果十分有限。在实践中，社会保障、企业年金和保险公司基本上依据静态的死亡率数据进行简单的分析预测，社会养老保险没有建立应对老龄化挑战的长期预算管理系统；职业年金和企业年金注重缴费积累，较少关注终身年金化领取和待遇水平；保险公司为应对长寿风险停售了大部分传统终身年金，一般采取将年金领取限定在某固定年龄以内的简单做法，因而很难为人们提供终身的养老金来源。而在未来几十年，我们必须在经济资源十分有限的情况下，面对全球最快速和最严重的人口老龄化与人口长寿风险给养老金体系带来的挑战。这样，从理论和政策上回答我国上述相关问题就显得更加重要。

本书将对我国面临的人口老龄化趋势和长寿风险、我国长寿风险的度量、人口老龄化和长寿风险给养老金体系带来的冲击、养老金体系应对老龄化和长寿风险的政策选择等问题进行研究。这些研究无疑对建立我国长期可持续发展的养老金体系具有重要的理论意义和实践价值。

1.2 研究内容和框架结构

人口老龄化和人口寿命延长是社会经济发展的必然结果以及人类社会发展的必然趋势，这一必然趋势给社会经济发展带来直接影响，也通过对经济资源的更多需求和公共资源分配来间接影响社会经济的发展。其中，最重要和最直接的影响是对养老金体系的财务冲击。

人口老龄化和人口长寿使人们对养老资源的需求增加，使承担养老责任的国家、单位和个人的资产负债平衡遭到破坏，使养老金体系的财务可持续发展面临挑战。当前，关于如何在人口老龄化和人口长寿风险下保证养老金体系的可持续发展，成为世界各国普遍面临和需要解决的重要理论与政策问题。在我国，有关人口老龄化和长寿风险对养老金体系及对政府支出和资产负债的影响尚不清楚。在实践中，为应对老龄化挑战，国家建立了社会保障基金，也建立了社会保险基金年度预算制度，但并没有建立应对老龄化和长寿风险的长期风险管理系统。

本书研究的总体问题是我国人口老龄化和长寿风险下养老金体系的可持续发展，包括我国人口老龄化和人口长寿风险的水平与趋势、各层次养老保险面临的人口老龄化和长寿风险挑战、应对人口老龄化和长寿风险挑战的政策选择等问题。我国现行的养老金体系既包括由政府建立的基本养老保险，又包括机关事业单位的职业年金和企业自愿参加的企业年金，还包括团体和个人自愿购买的商业养老保险等。基本养老保险包括城镇职工基本养老保险和城乡居民基本养老保险。

本书具体研究内容包括以下方面。

（1）人口老龄化和长寿风险度量。这部分研究内容包括人口老龄化和人口长寿风险度量两个问题。在人口老龄化研究上，参考已有相关研究并基于我国人口实际数据，研究我国人口老龄化的趋势和特点。在长寿风险度量上，通过梳理国内外死亡率预测的最新研究进展，基于实际数据，研究我国人口死亡率改善的规律性，研究适合中国数据特点的分年龄死亡率预测模型的构建，建立长寿风险度量模型，用于对我国长寿风险的度量和分析。

（2）人口老龄化和长寿风险下基本养老保险的可持续发展。人口老龄化使现收现付制基本养老保险的成本上升，使养老保险的收支平衡遭到破坏，使养老负担转移到下一代人身上，从而使养老保险的可持续发展面临挑战。人口老龄化下的长寿风险加剧了养老保险支出增加的不确定性。本书研究人口老龄化和长寿风险对养老金体系的财务影响、人口老龄化和长寿风险对社会养老保险支出与负债的影响、人口老龄化和长寿风险下可持续发展的基本养老保险的政策选择等问题。

（3）人口老龄化背景下企业年金和商业养老保险的长寿风险管理。在人口老龄化趋势下，企业年金和商业养老保险对风险的容忍度改变，从而会影响养老金计划和养老产品的设计特征与投资组合，长寿风险增加了养老金计划和养老产品的负债风险，从而需要建立相应的长寿风险资本，并做好偿付能力管理。本书研究老龄化背景下企业年金计划的设计、商业养老年金产品的设计、人口老龄化和长寿风险下企业年金与商业年金长寿风险管理及偿付能力管理、商业养老年金在长寿风险冲击下的供需困境、商业养老年金的税优激励和保障、企业年金和商业养老保险应对长寿风险的政策建议等。

（4）我国养老金体系应对人口老龄化和长寿风险的政策选择。人口老龄化使现收现付制基本养老保险的待遇领取者相对缴费者的比例上升，使现收现付制的成本上升。长寿风险使各层次养老金体系的支出增加，从而在人口老龄化和人口长寿的必然趋势下，养老金体系面临偿付能力不足和可持续发展问题。本书基于对长寿风险度量、基本养老保险财务收支预测、企业年金和商业养老保险风险管理等问题的研究，给出我国养老金体系应对人口老龄化和长寿风险挑战的政策建议。

本书对人口老龄化、长寿风险和养老金体系可持续发展的研究，将按照图 1-1 中给出的研究路径和逻辑关系展开。

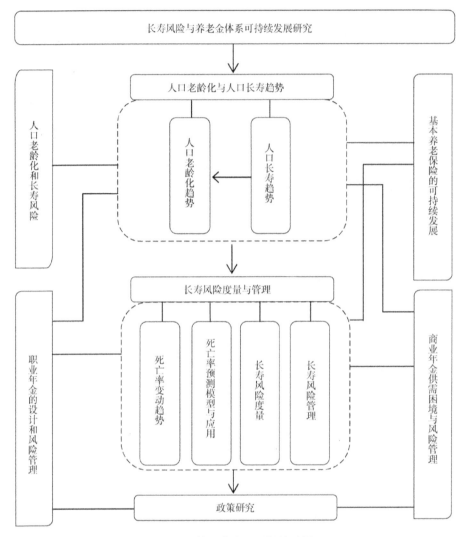

图 1-1 核心内容和逻辑关系图

　　首先从老龄化和长寿风险分析出发，通过构建人口老龄化预测模型和人口死亡率随机预测模型，研究我国人口老龄化趋势和变动，评估人口长寿风险。在此基础上，分基本养老保险、企业年金和商业养老保险三个层次的养老金体系，从我国的具体实践出发，构建基本养老保险未来长期收支现金流预测模型，构建长寿风险评估模型，研究人口老龄化和长寿风险对养老资源的需求，研究人口老龄化和长寿风险对未来收支与资产负债的影响，研究应对长寿风险的风险资本要求。最后将研究提升到养老金体系应对人口老龄化和长寿风险的政策建议上。

全书共分 14 章。

第 1 章为绪论，介绍本书的研究背景、研究意义、研究内容、框架结构和主要结论等。

第 2~13 章分为四篇。

第一篇人口老龄化与长寿风险。该篇包括第 2 章和第 3 章两章的内容。第 2 章研究中国人口老龄化趋势和长寿趋势，以及在该趋势下的养老困境；第 3 章研究长寿风险的度量与管理，基于实际数据构建中国人口分性别年龄的死亡率预测模型，讨论长寿风险的度量方法和管理经验。

第二篇基本养老保险的可持续发展。该篇包括第 4~8 章共五章内容。第 4 章为养老金体系可持续发展的度量。介绍中国现行的养老金体系，讨论养老金体系可持续发展的内涵和度量指标，在分析城镇职工和城乡居民基本养老保险参保人口结构和基金状况的基础上，对基本养老保险未来支出趋势做出估计和分析，对影响基金未来收支的因素做出分解和模拟测算，给出应对基本养老保险财务压力的相关建议。第 5 章为养老保险基金的财务平衡模型。通过梳理养老保险基金收支平衡的原理，比较分析实践中两类模型的特点，给出我国选择基本养老保险精算平衡模型的建议。第 6 章为我国基本养老保险的长期精算平衡。通过构建适应我国实际的基本养老保险长期精算平衡模型，对我国城镇职工基本养老保险基金的长期精算平衡状况做出评估分析。第 7 章为长寿风险对我国基本养老保险的冲击效应。采用风险资本需求的概念，量化长寿风险对基本养老保险的冲击效应，并进行实际测算分析。第 8 章为我国基本养老保险多参数改革最优路径模拟研究。针对城镇职工基本养老保险，在长期精算平衡的目标下，构建多参数改革的最优化模型，得出多参数改革最优连续调整路径的建议。

第三篇职业年金的设计和风险管理。该篇包括第 9 章和第 10 章的内容。第 9 章为职业年金的类型和发展。系统梳理职业年金的发展、类型和变化趋势，不同类型职业年金面临的风险和风险管理，讨论我国职业年金和企业年金发展中面临的问题和挑战等。第 10 章为职业年金的风险管理。给出职业年金资产配置、负债度量和偿付能力风险模型，并将其用于对职业年金风险的度量；研究职业年金应对长寿风险的最优缴费和资产配置策略。

第四篇商业年金供需困境与风险管理。该篇包括第 11~13 章的内容。第 11 章为商业年金市场供需。系统梳理年金市场供需的影响因素及国内外年金市场的发展状况。第 12 章为商业年金供需困境的量化研究。梳理商业年金供需困境的理论和实证研究，基于实际数据，测算分析寿险市场年金产品的价值；讨论年金化的福利和损失及引入风险决策中个人行为的扭曲因素后，个人购买年金的倾向。第 13 章为延税型商业年金的税优激励和保障水平。运用精算方法，对我国正在试行中的商业养老保险方案的税收激励和保障水平进行测算分析，并通过比较分析不同类型税收模式下商业年金的特点，给出以税优激励商业年金发展的相关结论。

第 14 章为养老金体系的优化设计与改革建议。这章是对全书的总结并提出政策建议，通过总结全文的研究，给出养老金体系优化设计的若干建议。

1.3 研究贡献和主要结论

从我国养老金体系面临的人口老龄化和长寿风险挑战这一重要的现实问题出发，基于实际数据和养老保障实践，借鉴国际有关人口老龄化和长寿风险研究成果，在理论方法上将经济学、风险管理与精算、公共管理及计算机算法等有机结合起来，构建养老金体系财务收支预测和资产负债分析模型，构建人口死亡率改善和分年龄死亡率预测随机模型，构建长寿风险负债评估模型，并将这些模型用于对我国养老金体系面临的人口老龄化和长寿风险冲击的分析以及我国养老金体系应对老龄化和长寿风险的政策研究上。

这些研究的学术贡献体现为立足于解决我国社会经济发展中的重要现实问题，开拓和加深了对我国养老金体系风险管理与可持续发展的研究，在学科建设上拓展了多学科的交叉发展，也在一定程度上填补了国际上相关文献缺乏中国案例的空白，在实践中有助于推动我国养老金体系风险管理水平的提升，为促进我国养老金体系的可持续发展做出贡献。

各章的研究贡献和主要结论如下。

第 2 章系统梳理全球人口老龄化和人口长寿趋势下面临的养老困境，分析中国人口老龄化和长寿的趋势和特点。主要结论是：未来几十年，中国人口老龄化速度继续加快，老龄化程度将超过中、高收入国家的平均水平；人口预期寿命的提升速度加快，并逐步接近发达国家的水平；在快速老龄化和经济增速放缓的双重压力下，养老金体系的可持续发展面临巨大挑战。

第 3 章对动态死亡率模型和应用的研究进展做了系统梳理与综合评价，对长寿风险度量方法和管理经验做系统梳理和综合评价。比较分析不同类型动态死亡率模型的特点，针对中国人口死亡率数据的特点，比较研究不同类型随机死亡率模型的拟合和预测效果。研究认为：贝叶斯层次模型在中国人口死亡率拟合和预测中具有合理性与稳健性，特别在高龄人口死亡率建模和预测中表现良好。在长寿风险度量中，建议采用贝叶斯层次死亡率模型。

第 4 章在梳理相关研究的基础上，给出养老金体系可持续发展的内涵和度量指标，测算分析了养老金支出的未来趋势。将影响养老保险基金收支平衡的因素分解为养老金待遇增长与工资增长的相对比例及制度内抚养比变动。主要结论是：养老保险覆盖面的扩大能够有效缓解养老基金的支付压力，但随着制度内人口结构的迅速老化，养老金的支付缺口将逐步扩大；虽然降低养老金待遇调整指数可以有效缓解养老保险的支付压力，但降低养老金待遇调整指数以养老金替代率的显著下降为代价，从而难以保证待遇的充足性；提高退休年龄可以有效缓解养老金的支付压力，但人口寿命延长的趋势会抵消提高退休年龄的效应。

第 5 章系统梳理养老保险基金收入/支出和资产/负债平衡的基本原理，给出养老保险基金长期精算平衡和资产负债平衡的理论模型，讨论不同评估目的下资产与负债的口径和评估方法，研究资产负债平衡模型与长期精算平衡模型的关联。对实践中美国采用的长期精算平衡模型和瑞典采用的资产负债平衡模型做出比较分析，认为两种模型分别适用于不同国家的制度特点。考虑到缴费资产评估需要建立在稳态假设下，而我国在未来长期内必然面临人口老龄化和劳动报酬的逐步调整，因此，建议对我国养老保险基金精算评估采用长期精算平衡模型。作为理论探讨，针对我国人口老龄化和城镇化的动态变动背景，该章还研究了非稳态下缴费资产的计算，突破了文献和实际应用中仅在稳态假设下求解缴费资产的约束。

第 6 章基于我国社会养老保险的实际情况，构建城镇职工基本养老保险长期精算评估模型，设定未来人口、经济和制度相关参数的精算假设，基于实际数据，对我国城镇职工基本养老保险的未来长期财务状况做出精算评估。主要结果为：①在基准假设下，城镇职工基本养老保险在 2015 年到 2055 年的 40 年中将出现精算缺口，精算缺口随评估时期的延长而增大。2015 年到 2055 年的这 40 年间精算缺口占国内生产总值（gross domestic product，GDP）的 8%，偿付能力比率降低到 93%，精算平衡为-2%。在 2015 年到 2085 年的 70 年中，精算缺口将增加到占GDP 的 207%，偿付能力比率降低到 67%，精算平衡降为-14%。因此，如果制度按现行假设的基础运行，在未来长期内，制度将会面临严重的偿付能力问题。如果在未来仍由财政承担补缺口职责，2015 年到 2085 年所需财政补贴累计额将超过 2015 年 GDP 的 2 倍，或者平均每年的财政补贴额必须达到缴费基数的 14%才能实现长期的精算平衡，如此高的财政补贴责任必然不可持续。②如果利率水平有所降低，养老保险基金的偿付能力状况更加恶化。③如果将养老金的调整指数从基准假设下按工资增长率的 100%降低到 60%，将大大削减养老金的整体待遇水平，却可以使出现精算缺口的时间推迟 20 年。④如果能够将养老保险费的征缴基数从基准假设下占社会平均工资的 51%逐步提高到 85%，将会显著增加缴费收入，从而改善制度的偿付能力状况。⑤推迟退休年龄可以在一定程度上改善年度收支状况和基金的偿付能力，但由于中国的养老金待遇与缴费年数挂钩，推迟退休年龄使养老金待遇相应增加,从而使养老金待遇支出增加,从长远来看,只有当推迟退休年龄对基金征收的效应高于因推迟退休使养老金待遇增加的效应时,才会对养老保险基金的长期收支平衡有所贡献。

第7章研究长寿风险对城镇职工基本养老保险的冲击效应。在研究方法上,借用保险风险资本需求风险价值(value at risk,VaR)模型的原理和方法,通过构建和应用我国随机死亡率预测模型,得出养老保险分性别年龄参保人口的概率分布,并在95%的概率区间下获得长寿风险额外的养老金支出,得出长寿风险对我国城镇职工基本养老保险冲击的度量。主要结果有:①长寿风险对我国城镇职工基本养老保险的冲击效应十分明显,2050年前长寿风险的额外养老金支出折现值占GDP比例超过30%。②延迟退休年龄和调整养老金增长指数对缓解养老金支出压力的效果明显。③应对长寿风险的冲击应采取综合改革措施,包括建立相应的风险准备金,建立长寿风险与推迟退休年龄挂钩的调整机制,等等。

第8章对我国基本养老保险多参数改革最优路径进行模拟研究。在研究方法上,构建了养老保险多参数改革的最优化模型,在参数边界和参数连续调整平滑性约束下,通过广义既约梯度法(generalized reduced gradient method,GRG)求解制度的缴费率、退休年龄、待遇调整指数的最优连续调整路径,以实现制度长期精算平衡的目标。该章构建的多参数综合改革优化模型及所采用的优化求解方法,可以为养老保险多参数综合改革方案的选择提供有用的分析思路和改革模拟工具,可以为养老保险改革决策提供重要参考。主要结论有:①如果现行制度持续运行,制度的收支缺口越来越大,养老保险基金面临破产风险;②在优化约束下,如果未来实际缴费率逐步上调,待遇指数逐步下调,退休年龄逐步推迟,在多参数综合改革下能够实现长期精算平衡。

第9章梳理职业年金的发展、类型和变化趋势,不同类型职业年金面临的风险和风险管理,我国职业年金和企业年金发展中面临的问题与挑战,等等。

第10章,梳理职业年金的资产配置和负债评估模型,给出职业年金风险度量指标,并基于中国实际数据,构建随机死亡率模型、随机利率模型和随机权益模型,采用资产负债比变异系数和偿付能力风险资本系数刻画职业年金基金的偿付能力风险,对职业年金偿付能力风险进行度量分析,给出长期内长寿风险不断积聚及利率风险明显高于长寿风险的结论。同时,在职业年金资产负债匹配的准则下,通过设置模拟样本路径方差最小化的目标函数,在当前职业年金投资约束下,研究应对长寿风险的最优缴费和资产配置策略,并在这一视角下提出采取更加激进的资产配置策略以应对长寿风险。

第11章对年金市场供需的影响因素及国内外年金市场的发展状况做系统梳理。

第 12 章在系统梳理年金供需困境量化研究的基础上,通过构建年金价值比率(money worth rate,MWR)及其分解模型,从精算视角探讨商业养老年金供需困境的原因,基于我国实际数据,测算分析年金市场存在的逆选择、长寿风险和费用附加等因素对年金价值的影响;通过构建涵盖消费、遗产和长寿保护的养老资产年金化的精算模型,讨论年金化的福利和损失;进一步考察风险决策角度养老年金的价值,将累积前景理论的风险决策行为因素引入年金精算定价模型。主要结论有:①逆选择是造成年金价值贬损的重要因素,长寿风险进一步增大了年金的成本,使消费者对年金价值的判断产生贬损。保险公司经营年金面临不断积聚的长寿风险,特别是在长期低利率环境下,长寿风险使保险公司的破产概率增加。②在消费、遗产和长寿保护三者之间,存在一个“三元悖论”,即个人只能在三者中选择两者才能实现最优目标。养老年金虽然可以提供充足消费和长寿保护,但会有遗产损失。自我养老可以满足遗赠动机,但个人必须在充足消费和规避长寿风险之间做出选择。③养老资产年金化增大了终身福利的波动性,但并没有相应的溢价,从而不是最优的选择。④考虑人们在风险决策中对价值判断存在扭曲,引入累积前景理论建模测算后得出,遗赠动机和个人风险决策中的认识扭曲会显著影响年金决策,资产完全年金化不再是个人的最优选择,遗赠动机越强的人越倾向于自我养老而不是养老资产年金化。

第 13 章对延税型商业年金的税优激励和保障水平进行测算分析,构建税优年金相对缴费的节税比率和相对不购买税优年金的节税水平两个指标来度量税优激励。采用养老金总替代率和净替代率两个指标度量商业年金提供的养老金水平。通过测算分析得出:①当前税优年金方案只能惠及中高收入人群,收入水平越高,缴费时间越长,购买税优年金的绝对节税现值越多,但由于存在税优缴费上限,高收入人群的相对节税水平随收入的提高而下降。②当前税优年金提供的养老金总替代率和净替代率水平较低,2 倍社会平均工资收入人群的养老金总替代率低于 5%,收入越高替代率越低。③比较不同类型的税优模式得出,缴费免税(exempt)、投资收益免税(exempt)、养老金领取免税(exempt)的 EEE 模式对个人的税优激励最高;缴费免税(exempt)、投资收益免税(exempt)、养老金领取征税(taxed)的 EET 模式次之;缴费征税(taxed)、投资收益免税(exempt)、养老金领取免税(exempt)的 TEE 模式最差。在保证个人工作期可支配收入相同的条件下,EET 模式能够给个人带来比 TEE 更高的养老金待遇。在保证养老金净替代率水平相同时,相比 EET 模式,EEE 模式不仅使个人享有更高的工作期可支配收入,也带来更高的整体税收优惠。

第 14 章对养老金体系的优化设计与改革提出建议。系统梳理养老金体系优化设计的基本原理、基本目标和基本思路,剖析当前养老金体系存在的问题,认为我国养老金制度从过去覆盖面较窄的退休金制度改革为多层次养老金体系，由政府主办的基本养老保险承载了多层次养老金体系的消费平滑和保险、减贫和再分配、公平和效率等多种功能，承载了人们对充足养老金的较高预期，从而在一定程度上抑制了企业年金和商业年金的发展。社会统筹与个人账户相结合的基本养老保险的制度模式，隐藏了统筹账户和个人账户之间不透明的复杂关系，政府对基本养老保险支付兜底和补缺口的承诺使财政背负越来越沉重的负担，使其难以为继。城乡居民养老保险背离了保险的属性，实质上更类似一种社会福利。企业年金和商业年金缺乏良好的运营环境，覆盖面和保障水平较低。

在养老金体系的优化设计中，建议分离保险和福利的功能，分离保险和再分配的功能，加强制度设计的透明性；建议建立城乡老年津贴制度，收入关联的基本养老保险制度，强制储蓄的多种类型的职业年金制度和由市场提供的个人养老安排等多层次养老金体系；建议明确政府责任，重新定位政府、雇主和个人在不同层次养老金体系中的作用，政府应建立覆盖城乡居民的老年津贴制度，政府应承担基本养老保险的历史债务，政府要加强对职业年金和商业年金的税优鼓励，并提供相应的破产保护和风险监管；建议分离基本养老保险的社会统筹基金和个人账户，社会统筹与个人账户基金独立核算，并分别引入长期精算平衡原则，适时调整制度参数，政府对未来不确定风险导致的收支缺口承担补贴职责，相应降低政府的担保风险；建议尽早实施推迟退休年龄和规范养老金调整指数等改革，并在推迟退休年龄的改革中，考虑退休年龄与寿命延长的挂钩、与制度内抚养比变动的挂钩、与制度财务偿付能力水平的挂钩，使推迟退休年龄确实促进养老保险的长期可持续发展；建议尽早建立我国规范的养老保险精算评估和精算报告制度，保障养老金体系的长期可持续发展。

第一篇 人口老龄化与长寿风险

　　虽然人口老龄化和人口寿命延长是人口发展的必然趋势，是人类社会文明进步的重要标志，却给养老金体系的偿付能力带来巨大冲击。本篇从人口老龄化和长寿风险分析出发，研究人口老龄化的国际一般趋势，我国的人口老龄化和长寿趋势；通过构建人口死亡率随机预测模型，评估人口长寿风险。主要结论是：未来几十年，中国人口老龄化速度继续加快，老龄化程度将超过中、高收入国家的平均水平；人口预期寿命的提升速度加快，并逐步接近发达国家的水平；在快速老龄化和经济增速放缓的双重压力下，将对养老金体系的可持续发展产生巨大压力。

第 2 章　人口老龄化与长寿趋势下的养老困境

随着社会经济的发展和医疗卫生水平的进步，人口生育率和死亡率在世界范围内呈现下降趋势，使出生人口减少、寿命延长、老年人口比例不断提高。虽然不同国家的人口老龄化程度和速度存在差异，但随着时间的延续，人口老龄化和人口寿命延长都是一种必然趋势。

2.1　人口老龄化与长寿趋势

2.1.1　国际一般趋势

导致人口老龄化的两个自然因素是生育率的下降和寿命的延长。人口生育率下降，使出生人口减少，人口年龄结构金字塔底部收缩；人口寿命延长，使老年人数量增加，人口年龄结构金字塔顶部向上延伸和扩展。从而老年人口在总人口中所占比例逐步提高，老年人口抚养比提高，人口年龄中位数提高，人口年龄结构逐步老化。

一个国家或地区在某时期的生育率水平一般用时期妇女总和生育率表示，它是时期分年龄妇女生育率的总和，也简称总生育率。依据联合国《2019 年世界人口展望》提供的数据，图 2-1 和表 2-1 呈现了发达国家和欠发达国家①及中国在 1950~2100 年每 5 年平均的总生育率的变动。可见，1950~1955 年，世界平均的总生育率约为 5，其中欠发达国家为 6.06，发达国家为 2.82。随着社会经济的发展，

---

① 发达国家和欠发达国家是联合国对国家和地区的统计分类，发达国家包括欧洲、北美等地区的国家，以及澳大利亚、新西兰和日本，欠发达国家包括非洲、亚洲（日本除外）、拉丁美洲和加勒比海等地区，图 2-1 和表 2-1 的欠发达国家数据中不包括中国。

1995 年前，欠发达国家的生育率迅速下降，发达国家的生育率逐步下降。到 1995~2000 年欠发达国家的总生育率降低到 3.64，发达国家的总生育率降低到 1.57。2000 年之后，欠发达国家的总生育率继续缓慢下降，预计到 2090~2095 年欠发达国家的总生育率将降低到 2.00；发达国家的总生育率趋于稳定且有缓慢上升的趋势，到 2090~2095 年发达国家的总生育率将回升到 1.78。中国生育率的变动特点介于欠发达国家和发达国家之间，1950 年总生育率为 6.11，1955 年下降到 5.48，之后经历"三年困难时期"后，出现了补偿性的生育高峰，到 1965 年总生育率提升到 6.30。之后，在严格的计划生育政策下，生育率迅速降低，到 1995 年总生育率降低到 1.62，2005 年之后总生育率回升，总生育率水平和趋势基本与发达国家一致。

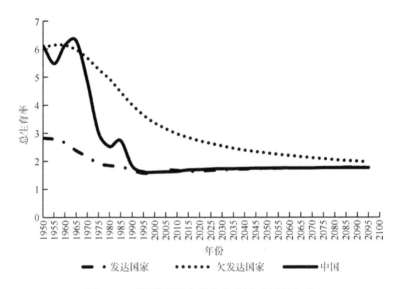

图 2-1　不同类型国家总生育率随时间的变动

表 2-1　不同类型国家的总生育率、0 岁和 65 岁预期寿命

时间	总生育率		0 岁预期寿命/岁		65 岁预期寿命/岁	
	发达国家	欠发达国家	发达国家	欠发达国家	发达国家	欠发达国家
1950~1955 年	2.82	6.06	64.82	40.70	13.46	10.41
1955~1960 年	2.79	6.14	67.74	44.06	13.82	10.88
1960~1965 年	2.66	6.13	69.50	47.01	14.11	11.28
1965~1970 年	2.38	5.97	70.34	49.77	14.30	11.67
1970~1975 年	2.16	5.67	71.14	52.08	14.62	11.99

时间	总生育率		0 岁预期寿命/岁		65 岁预期寿命/岁	
	发达国家	欠发达国家	发达国家	欠发达国家	发达国家	欠发达国家
1975~1980 年	1.92	5.27	72.01	54.62	15.14	12.40
1980~1985 年	1.84	4.92	72.86	56.85	15.58	12.67
1985~1990 年	1.81	4.46	73.96	58.74	16.12	12.93
1990~1995 年	1.67	4.01	74.15	60.26	16.45	13.33
1995~2000 年	1.57	3.64	74.80	61.67	16.78	13.73
2000~2005 年	1.58	3.36	75.60	63.25	17.36	14.10
2005~2010 年	1.68	3.15	76.94	65.34	18.23	14.55
2010~2015 年	1.67	2.97	78.43	67.53	19.04	15.09
2015~2020 年	1.64	2.84	79.24	69.08	19.57	15.53
2020~2025 年	1.65	2.72	79.87	70.16	19.95	15.87
2025~2030 年	1.67	2.63	80.60	71.15	20.41	16.22
2030~2035 年	1.69	2.54	81.42	72.06	20.95	16.58
2035~2040 年	1.71	2.46	82.12	72.88	21.43	16.92
2040~2045 年	1.72	2.39	82.78	73.65	21.88	17.25
2045~2050 年	1.73	2.34	83.43	74.37	22.31	17.56
2050~2055 年	1.74	2.29	84.06	75.01	22.71	17.85
2055~2060 年	1.75	2.24	84.66	75.63	23.11	18.13
2060~2065 年	1.75	2.20	85.27	76.21	23.54	18.39
2065~2070 年	1.76	2.16	85.87	76.78	23.98	18.65
2070~2075 年	1.76	2.12	86.48	77.31	24.43	18.88
2075~2080 年	1.77	2.09	87.07	77.83	24.87	19.13
2080~2085 年	1.77	2.05	87.64	78.34	25.29	19.38
2085~2090 年	1.78	2.02	88.19	78.84	25.69	19.64
2090~2095 年	1.78	2.00	88.72	79.35	26.08	19.90
2095~2100 年	1.78	1.97	89.25	79.85	26.48	21.17

　　生育率的下降导致出生人数减少，使少儿人口相对比例降低，老年人口相对比例增加，进而使得老年人口的抚养比提高，人口年龄结构老化。生育率的迅速降低，导致人口老龄化的速度加快、程度加深。另外，随着医疗卫生水平的提高，

婴儿死亡率和其他分年龄死亡率逐步降低,人口预期寿命不断提高。依据联合国人口数据,图 2-2 和表 2-1 给出了人口预期寿命随时间的变动。可见,1950 年,发达国家 0 岁预期寿命为 64.82 岁,欠发达国家为 40.70 岁,到 2015 年,发达国家的 0 岁预期寿命为 79.24 岁,欠发达国家为 69.08 岁。1950~2015 年,发达国家的 0 岁预期寿命提高了 14.42 岁,欠发达国家的 0 岁预期寿命提高了 28.38 岁,欠发达国家预期寿命的提升速度更快。预计到 2095 年,发达国家预期寿命提高到约90 岁,欠发达国家提高到约 80 岁。

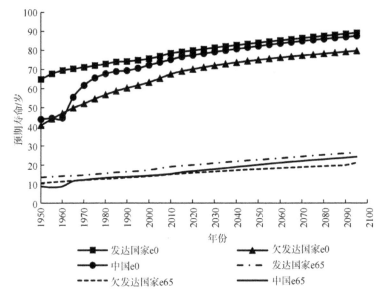

图 2-2　不同类型国家的 0 岁和 65 岁预期寿命

e0 和 e65 分别表示 0 岁和 65 岁预期寿命

如果以 65 岁为退休年龄,退休后即领取养老金,65 岁的预期寿命提高意味着需要更多的养老基金储备。1950 年,发达国家 65 岁的预期寿命为 13.46 年,欠发达国家为 10.41 年,到 2015 年,发达国家 65 岁预期寿命提高到约 20 年,欠发达国家提升到约 15 年,预计到 2095 年,发达国家 65 岁的预期寿命将进一步提高到约26 年,欠发达国家提高到约 21 年。可见,由于社会经济发展水平和其他各方面的差距,发达国家和欠发达国家的预期寿命在未来几十年内一直存在较大差距。

人口死亡率的降低、预期寿命的提高,特别是高龄人口预期寿命的提高,老年人口存活时间的延长,使老年人口绝对数和相对比例提高,也导致人口年龄结构的老化。

图 2-3 给出了高、中、低收入国家 65 岁以上人口比例,表 2-2 给出了高收入国家、中等收入国家、低收入国家 65 岁以上和 80 岁以上人口比例。1950 年,高收入

国家 65 岁以上人口比例为 7.8%，2100 年提高到 30.3%，可见，高收入国家 65 岁以上人口比例随着时间延续逐步上升。依据国际一般标准，若 65 岁以上人口在总人口中所占的比例超过 7%，则该国家或地区属于老年型国家或地区，在此标准下，高收入国家在 1950 年就进入了老年型社会。相比之下，中等收入国家 65 岁以上人口比例从 1950 年的 4.1%提高到 2020 年的 8.2%，刚刚开始进入老年型社会，到 2100 年，该比例进一步上升到 23.9%。对于低收入国家，预计到 2065 年，65 岁以上人口比例才能超过 7%，到 2100 年提高到 14.9%。除了人口老龄化外，人口寿命不断延长，高收入国家、中等收入国家 80 岁以上人口比例迅速上升，人口呈现高龄化趋势。高收入国家 80 岁以上人口比例从 1990 年的 2.7%上升到 2100 年的 14.0%，中等收入国家 80 岁以上人口比例也从 1990 年的 0.6%上升到 2100 年的 8.6%。

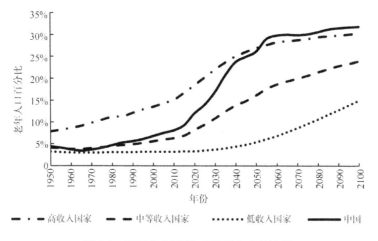

图 2-3　不同收入国家 65 岁以上人口比例

表 2-2　不同类型国家的 65 岁以上人口比例和 80 岁以上人口比例

年份	65 岁以上人口百分比			80 岁以上人口百分比		
	高收入国家	中等收入国家	低收入国家	高收入国家	中等收入国家	低收入国家
1950	7.8%	4.1%	3.2%	1.0%	0.4%	0.3%
1955	8.2%	4.0%	3.1%	1.1%	0.4%	0.3%
1960	8.6%	3.8%	3.0%	1.3%	0.4%	0.2%
1965	9.1%	3.8%	3.0%	1.4%	0.4%	0.3%
1970	9.8%	4.0%	3.0%	1.6%	0.4%	0.3%
1975	10.5%	4.2%	3.0%	1.7%	0.5%	0.3%
1980	11.2%	4.5%	3.1%	1.9%	0.5%	0.3%

年份	65 岁以上人口百分比			80 岁以上人口百分比		
	高收入国家	中等收入国家	低收入国家	高收入国家	中等收入国家	低收入国家
1985	11.3%	4.7%	3.1%	2.3%	0.6%	0.3%
1990	12.1%	4.9%	3.1%	2.7%	0.6%	0.3%
1995	12.9%	5.2%	3.2%	3.0%	0.7%	0.3%
2000	13.5%	5.6%	3.2%	3.1%	0.8%	0.3%
2005	14.3%	6.0%	3.2%	3.6%	0.9%	0.4%
2010	15.1%	6.3%	3.2%	4.1%	1.0%	0.4%
2015	16.7%	6.9%	3.3%	4.5%	1.2%	0.4%
2020	18.4%	8.2%	3.3%	5.0%	1.4%	0.4%
2025	20.2%	9.4%	3.5%	5.5%	1.5%	0.5%
2030	22.0%	10.8%	3.7%	6.5%	1.8%	0.5%
2035	23.6%	12.4%	4.0%	7.5%	2.3%	0.5%
2040	25.0%	13.8%	4.4%	8.4%	2.8%	0.6%
2045	26.0%	14.8%	4.8%	9.4%	3.4%	0.7%
2050	26.9%	16.1%	5.4%	10.2%	4.0%	0.8%
2055	27.6%	17.6%	6.1%	10.8%	4.6%	0.9%
2060	28.2%	18.6%	6.8%	11.3%	5.0%	1.0%
2065	28.5%	19.3%	7.7%	11.7%	5.5%	1.2%
2070	28.7%	19.9%	8.6%	12.2%	6.3%	1.5%
2075	29.0%	20.6%	9.6%	12.6%	6.7%	1.7%
2080	29.4%	21.4%	10.6%	12.8%	7.0%	2.0%
2085	29.6%	22.1%	11.7%	13.0%	7.2%	2.4%
2090	29.8%	22.8%	12.7%	13.3%	7.6%	2.7%
2095	30.0%	23.3%	13.8%	13.7%	8.1%	3.1%
2100	30.3%	23.9%	14.9%	14.0%	8.6%	3.6%

2.1.2　中国人口老龄化和长寿趋势

在我国，随着计划生育政策的实施和社会经济的发展，人口年龄结构迅速老化。依据联合国人口数据，1955~1960 年、1960~1965 年的人口死亡率分别为 21.2‰和 20.7‰，婴儿死亡率分别为 131‰和 135‰，处于较高水平。婴儿死亡率上升后的补偿性生育，使 1960~1965 年生育率上升到 6.2，1965~1970 年的生育率上升到

6.25。1970 年之后，为控制人口快速增长，计划生育逐步成为基本国策，生育率迅速降低，同时伴随着 20 世纪 80 年代社会经济发展水平的提高，人口死亡率不断降低，使人口年龄结构快速老化。

表 2-3 给出了国家统计局公布的历次人口普查和 2011 年以来的人口年龄结构与 65 岁及以上老年人口比例。可见，1964 年以来，中国 65 岁及以上老年人口比例逐步提高，2001 年 65 岁及以上人口比例超过 7%，进入老年型社会。到 2019 年，65 岁及以上人口数达到 1.76 亿，占总人口的 12.57%，65 岁及以上老年抚养比从 1953 年的 7.44% 增加到 2019 年的 17.79%，人口老龄化速度和程度高于中等收入国家，接近高收入国家的水平，但我国的社会经济发展水平远低于发达国家和高收入国家，从而面临"未富先老"的老龄化问题。

表 2-3　中国人口年龄结构的变化

年份	0~14 岁占比	15~64 岁占比	65 岁及以上占比	65 岁及以上老年抚养比
1953	36.28%	59.31%	4.41%	7.44%
1964	40.69%	55.75%	3.56%	6.39%
1982	33.59%	61.50%	4.91%	7.98%
1990	27.69%	66.74%	5.57%	8.35%
2000	22.89%	70.15%	6.96%	9.92%
2001	22.50%	70.40%	7.10%	10.09%
2010	16.60%	74.53%	8.87%	11.90%
2011	16.45%	74.43%	9.12%	12.25%
2012	16.46%	74.15%	9.39%	12.66%
2013	16.41%	73.92%	9.67%	13.08%
2014	16.49%	73.45%	10.06%	13.70%
2015	16.52%	73.01%	10.47%	14.34%
2016	16.64%	72.51%	10.85%	14.96%
2017	16.80%	71.82%	11.39%	15.86%
2018	16.86%	71.21%	11.94%	16.77%
2019	16.78%	70.65%	12.57%	17.79%

为缓解人口老龄化压力，2015 年 12 月国务院通过了《中华人民共和国人口与计划生育法修正案（草案）》，明确提出国家提倡一对夫妻生育两个子女。生育政策的放松，有助于提升生育率，有利于缓解人口老龄化压力。但随着社会

经济的发展，养育孩子成本的提高，人们的生育意愿降低，生育率提升的空间有限。依据联合国 2019 年居中假设下的预测结果①，未来几十年内，65 岁及以上人口比例逐年增加，2030 年达到 16.9%，2060 年达到 29.8%。65 岁及以上人口抚养比以 20~64 岁人口为分母将在 2030 年达到 27.5%，2060 年达到 58.2%，表 2-4 和图 2-4、图 2-5 给出了依据联合国人口数据的中国人口中位年龄和年龄结构。对比高收入国家的数据（图 2-3），中国人口的老龄化速度在 2010~2060 年的 50 年内将超过中、高收入国家的平均水平，人口老龄化水平预计在 2050 年达到和超过高收入国家的水平，未来几十年中国人口的老龄化速度更快、程度更加严重。

表 2-4　2020~2100 年中国人口中位年龄和年龄结构

年份	中位年龄/岁	60 岁及以上人口比例	20~59 岁人口比例	60 岁及以上人口抚养比	65 岁及以上人口比例	20~64 岁人口比例	65 岁及以上人口抚养比	80 岁及以上人口比例
2020	38.4	17.4%	59.2%	29.4%	12.0%	64.6%	18.6%	1.8%
2025	40.2	20.5%	56.8%	36.1%	14.0%	63.3%	22.1%	2.2%
2030	42.6	24.8%	53.5%	46.4%	16.9%	61.5%	27.5%	2.8%
2035	45.0	28.4%	51.1%	55.6%	20.7%	58.9%	35.1%	4.1%
2040	46.3	29.9%	50.6%	59.1%	23.7%	56.8%	41.7%	5.0%
2045	47.2	31.4%	49.5%	63.4%	24.9%	56.0%	44.5%	6.3%
2050	47.6	34.6%	46.4%	74.6%	26.1%	54.9%	47.5%	8.2%
2055	47.8	35.6%	45.4%	78.4%	29.0%	52.0%	55.8%	9.6%
2060	48.2	35.9%	45.1%	79.6%	29.8%	51.2%	58.2%	9.8%
2065	48.8	35.9%	45.2%	79.4%	30.0%	51.2%	58.6%	10.3%
2070	49.2	36.1%	45.1%	80.0%	29.9%	51.3%	58.3%	12.3%
2075	49.3	36.7%	44.5%	82.5%	30.1%	51.2%	58.8%	12.7%
2080	49.2	37.2%	44.0%	84.5%	30.6%	50.6%	60.5%	12.6%
2085	49.1	37.4%	43.7%	85.6%	31.2%	49.9%	62.5%	12.4%
2090	49.2	37.4%	43.8%	85.4%	31.5%	49.7%	63.4%	12.6%
2095	49.4	37.6%	43.6%	86.2%	31.7%	49.6%	63.9%	13.4%
2100	49.7	37.8%	43.5%	86.9%	31.8%	49.5%	64.2%	14.2%

---

① https://esa.un.org/unpd/wpp/DataQuery/[2021-09-04].

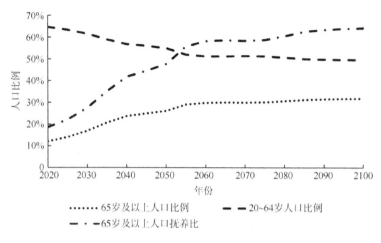

图 2-4　中国人口未来年龄结构（一）

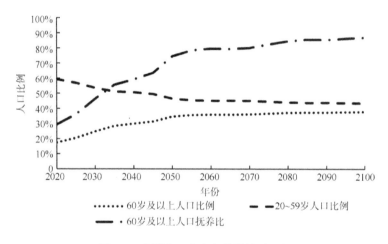

图 2-5　中国人口未来年龄结构（二）

对于预期寿命，我国早年缺乏官方公布的数据，依据相关文献，20 世纪 30 年代初，我国人口预期寿命不到 35 岁，中华人民共和国成立后，人们的健康水平得到较大的提升，1953~1964 年，男性和女性的 0 岁预期寿命分别提高到 47.31 岁和 50.51 岁（张震，2016）。依据国家统计局公布的数据，1981 年男性、女性人口的预期寿命分别提高到 66.28 岁和 69.27 岁，到 2015 年分别进一步提高到 73.64 岁和 79.43 岁。在未来，依据联合国《2019 年世界人口展望》的数据，在居中假设下，我国男性、女性平均预期寿命将分别从 2020~2025 年的 75.36 岁和 79.73 岁上升到 2095~2100 年的 86.51 岁和 88.82 岁，65 岁的男性、女性平均余寿将分别从 2020~2025 年的 15.20 岁和 18.28 岁增加到 2095~2100 年的 23.28 岁和 25.28

岁。对比国际水平，如图 2-2 所示，中国人口 0 岁预期寿命在 20 世纪 50~60 年代处于欠发达国家的水平，之后基本居于发达国家和欠发达国家之间，并逐步逼近发达国家的水平。中国 65 岁预期寿命在 2030 年前基本处于欠发达国家的水平，2030 年后预期寿命的增加高于欠发达国家，逐步接近发达国家的水平，表明未来中国人口的预期寿命提升速度更快。

表 2-5 列出了中国人口 0 岁预期寿命和 65 岁预期寿命，其中 2015 年及之前的数据来源于国家统计局网站，2020 年后的数据来源于联合国《2019 年世界人口展望》。

表 2-5　中国人口 0 岁预期寿命和 65 岁预期寿命

时间	0 岁预期寿命/岁			65 岁预期寿命/岁		
	平均	女性	男性	平均	女性	男性
1981 年	67.77	69.27	66.28	—	—	—
1990 年	68.55	70.47	66.84	—	—	—
2000 年	71.40	73.33	69.63	—	—	—
2005 年	72.95	75.25	70.83	—	—	—
2010 年	74.83	77.37	72.38	—	—	—
2015 年	76.48	79.43	73.64	—	—	—
2020~2025 年	77.47	79.73	75.36	16.74	18.28	15.20
2025~2030 年	78.31	80.47	76.26	17.29	18.79	15.76
2030~2035 年	79.13	81.17	77.17	17.83	19.28	16.34
2035~2040 年	79.94	81.85	78.08	18.38	19.78	16.93
2040~2045 年	80.74	82.51	79.01	18.94	20.26	17.57
2045~2050 年	81.52	83.14	79.94	19.51	20.74	18.23
2050~2055 年	82.28	83.75	80.85	20.07	21.20	18.89
2055~2060 年	83.02	84.34	81.74	20.62	21.66	19.55
2060~2065 年	83.73	84.93	82.57	21.16	22.12	20.19
2065~2070 年	84.37	85.50	83.30	21.66	22.57	20.76
2070~2075 年	84.96	86.06	83.94	22.12	23.02	21.26
2075~2080 年	85.52	86.62	84.51	22.56	23.48	21.70
2080~2085 年	86.04	87.18	85.01	22.97	23.93	22.09
2085~2090 年	86.56	87.73	85.50	23.38	24.38	22.48

续表

时间	0 岁预期寿命/岁			65 岁预期寿命/岁		
	平均	女性	男性	平均	女性	男性
2090~2095 年	87.08	88.27	86.01	23.80	24.82	22.88
2095~2100 年	87.61	88.82	86.51	24.23	25.28	23.28

资料来源：2015 年及之前的数据来源于国家统计局网站，2020 年后的数据来源于联合国《2019 年世界人口展望》

2.2 人口老龄化和长寿趋势下的养老困境分析

如前所述，人口老龄化和人口寿命延长是社会经济发展的必然结果与人类社会发展的必然趋势，这一必然趋势给社会经济的发展带来直接影响，也通过对经济资源的更多需求和公共资源的分配间接影响社会经济的发展。其中，最重要和最直接的影响是对养老金体系财务状况的冲击。人口老龄化和人口长寿使人们对养老资源的需求增加，使承担养老责任的国家、单位和个人的资产负债平衡遭到破坏，使养老金体系的可持续发展面临挑战。因此，如何在人口老龄化和人口长寿风险下保证养老金体系的可持续发展，是世界各国普遍面临和需要解决的重要理论与政策问题。本节通过文献梳理，给出人口老龄化对经济增长、养老金可持续发展影响的基本观点。

2.2.1 人口老龄化、经济增长与低利率趋势

关于人口老龄化对经济增长的负面影响，已有不少相关研究文献，Peterson（1999）基于分年龄劳动力供给和储蓄行为不变，以及劳动生产率和移民不变的假设，认为老龄化将降低劳动力供给和储蓄，从而给经济发展带来毁灭性的打击。Dychtwald（2000）认为人口老龄化将使经济资源不断被吞噬。Greenspan（2003）认为老龄化使美国的社会保障和医疗保险在长期内不可持续。Skirbekk（2004）认为，技术是主要的创新要素，人们在解决问题、学习和速度方面的能力随着年龄的增大而降低，使创造力降低，从而降低经济增长率。Visco（2005）认为，老龄化可以转化为资本对劳动力比率的逐渐增加，并伴随长期实际利率的下降。van Groezen 等（2005）认为，由于老年人需要更多的服务消费，而服务业的劳动生产率增长相对缓慢，从而会降低整个经济的增长率。Banister 等（2012）研究了中国人口老龄化对经济的影响，认为生育率的降低和寿命的延长使中国人口老龄化

步伐不断加快，农村劳动力大量流向城镇，为经济发展提供了大量后备劳动大军，正在进行的教育、医疗、养老金、就业等方面的改革，将为中国未来的经济发展提供保证。Bloom 等（2010）研究了人口老龄化对经济增长的影响，认为在寿命延长、为退休准备的储蓄增加、家庭小型化和移民等多种因素的综合作用下，人口老龄化并不会明显阻碍经济增长的步伐，但会在一定程度上拉低宏观经济的增速，降低对投资和消费信贷的资金需求，增加养老金储蓄和资金供给。利率作为资金的价格，受供求力量的影响会相应降低。Lisenkova 等（2012）通过对劳动力市场进行观察，发现在老龄化下工人生产效率有显著的下降。Li 等（2012）通过中国社会的数据发现，在人口老龄化下，储蓄和投资的比例增加，实际利率会下降。从风险角度看，利率作为资金的价格受借贷风险高低的影响，老年人一般具有风险厌恶特征，更易于接受存款或其他低风险、低收益的稳健投资，从而有利于金融机构和资金需求方以更低的成本获取资金，这也使实际利率降低。Ikeda和 Saito（2014）采用一般均衡模型研究了日本人口老龄化与利率趋势之间的关系，发现工作人口比例的下降会导致实际利率下降，人口老龄化对利率的长期趋势具有显著影响。Carvalho 等（2016）采用生命周期模型，针对日本、美国和西欧等发达经济体，利用 1990~2014 年的数据验证，发现人口变化对实际利率的影响在1.5%以上。Favero 等（2016）的研究指出，人口年龄结构变化是影响美国市场利率期限结构变化的重要因素，人口变动对通货膨胀率具有显著影响，从而能够影响实际利率的走势。可见，人口老龄化通过劳动力供给、劳动生产率、消费、储蓄、投资等的变动对经济产生直接影响，也通过养老和医疗保障体系对经济产生间接影响。

2.2.2 人口老龄化和人口长寿下的养老金成本上升

世界各国的养老金体系结构存在较大差异，但在层次结构上，基本上可归类为三个层次：由政府主办的社会养老保险，由雇主主办的职业年金，由保险市场提供的商业年金。由政府主办的社会养老保险，通常采取现收现付的融资模式，通过代际转移和收入再分配，为退休者提供基本生活保障，可称为公共养老金；由雇主主办的职业年金，体现雇主责任，目的是为员工提供额外的养老保障，提高退休员工的养老金替代率。由保险市场提供的商业年金，一般由个人和家庭在年金市场上自愿购买，政府通过税收激励机制鼓励商业年金的发展。三个层次的养老金来源具有一定的替代效应。

在世界范围内，由政府主办的公共养老金基本都采取现收现付的融资模式，支付退休者的养老金来源于当期工作者的养老保险缴费或者缴税。在人口老龄化下，老年抚养比上升，养老待遇领取者相对缴费者的比例上升，从而需要工作者更多地缴费才能满足对待遇的发放。欧盟委员会通过测算得出结论，人口老龄化将使公共养老金、健康和长期护理保险的支付负担越来越大，从而使欧洲成员国公共财政可持续发展面临日益严重的挑战（European Commission，2010）。

关于基本养老保险的可持续发展问题。世界银行（World Bank，1994）对人口老龄化趋势及其对养老金体系收入和支出的测算分析是具有代表性与指引性的研究报告。Roseveare 等（1996）对经济合作与发展组织（Organization for Economic Cooperation and Development，OECD）中二十国的老龄化趋势、公共养老金的政府预算缺口等进行了模拟测算分析，展示了欧洲公共养老金体系潜伏着巨大的支付危机。欧盟委员会在其发布的《建立充足、可持续和安全的养老金系统》绿皮书中，再次提醒欧盟成员国面临的老龄化和经济与金融危机挑战，提出了为实现养老金系统长期财务可持续发展必须要实施的改革（European Commission，2010）。Bongaarts（2004）指出，应对人口老龄化对养老金体系可持续性挑战的政策选择包括通过鼓励生育和鼓励劳动年龄人口净迁入以缓解人口老龄化过程，提高劳动参与率和劳动生产率以促进就业与产出，提高退休年龄和降低待遇调整指数以降低待遇，提高缴费基数和缴费率等以增加收入等，但国家提高缴费的空间有限，因此当前的劳动者必须为老年和退休做更多的储蓄、更长时间的工作、更晚退休、更少领取养老金待遇，必须承担更多养老金成本等。

公共养老金体系的成本通常用养老金成本率表示，养老金成本率是养老金总支出与劳动者工资收入总额的比例。其中，劳动者工资收入总额应包括所有类型劳动者的劳动收入总额。在现收现付制下，养老金成本率可以分解为养老金平均替代率与养老金制度抚养比的乘积，从而养老金制度抚养比的上升导致养老金成本的上升。随着人口的老龄化，老年人口抚养比上升，在养老金制度逐步实现全覆盖的目标下，制度内抚养比与人口抚养比同步上升，从而人口老龄化将导致养老金成本的上升。

对于采取积累制的职业年金和商业年金，人口老龄化通过对经济增长和利率的影响，间接影响养老金的资产和负债，使养老金负债增加、资产减少、偿付能力降低，从而使实现一定待遇水平的养老金计划成本上升。

关于长寿风险对社会经济和养老金体系的影响。国际货币基金组织（2012）在其发布的《全球金融稳定报告——追求持久的稳定》中指出，人口寿命的延长，将消耗额外的经济资源，如果 2050 年的人口寿命比过去预测的超出 3 岁，每年将会增加当年 GDP 的 1%~2% 的额外经济资源需求。如果用 2010 年的储备来满足非预期的寿命延长对经济资源的需求，2010 年发达国家需要储备 GDP 的 50%，新型经济体需要储备 GDP 的 25% 才能应对这一风险。不幸的是，国际权威机构对各国未来死亡率的预测结果往往都低于实际水平（Antolin，2007），从而都低估了长寿风险对社会经济资源的冲击程度。长寿风险使采取现收现付制的养老保险成本上升，从而财务可持续性降低。对采取基金积累制的企业年金和个人年金，长寿风险的影响更为直接，年金领取者的平均实际寿命高于预期，使年金领取者面临待遇下降的风险，使养老基金面临偿付能力不足的风险。

2.3　小　　结

随着社会经济的发展和医疗卫生水平的提高，人口年龄结构老化和人口寿命延长成为必然规律。不同国家在不同的发展背景下，人口老龄化的程度和速度及人口寿命延长的速度存在差异，但人口老龄化和人口寿命延长的总体趋势基本一致。

人口老龄化和人口寿命延长必然给社会经济发展带来直接影响，也通过对经济资源的更多需求和公共资源分配间接影响社会经济的发展，其中最直接的影响是对养老金体系财务状况的冲击。人口老龄化和人口长寿使养老金体系的成本增加，使养老金体系的可持续发展面临挑战。

参 考 文 献

国际货币基金组织. 2012. 全球金融稳定报告——追求持久的稳定[M]. 北京：中国金融出版社.

张震. 2016. 1950 年代以来中国人口寿命不均等的变化历程[J]. 人口研究，40（1）：8-21.

Antolin P. 2007. Longevity risk and private pensions[R]. OECD Working Papers on Insurance and Private Pensions No.3.

Banister J，Bloom D E，Rosenberg L. 2012. Population aging and economic growth in China[M]//Aoki M，Wu J L. The Chinese Economy：A New Transition. London：Palgrave Macmillan：114-149.

Bloom D E，Canning D，Fink G. 2010. Implications of population ageing for economic growth[J]. Oxford Review of Economic Policy，26（4）：583-612.

Bongaarts J. 2004. Population aging and the rising cost of public pensions[J]. Population and Development Review，30（1）：1-23.

Carvalho C，Ferrero A，Nechio F. 2016. Demographics and real interest rates：Inspecting the mechanism[J]. European Economic Review，88：208-226.

Dychtwald K. 2000. "Age power": how the new-old will transform medicine in the 21st century. Interview by Alice V. Luddington[J]. Geriatrics, 54（12）: 22-27.

European Commission. 2010. Green Paper—Towards Adequate, Sustainable and Safe European Pension Systems[M]. Luxembourg: Publications Office of the European Union.

Favero C A, Gozluklu A E, Yang H X. 2016. Demographics and the behavior of interest rates[J]. IMF Economic Review, 64（4）: 732-776.

Greenspan A. 2003. Aging global population: testimony before the special committee on aging [R]. Speech 21 Board of Governors of the Federal Reserve System.

Ikeda D, Saito M. 2014. The effects of demographic changes on the real interest rate in Japan[J]. Japan and the World Economy, 32: 37-48.

Li X, Li Z G, Chan M W L. 2012. Demographic change, savings, investment and economic growth [J]. The Chinese Economy, 45（2）: 5-20.

Lisenkova K, Mérette M, Wright R. 2012. The impact of population ageing on the labour market: evidence from overlapping generations computable general equilibrium（OLG-CGE）model of Scotland[R]. Working Papers 1213, University of Strathclyde Business School, Department of Economics.

OECD. 2005. Ageing and pension system reform: implications for financial markets and economic policies[R]. OECD Publishing.

Peterson P G. 1999. Gray dawn: the global aging crisis[J]. Foreign Affairs, 78（1）: 42-55.

Roseveare D, Leibfritz W, Fore D, et al. 1996. Ageing populations, pension systems and government budgets[J]. OECD Economics Department Working Paper, 18（12）: 5399-5414.

Skirbekk V. 2004. Age and individual productivity: a literature survey[J]. Vienna Yearbook of Population Research, 1: 133-154.

van Groezen B, Meijdam L, Verbon H A A. 2005. Serving the old: ageing and economic growth[J]. Oxford Economic Papers, 57（4）: 647-663.

Visco I. 2005. Ageing and pension system reform: implications for financial markets and economic policies, a report prepared at the request of the deputies of the group of ten[R]. (Basel: Bank for International Settlements). www.bis.org/publ/gten09.htm[2021-09-04].

World Bank. 1994. Averting the Old Age Crisis: Policies to Protect the Old and Promote Growth[M]. New York: Oxford University Press.

第3章　死亡率建模与长寿风险管理

长寿风险描述了由人口死亡率非预期下降导致的预期寿命增加给老年保障带来的不利影响。长寿风险度量的基础是分年龄性别死亡率的建模与预测。本章研究死亡率随年龄、时间和队列的变动规律，系统梳理死亡率模型的研究进展，梳理长寿风险度量的基本方法和长寿风险管理的基本经验，并基于中国人口死亡率数据的特点，构建中国人口死亡率预测模型。

3.1　全球人口死亡率变动趋势

随着社会经济的发展，人口死亡率不断降低，人口寿命不断延长。尽管不同国家在不同时期的死亡率变动规律存在差异，但总体趋势基本一致。人类死亡率随时间的变动大致可分为两个阶段：第一个阶段从人类社会诞生至工业革命爆发之前，死亡率水平高且持续时间很长；第二个阶段从工业革命之后到现在，人口总死亡率逐渐降低，人均寿命大幅提升。Galor 和 Moav（2005）指出人类在远古时期的预期寿命大致为 20~30 岁。到 18 世纪中叶，发达国家的预期寿命只有40~45 岁，预期寿命在过去的几万年间仅仅提升了不到 20 岁。工业革命后，人类死亡率的下降开始加速，预期寿命大幅提升。到 21 世纪初，人类预期寿命已经达到了 70 岁左右，人口预期寿命的提升在近 150 年中已超过 18 世纪中叶前的几万年。

20 世纪以来死亡率的迅速下降可以分为两个阶段：20 世纪前半叶，婴儿死亡率下降较为显著；20 世纪后半叶以后，高年龄段人口死亡率下降较为显著。人口生存曲线出现显著下降的年龄明显后移，同时下降之前的曲线更趋于平缓，人口生存曲线也因此呈现出矩形化的发展态势。这里，我们使用人类死亡率数据库

（Human Mortality Database，HMD）的荷兰死亡率数据[①]，描述死亡率和预期寿命随时间的变化规律。

3.1.1　分年龄死亡人数随时间的变动

图 3-1 给出了荷兰不同时间分性别的标准人口分年龄死亡人数。可见，随时间延续，死亡人数在年龄分布上逐步向高年龄集中。死亡年龄的众数随时间延续逐步提高，2010~2014 年女性和男性的死亡年龄众数分别提高到 90 岁和 85 岁。

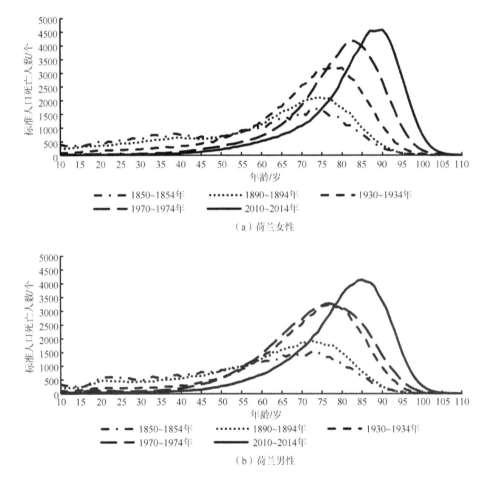

图 3-1　荷兰女性和荷兰男性的分年龄死亡人数

---

① 人类死亡率数据库网址为 http://www.mortality.org/[2021-10-10]，以荷兰为例是因为荷兰有较长时期的历史数据。

3.1.2　分年龄死亡率随时间的变动

　　为描述死亡率随时间的变动,同时避免单个年份死亡率可能出现的极端波动,我们从人类死亡率数据库中选取荷兰不同年代 5 年期的分年龄、性别死亡率数据,绘制不同时期分年龄对数死亡率图, 见图 3-2。

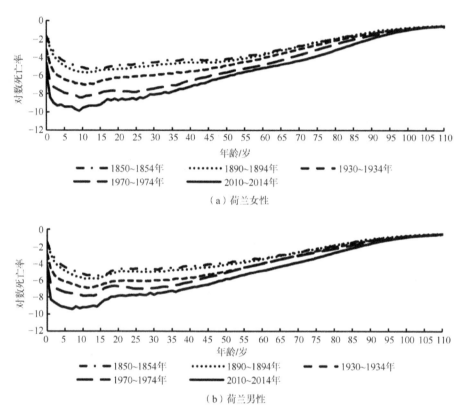

图 3-2　荷兰女性和荷兰男性的对数死亡率

资料来源:人类死亡率数据库中荷兰 1850~1854 年、1890~1894 年、1930~1934 年、1970~1974 年、2010~2014 年生命表

　　由图 3-2 可见,同一时期的男性死亡率曲线整体高于女性,表明同时期的男性死亡率大于女性死亡率。从不同年代的对比看,分年龄死亡率随时间的推移显著改善;从分年龄死亡率看,婴儿死亡率较高,青少年时期死亡率进入较低的水平。死亡率在 20 岁左右有一个凸起,一般是由意外原因引起,男性的凸起程度大于女性,主要原因是这一年龄段的青年人,尤其是男性,喜欢从事冒险和高风险的活动(如攀岩、跳水等),从而导致男性该年龄段的死亡率升高。死亡率在 30

岁之后呈现随年龄逐步上升的整体趋势。

3.1.3　分队列死亡率随时间的变动

以 20 岁、40 岁、60 岁、80 岁四个年龄为例，分别绘制四个年龄死亡率随时间变动的散点图，如图 3-3、图 3-4 所示。

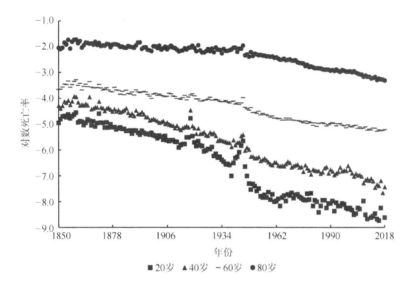

图 3-3　荷兰女性 20 岁、40 岁、60 岁、80 岁队列的对数死亡率变动

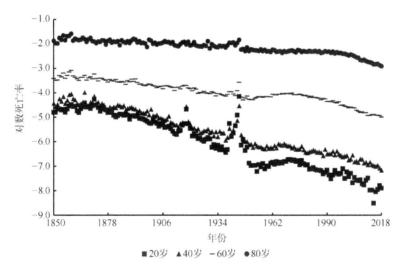

图 3-4　荷兰男性 20 岁、40 岁、60 岁、80 岁队列的对数死亡率变动

　　可见，不同年龄的死亡率都随时间整体呈现下降趋势，但不同年龄死亡率在不同时期的下降速度存在差异，死亡率改善存在年龄差异和时间上的差异性。同时不同年龄的死亡率下降趋势中都存在随机波动，在某些年份中存在死亡率变动的明显凸起。其中，1915 年左右的死亡率凸起与当时欧洲正在进行的第一次世界大战有关，1940 年前后的死亡率凸起与第二次世界大战有关。

3.1.4　生存概率曲线的矩形化和延展化

　　随着死亡率的不断下降，生存概率曲线呈现矩形化和延展化。图 3-5 展示了不同时期荷兰男性和女性的生存概率曲线。可见，1850~1854 年，在较高的婴幼儿死亡率下，生存概率在 5 岁前迅速降低，5 岁后随年龄增加缓慢下降。2010~2014 年，60 岁前的生存概率几乎接近 1，生存概率曲线呈现矩形化。同时，随着时间延续，极限年龄向更高年龄延展。由于女性的死亡率总体上低于男性，其生存概率曲线的矩形化更加明显。

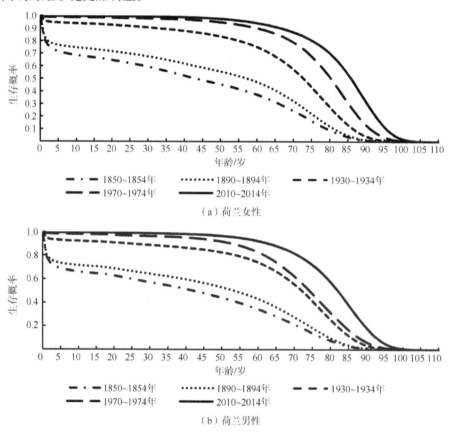

图 3-5　荷兰女性和荷兰男性的生存概率曲线

3.1.5 预期寿命随时间的变动

预期寿命是综合反映死亡率水平的重要指标,图 3-6 和图 3-7 分别给出了荷兰人口 0 岁的时期预期寿命和队列预期寿命、60 岁的时期预期寿命和队列预期寿命随时间的变动。

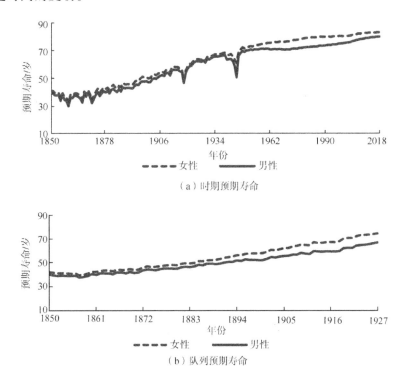

（a）时期预期寿命

（b）队列预期寿命

图 3-6 荷兰人口 0 岁的时期预期寿命和队列预期寿命

可见, 0 岁的预期寿命随时间整体呈上升趋势,女性预期寿命大于男性,女性预期寿命提升的幅度大于男性。在第一次世界大战和第二次世界大战期间,由于死亡率的上升,男性、女性时期预期寿命均呈现向下的剧烈波动,男性受到的冲击更大。队列预期寿命反映同年龄队列终身的平均寿命,战争等突发事件在同时期会冲击所有队列,从而时期预期寿命随时间的波动性大,队列预期寿命随时间变动较为平滑。60 岁预期寿命也表现出女性始终大于男性的特征,战争对时期预期寿命有剧烈冲击。第二次世界大战后,60 岁女性时期预期寿命迅速增长,男性时期预期寿命增长缓慢甚至出现阶段性下降,男性、女性时期预期寿命的绝对差距拉大,20 世纪 90 年代后男女时期预期寿命的差距开始缩小。荷兰人口预期寿命的性别差异和趋势与国际总体趋势一致。

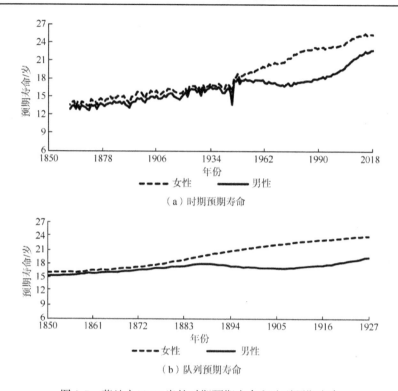

（a）时期预期寿命

（b）队列预期寿命

图 3-7　荷兰人口 60 岁的时期预期寿命和队列预期寿命

3.2　死亡率模型的研究进展

最早的死亡率模型可以追溯到 18 世纪开始的静态死亡率模型，近几十年来，对死亡率模型的研究不断取得新的进展。从描述死亡率随年龄变化的各类静态模型发展到包含年龄和时间因素的各类动态模型，再到包含年龄、时间和出生队列因素的动态模型；从单个人口独立建模的单人口模型到多个人口同时建模的多人口模型。本节将系统梳理静态死亡率模型和动态死亡率模型的研究进展。

3.2.1　静态死亡率模型

静态死亡率模型用于描述死亡率随年龄的变化规律。最早的静态死亡率模型是由 de Moivre（1730）提出的：

$$\mu(x) = \frac{1}{\omega - x}, 0 \leq x \leq \omega \tag{3-1}$$

其中，ω 表示极限寿命；x 表示年龄；$\mu(x)$ 表示 x 岁的死亡率。可见，该模型的生存函数被设定为从 0 岁到最大存活年龄之间的一条直线。

比较经典和应用广泛的重要静态死亡率模型包括 Gompertz 模型（Gompertz，1825）、Makeham 模型（Makeham，1860）、Weibull 模型（Weibull，1951）以及 Heligman 和 Pollard（1980）提出的包含八个参数的 Heligman-Pollard 模型等。

Gompertz 模型由 Benjamin Gompertz 于 1825 年提出，其模型形式如下：

$$\mu(x) = Bc^x, \ x \geq 0, B > 0, c > 1 \tag{3-2}$$

Gompertz 模型适用于对高年龄死亡率的描述，至今仍被用于对高年龄死亡率的年龄外推。

Makeham（1860）在 Gompertz 模型的基础上添加了一个与年龄无关的常数项，可以描述死亡率不随年龄变动的部分，其模型形式如下：

$$\mu(x) = A + Bc^x, \ x \geq 0, B > 0, c > 1, A > -B \tag{3-3}$$

此外，Thiele（1871）提出了适用于所有年龄段的死亡率模型，形式如下：

$$\mu_x = Ae^{-Bx} + Ce^{-D(x-E)^2} + FG^x \tag{3-4}$$

其中，第一项用于描述婴儿阶段死亡率随年龄的变动；第二项用于描述死亡率在青壮年期间由于意外事故导致的上升；第三项用于描述老年阶段的死亡率随年龄的变动规律。

1951 年，Weibull 给出了死亡率的幂函数形式：

$$\mu(x) = kx^n, \ x \geq 0, k > 0, n \geq 1 \tag{3-5}$$

以上模型描述了死亡率与年龄的函数关系。除了死亡率模型，不少静态死亡率模型直接采用死亡率或者死亡率与存活率之比的形式。其中比较常用的是 1980 年由 Heligman 和 Pollard 提出的包含八个参数的 Heligman-Pollard 模型：

$$q(x) / p(x) = A^{(x+B)^C} + De^{-E(\ln x - \ln F)^2} + GH^x / (1 + GH^x) \tag{3-6}$$

其中，A、B、C、D、E、F、G、H 表示参数，这些参数由最小二乘估计得到；$q(x)$ 和 $p(x)$ 分别表示 x 岁的人在一年内的死亡概率和存活概率。Heligman-Pollard 模型中的每一项代表了死亡率不同的组成部分：第一项反映了孩童时期的死亡率呈一个下降的趋势；第二项反映了男性意外事故死亡率和女性意外事故及生育死亡的情形；第三项反映了老龄死亡率呈上升趋势。该模型在描述澳大利亚、德国、美国、瑞士、西班牙、英国等国家的全年龄段人口死亡率规律中都取得了良好的效果。表 3-1 列出了几个重要的静态死亡率模型。

表 3-1　静态死亡率模型

提出者	模型	参数
de Moivre（1730）	$\mu(x) = \dfrac{1}{\omega - x}$	$0 \leqslant x \leqslant \omega$
Gompertz（1825）	$\mu(x) = Bc^x$	$x \geqslant 0, B > 0, c > 1$
Makeham（1860）	$\mu(x) = A + Bc^x$	$x \geqslant 0, B > 0, c > 1, A > -B$
Weibull（1951）	$\mu(x) = kx^n$	$x \geqslant 0, k > 0, n \geqslant 1$
Thiele（1871）	$\mu_x = Ae^{-Bx} + Ce^{-D(x-E)^2} + FG^x$	
Heligman 和 Pollard（1980）	$q(x)/p(x) = A^{(x+B)^C} + De^{-E(\ln x - \ln F)^2} + GH^x/(1 + GH^x)$	

　　静态死亡率模型仅考虑了死亡率和年龄的关系，没有考虑死亡率相对时间的动态变化，一般只适用于对死亡率数据的拟合和年龄外推，无法对未来死亡率进行预测。20 世纪末，研究者开始引入含年份或出生队列的时间协变量来同时刻画死亡率与年龄、日历年和出生年之间的关系，这些模型称为随机死亡率模型，也可称为动态死亡率模型。

3.2.2　动态单人口死亡率模型

　　王晓军和路倩（2020）梳理了动态死亡率模型的研究进展。静态死亡率模型只考虑年龄项对死亡率变动的影响，无法体现死亡率随时间变动的改善，加入时间因素后的动态死亡率模型，被解释变量一般是模型与数据间的连接函数，常用的连接函数是中心死亡率的对数或者经 Logistic 转换的死亡概率，解释变量一般被分解为死亡率随年龄变化的年龄效应、随时间变化的时间效应和随出生队列变动的队列效应等三项，其中，时间效应和队列效应又会体现在年龄上的差异性。动态死亡率模型的一般形式为

$$\eta_{x,t} = \alpha_x + \sum_{j=1}^{n} \beta_x^j \kappa_t^j + \beta_x^0 \gamma_{t-x} \qquad (3-7)$$

其中，$\eta_{x,t}$ 表示模型与数据间的连接函数；α_x 表示基于时期生命表的分年龄死亡率；β_x^j 表示年龄函数，其中分年龄死亡率以非参形式变化；κ_t^j 表示时间因子，在相同年龄范围内控制时间趋势；为了简单和稳健，β_x^0 通常设置为 1；γ_{t-x} 表示队列参数。

　　1. Lee-Carter 模型

　　一般认为，最早和最经典的动态死亡率模型是 Lee-Carter 模型。它是由 Lee

和 Carter（1992）提出的，该模型形式如下：

$$\ln(m_{x,t}) = \alpha_x + \beta_x \kappa_t + \varepsilon_{x,t} \qquad (3\text{-}8)$$

其中，$m_{x,t}$ 表示 x 岁的人在 t 年的死亡率；α_x 表示观测期间平均的年龄效应；κ_t 表示死亡率随时间变动的时间序列效应；β_x 表示 x 岁死亡率随时间变动部分对时间序列的敏感程度，β_x 越大该年龄死亡率对时间变动的敏感度越高；约束条件为 $\sum_x \beta_x = 1, \sum_t \kappa_t = 0$；$\varepsilon_{x,t}$ 表示模型的扰动项，其与年龄、时间都有关，一般假设 $\varepsilon_{x,t} \sim N(0, \sigma_\varepsilon^2)$。

Lee 和 Carter（1992）应用该模型拟合了美国 1900~1989 年的人口死亡率数据，并对美国 1990~2065 年的人口死亡率做出了预测，得出该模型预测的美国人口死亡率存在严重偏低的问题。Lee 和 Carter 在该研究中发现模型在 85 岁以上的高龄人口死亡率预测方面存在较大的偏差。Tuljapurkar 等（2000）应用 Lee-Carter 模型对加拿大、法国、德国、意大利、日本、英国和美国等七个国家的死亡率数据进行模拟与预测，发现这些国家的官方死亡率预测均存在低估。Booth 和 Tickle（2008）应用 Lee-Carter 模型对澳大利亚 1964~2000 年 50 岁以上人口预期寿命进行了模拟，并外推预测了 2001~2041 年 50 岁以上人口的预期寿命，发现和官方的预测数据相比用该模型存在低估预期寿命的现象。此外，Lundström 和 Qvist（2004）应用 Lee-Carter 模型对瑞典死亡率进行预测，也得到了类似的结论。

Lee-Carter 模型改变了静态死亡率模型只能拟合不能外推的缺点，该模型通过引入时间和年龄的交互影响项 $\beta_x \kappa_t$，可以描述不同年龄段上死亡率改善的不同特征。Booth 和 Tickle（2008）指出 Lee-Carter 模型有很多的优点，如模型参数的可解释性强、模型的客观性强、模型形式十分简洁等，因此，该模型在发达国家被广泛应用。

2. APC 模型

APC 模型是指含有年龄项（age）、时期项（period）、队列效应项（cohort）的模型，该模型形式如下：

$$\ln(m_{x,t}) = \alpha_x + \kappa_t + \gamma_{t-x} + \varepsilon_{x,t} \qquad (3\text{-}9)$$

其中，$m_{x,t}$ 表示 x 岁 t 时刻的死亡率；α_x 表示年龄项；κ_t 表示时期项；γ_{t-x} 表示队列项；$\varepsilon_{x,t}$ 表示随机误差项。约束条件为 $\sum_t \kappa_t = 0$，$\sum_{x,t} \gamma_{t-x} = 0$。

经典的 APC 模型起源于 Hobcraft 等（1982），Wilmoth（1990）将经典的 APC 模型扩展为具有高阶项的形式。Hunt 和 Blake（2015）指出 APC 模型在药学、流行病学领域有广泛应用，Willets（2004）用 APC 模型来衡量长寿风险，Currie

（2006）将 APC 模型用于精算领域。

3. R-H 模型

R-H 模型由 Renshaw 和 Haberman（2006）提出，其在 Lee-Carter 模型的基础上加入了队列效应，该模型形式如下：

$$\ln(m_{x,t}) = \alpha_x + \beta_x^{(1)}\kappa_t + \beta_x^{(2)}\gamma_{t-x} + \varepsilon_{x,t} \qquad (3\text{-}10)$$

其中，$m_{x,t}$ 表示中心死亡率；γ_{t-x} 表示随机队列效应，其依赖于出生年；约束条件为 $\sum_t \kappa_t = 0, \sum_x \beta_x^{(1)} = 1, \sum_{x,t} \gamma_{t-x} = 0, \sum_x \beta_x^{(2)} = 1$。

该模型应用于对英国和威尔士的人口死亡率预测，Renshaw 和 Haberman（2006）应用 1961~2003 年的分年龄、性别死亡率数据估计模型参数，并对 2004~2025 年的死亡率进行预测，发现预测结果与 Lee-Carter 模型有显著的区别。对于过去观察到队列效应的国家，该模型提供了一个更好的适合历史数据的模型。

Tabeau 等（2001）指出，加入队列效应后，建模所要求的时间序列数据长度增加，如果要分析整个年龄范围的队列效应，至少需要 100 年甚至更长时期的历史数据，这给 R-H 模型的应用带来了较大的困难。同时，如果考虑使用 100 年的数据，则无法保障死亡率的时间趋势不会发生改变，即无法保障 κ_t 始终满足一个带漂移项的随机游走的时间序列。Booth 等（2006）指出，含队列效应的模型可能会更好地拟合模型，但是预测未必更准确。此外，Cairns 等（2009）指出 R-H 模型中参数的收敛非常缓慢，存在模型可能无法识别的问题。在实际应用中，带有队列效应的模型在拟合受第二次世界大战影响队列人群的死亡率数据中有一定的优势，在其他队列的应用中很少观察到明显的可解释的队列效应。

4. Plat 模型

Plat（2009a）结合 Lee-Carter 模型和 APC 模型的特点，提出了 Plat 模型，该模型形式为

$$\ln(m_{x,t}) = \alpha_x + \kappa_t^{(1)} + \kappa_t^{(2)}(\bar{x} - x) + \kappa_t^{(3)}(\bar{x} - x)^+ + \gamma_{t-x} + \varepsilon_{x,t} \qquad (3\text{-}11)$$

其中，$(\bar{x} - x)^+ = \max(\bar{x} - x, 0)$。该模型约束条件如下：

$$\sum_t \kappa_t^{(3)} = 0, \quad \sum_{x,t} \gamma_{t-x} = 0, \quad \sum_{x,t}(t-x)\gamma_{t-x} = 0$$

因子 $\kappa_t^{(1)}$ 代表了所有年龄段死亡率水平的变化，因子 $\kappa_t^{(2)}$ 允许死亡率在不同年龄间变化，以反映不同年龄组的死亡率改善可能不同的实际。此外，历史数据似乎表明，较低年龄的死亡率动态在某些时候可能不同。因子 γ_{t-x} 以与 Currie（2006）和 Cairns 等（2009）相同的方式捕获队列效应。

为了评估所提出的模型是否适合历史数据，Plat（2009a）将模型拟合到三个不同的数据集，并将拟合结果与 Lee-Carter 模型、R-H 模型等进行比较。三个数据集分别是美国男性 1961~2005 年 20~84 岁的数据、英格兰和威尔士男性 1961~2005 年 20~89 岁的数据、荷兰男性 1951~2005 年 20~90 岁的数据，采用的比较方法是贝叶斯信息准则（Bayesian information criterion，BIC），结果显示：Plat 模型优于 R-H 模型和 Lee-Carter 模型。

5. CBD 模型

CBD 模型是由 Cairns、Blake 和 Dowd 提出的模型（Cairns et al.，2006），其被解释变量是经 Logistic 转换后的死亡概率，即死亡概率与存活概率之比的对数形式，经变换后的死亡概率与时间项和年龄项呈现线性关系。

CBD 模型形式如下：

$$\text{Logit } q(x,t) = \ln \frac{q(x,t)}{1-q(x,t)} = \kappa_t^1 + \kappa_t^2(x-\overline{x}) \tag{3-12}$$

其中，$q(x,t)$ 表示死亡概率；$\overline{x}$ 表示样本平均年龄。

模型经 Logistic 转换后的形式较为简洁，引入了两个时间效应因子，区分了高年龄人群的死亡率随时间的改善效应，使模型对历史数据拟合得更好。但 CBD 模型这种经过变换后的线性关系一般只适用于中间年龄段，对全部年龄的拟合和预测效果并不好。CBD 模型包含了两个时间项，可以更好地捕捉在不同时期、不同年龄段的死亡率随时间的变动。例如，对整个 20 世纪的死亡率建模，前半个世纪的死亡率改善集中在低年龄阶段，后半个世纪的死亡率改善更多表现在高年龄阶段，这时采用 CBD 模型能够更好地捕捉不同时期的影响。

在 CBD 模型的基础上，考虑队列效应，又生成了一些 CBD 队列效应扩展模型。例如，单因素队列效应 CBD 模型如下：

$$\text{Logit } q(x,t) = \kappa_t^1 + \kappa_t^2(x-\overline{x}) + \gamma_{t-x} \tag{3-13}$$

两因素的 CBD 队列效应模型如下。

$$\text{Logit } q(x,t) = \kappa_t^1 + \kappa_t^2(x-\overline{x}) + \kappa_t^3((x-\overline{x})^2 - \sigma_x^2) + \gamma_{t-x} \tag{3-14}$$

κ_t^1 可理解为经 Logistic 转换的死亡率随时间的下降趋势，其反映死亡率随时间的改善程度；κ_t^2 可理解为"坡度"系数，其带有一个逐渐下降的漂移项，反映了高龄死亡率的改善程度比低龄的要慢；κ_t^3 可以理解为"曲率"系数；γ_{t-x} 表示队列效应。

Cairns 等（2009）基于贝叶斯信息准则研究比较了八种随机死亡率模型，定量比较了英国、威尔士及美国男性高年龄组的数据，结果表明结合了队列效应的

CBD 扩展模型更适合英国和威尔士的人口数据,而带有队列效应的 R-H 扩展模型更适合美国男性数据。

6. P-样条函数模型

P-样条函数(惩罚样条函数)模型(Currie et al.,2004;Currie,2006)如下:

$$\log m(x,t) = \sum_{i,j} \theta_{ij} B_{ij}(x,t) \qquad (3\text{-}15)$$

其中,$B_{ij}(x,t)$ 表示带有常规空间节点的事先确定的基础函数;θ_{ij} 表示待估计的参数。

该模型形式简洁,置信区间下表面平滑。缺点是用样条函数法会导致函数过度逼近。

Currie 等(2004)展示了如何将 P-样条函数模型扩展到二维死亡率的平滑和预测,他们使用具有泊松误差的惩罚广义线性模型,展示如何构造适合二维建模的回归和惩罚矩阵。该方法的一个重要特征为预测是平滑过程的自然结果。

7. 贝叶斯层次模型

Bryant 和 Graham(2013)指出,贝叶斯层次模型可以得到准确的拟合和预测结果,可以应用不同来源的数据。其简单的模型形式如下:

$$d \sim \text{Poisson}(\gamma \times e),\ \gamma \sim N(\beta^0 + \beta^{\text{age}} + \beta^{\text{time}}, \sigma^2)$$

其中,d 表示死亡人数;e 表示风险暴露数;$\beta^{\text{age}} \sim$ 带漂移的随机游走;$\beta^0 \sim N(\mu_1, \sigma_1^2)$;$\beta^{\text{time}} \sim N(\mu_2, \sigma_2^2)$。

该模型采用马尔可夫链蒙特卡罗(Markov chain Monte Carlo,MCMC)方法进行后验模拟,使用 Poisson-Gamma 模型来描述死亡人数和风险暴露的分布,死亡和暴露的人数是用各种数据源下的贝叶斯层次模型估计的。

8. 其他动态死亡率模型进展

除了传统模型之外,有学者用机器学习的方法来对死亡率进行建模。Hainaut(2018)总结了 Lee-Carter 模型及其扩展模型的求解方法,认为主成分分析能够在大型多变量数据集中提取出较低维的线性结构,但死亡率数据具有非线性的特征,主成分分析无法检测和提取。借鉴 Kramer(1991)在化学工程文献中基于神经网络提出的非线性主成分分析方法,Hainaut(2018)提出用神经网络的方法来拟合和预测死亡率,从而检测并重现 Lee-Carter 模型中对数死亡率演变过程中所观察到的非线性。在此之前,有少数研究论文应用神经网络预测死亡率,而在现有研究中,神经网络方法是计量经济模型或线性回归的替代。例如,Puddu 和 Menotti

（2009）使用多层神经网络预测了七个国家的冠心病死亡率，Abdulkarim 和 Garko（2015）采用粒子群算法拟合前馈神经网络，预测尼日利亚一个地区的孕产妇死亡率。之前的研究并未使用神经网络来预测和模拟死亡率的完整期限结构，因此这类模型不适用于精算应用。Hainaut（2018）采用的神经网络方法采用输入层-隐藏层-输出层的三层网络结构，分两步进行拟合和预测。先利用三层的神经网络总结潜变量所携带的对数死亡率的信息；然后用随机游走模型预测这些潜变量，并通过逆变换来重建对数死亡率的期限结构。该神经网络分析法对法国、英国和美国 1946~2000 年的人口死亡率数据进行拟合，用 2001 年至 2014 年的数据进行预测验证，并对预期寿命进行了预测。结果表明，与无论是否包含队列效应的 Lee-Carter 模型相比，神经网络方法具有出色的拟合和预测能力，对长期预期寿命的预测更加现实，但是必须仔细选择神经元的数量以避免过拟合。表 3-2 列出了常用的动态单人口死亡率模型及其约束条件。

表 3-2　动态单人口死亡率模型

模型	模型形式	约束条件
Lee-Carter 模型（Lee and Carter，1992）	$\ln(m_{x,t}) = \alpha_x + \beta_x \kappa_t + \varepsilon_{x,t}$	$\sum_x \beta_x = 1$，$\sum_t \kappa_t = 0$
R-H 模型（Renshaw and Haberman，2006）	$\ln(m_{x,t}) = \alpha_x + \beta_x^{(1)} \kappa_t + \beta_x^{(2)} \gamma_{t-x} + \varepsilon_{x,t}$	$\sum_x \beta_x^{(1)} = 1$，$\sum_t \kappa_t = 0$，$\sum_x \beta_x^{(2)} = 1$，$\sum_{x,t} \gamma_{t-x} = 0$
APC 模型（Currie，2006）	$\ln(m_{x,t}) = \alpha_x + \kappa_t + \gamma_{t-x} + \varepsilon_{x,t}$	$\sum_t \kappa_t = 0$，$\sum_{x,t} \gamma_{t-x} = 0$
CBD 模型（Cairns et al.，2006）	$\text{Logit } q(x,t) = \ln \dfrac{q(x,t)}{1-q(x,t)} = \kappa_t^1 + \kappa_t^2(x - \bar{x})$	无
P-样条函数模型	$\log m(t,x) = \sum_{i,j} \theta_{ij} B_{ij}(x,t)$	无
Plat 模型（Plat，2009a）	$\ln(m_{x,t}) = \alpha_x + \kappa_t^{(1)} + \kappa_t^{(2)}(\bar{x}-x) + \kappa_t^{(3)}(\bar{x}-x)^+ + \gamma_{t-x} + \varepsilon_{x,t}$	$\sum_t \kappa_t^{(3)} = 0$，$\sum_{x,t} \gamma_{t-x} = 0$，$\sum_{x,t}(t-x)\gamma_{t-x} = 0$
贝叶斯层次模型（Bryant and Graham，2013）	$d \sim \text{Poisson}(\gamma \times e)$，$\gamma \sim N(\beta^0 + \beta^{\text{age}} + \beta^{\text{time}}, \sigma^2)$	$\beta^{\text{age}} \sim$ 带漂移的随机游走，$\beta^0 \sim N(\mu_1, \sigma_1^2)$，$\beta^{\text{time}} \sim N(\mu_2, \sigma_2^2)$

关于如何在众多死亡率模型中选择合适的模型，需要一系列模型选择标准，Cairns 等（2009）给出了选择模型的若干标准，其中重要的包括：模型对历史数据具有较好的拟合，模型的拟合结果具有可以解释的生物合理性，模型的参数估计具有稳健性，模型的预测结果具有稳健性，模型的求解算法容易实现，模型的结构简单易于解释，模型预测结果可以给出置信区间，对于存在队列效应的数据，模型应该能够很好地捕捉队列效应，等等。Plat（2009a）认为，除了 Cairns 等（2009）

给出的标准外，还应该有一个附加的标准，即模型适用于整个年龄段。因为年金投保人通常包括 20 岁以上的人群，如果模型仅适用于较高年龄段，则无法描述整个保单期的死亡率变动规律。

3.2.3　动态多人口死亡率模型

随着死亡率建模的不断发展，近年来一些关于多人口死亡率建模的研究为死亡率建模、老龄化研究和人口预测提供了新思路。对于多人口死亡率联合建模的原因，Wilson（2001）指出，世界各国的死亡率逐渐收敛到相同的水平，Li 和 Lee（2005）指出，在这种趋势下，不应将各国的死亡率独立分析。同时，即使是对于同一个国家，如果使用 Lee-Carter 模型对每个性别进行独立模拟，女性和男性的死亡率将在预测期内出现交叉和发散，因此需要联合建模，得到一致的预测。因此多人口死亡率模型也称为一致多人口死亡率模型。Janssen（2018）认为，一致多人口死亡率模型下，类似的死亡率之间不会交叉、发散，而会保持一定的结构差异（如男性死亡率一致地高于女性）。另外，基于长寿风险管理的角度，Cairns（2013）认为多人口建模对长寿风险互换至关重要，Villegas 等（2017）指出，长寿风险互换可以为长寿风险提供保护，而长寿风险互换依赖于多人口死亡率的建模。

Carter 和 Lee（1992）首先提出了多人口建模的想法，在预测美国男性、女性人口之间的死亡率差异时，他们提出了三种可能的方法来扩展单人口 Lee-Carter 模型。第一种是每种人口使用独立的 Lee-Carter 模型，之后研究特定人口的时期效应之间的依赖关系；第二种是联合 κ 模型，假设一个时期因子 κ_t 引起所有人群的死亡率变化，且假设 α_x 和 β_x 的变化模式依人口而定；第三种是使用协整的方法联合估计人口死亡率。

1. Lee-Carter 模型族的多人口扩展

许多研究沿着 Carter 和 Lee（1992）提出的这三种方法展开。Li 和 Lee（2005）在 Lee-Carter 模型的基础上进行扩展，提出了共同因子模型，并将共同因子模型扩展为包含共同因子和独立因子的增强共同因子模型。采用这种方法，他们对瑞典男女双人口和欧洲 15 个国家的人口进行了分析与预测，发现死亡率的变化具有共同趋势，用共同因子模型能够得到一致的长期预测。Yang 等（2016）对增强的公共因子模型进行了扩展，在模型中添加了队列效应，对 5 个国家的预测结果表明，队列效应参数可以改善模型拟合、减少时期效应因子的个数，并得到一致的男性、女性死亡率预测。Chen 和 Millossovich（2018）将增强共同因子模型扩展为两层增强共同因子模型和带队列效应的两层增强共同因子模型，用于英格兰、威尔士、北爱尔兰的死亡率预测。

Wilmoth 和 Valkonen（2001）提出了多因子联合 κ 模型，并用该模型估计了芬兰的人口死亡率。在此基础上，Delwarde 等（2006）采用泊松回归对多因子联合 κ 模型进行求解，并预测了法国、德国、日本、英国和美国等五个国家未来的死亡率。Li 和 Hardy（2011）采用了独立 Lee-Carter 模型、联合 κ 模型、协整的 Lee-Carter 模型、增强的共同因子模型对加拿大和美国女性死亡率进行了预测，并对这几个模型进行了比较，结果表明，增强的共同因子模型在拟合和预测中表现最好。

Hyndman 等（2013）采用产出比函数预测法对增强的共同因子模型进行求解，他们用该方法预测瑞典的分性别人口死亡率数据和澳大利亚各州的人口死亡率数据，预测结果的准确性至少与独立预测相当。Bergeron-Boucher 等（2018a）基于产出比的思想，提出了性别比方法，对男性、女性死亡率同时建模。Li（2013）将共同因子模型扩展为泊松共同因子模型（Poisson common factor model，PCFM），并预测了澳大利亚女性和男性的死亡率，结果表明该模型能够确保死亡率的男女比率收敛（不交叉），预测的女性和男性死亡率比率与历史模式一致。Li 等（2016）继续讨论了该方法。Shair 等（2017）比较了泊松共同因子模型、产出比函数模型和传统 Lee-Carter 模型在澳大利亚与马来西亚男性、女性死亡率及马来西亚各民族的死亡率中的适用性。Pitt 等（2018）在广义线性模型的框架下估计泊松共同因子模型的参数，并预测了澳大利亚、加拿大、挪威的死亡率，认为该方法能够得到更加准确的死亡率预测。

采用独立的 Lee-Carter 模型建模时，未考虑到死亡率之间的相关性，协整估计解决了这一问题。Li 和 Hardy（2011）采用协整的 Lee-Carter 模型与其他方法对加拿大及美国女性死亡率进行了预测，并指出，协整方法的主要问题是不容易确定时期因子是否是协整的。Yang 和 Wang（2013）考虑各国死亡率的相关性，采用协整分析判别死亡率的长期均衡，并用向量误差修正模型（vector error correction model，VECM）对英、美两国的男性、女性死亡率进行了预测。Zhou 等（2014）采用向量自回归模型（vector autoregression model，VAR）和 VECM 对英国男性人口死亡率和男性被保险人口死亡率进行了估计与预测，并指出 VECM 提供了比 VAR 更好的拟合优度和预测性能。Li 等（2016）和 Zhou 等（2019）采用阈值向量误差修正模型（threshold vector error correction model，TVECM）构建多人口死亡率模型，他们认为 TVECM 预测的死亡率更符合近期历史数据的趋势。

除了沿着 Carter 和 Lee（1992）的三种思路的扩展模型外，还有许多基于

Lee-Carter 模型的多人口扩展模型。例如，Russolillo 等（2011）提出了三元素 Lee-Carter 模型，引入了不同国家的影响。Cairns 等（2011）提出了一个通用的相关人口死亡率的预测框架，用 MCMC 方法对 APC 双人口模型进行求解，该方法能够得到一致的预测，适用于一个人口较多的大群体和一个人口较少的子群体的双人口情况。Dowd 等（2011）在 APC 模型的框架下设计了两个相关但不同大小的人口的引力死亡率模型。Jarner 和 Kryger（2011）也提出了类似的模型。Li 等（2015）对 R-H 模型、APC 模型进行了双人口扩展，并将其与双人口 Lee-Carter 模型、双人口 CBD 模型进行了比较。

Zhou 等（2013）基于 Lee-Carter 模型提出了具有短暂跳跃效应的双人口死亡率模型，并将其应用在与死亡率相关的证券的供需研究中。Villegas 和 Haberman（2014）提出相关性多人口建模的方法，将所研究的人口分为参考人口和子人口，子人口死亡率与参考人口死亡率相关。结果表明，相关模型在拟合优度和事后预测性能方面都表现优秀。

Danesi 等（2015）对死亡率改善模型进行了多人口扩展，并与 Lee-Carter 模型的多人口扩展进行了比较，结果表明，多人口死亡率改善模型可以有效替代多人口死亡率模型。Kleinow（2015）提出了共同年龄效应模型，认为该模型可以估计不同国家的时期效应，为多人口死亡率提供了更一致的随机预测。Enchev 等（2017）回顾了多人口死亡率建模，用多种多人口死亡率模型对六个国家的死亡率进行了联合建模，比较了不同模型的拟合和预测效果，结果表明，Kleinow（2015）的共同年龄效应模型在多人口建模中表现最好。

van Berkum 等（2017）采用贝叶斯框架下的多人口 Lee-Carter 模型和 MCMC 方法对保险人口死亡率和人口死亡率联合建模，以解决保险保单死亡率数据不足的问题。Bergeron-Boucher 等（2017）采用成分数据分析法分析了西欧 15 个国家的死亡率，该方法类似于多人口 Lee-Carter 模型，对生命表的死亡人数分布进行建模。

2. CBD 模型族的多人口扩展

除了对 Lee-Carter 模型的多人口扩展之外，还有对 CBD 模型及其他模型进行扩展的多人口死亡率模型。例如，Li 等（2015）提出了构建双人口死亡率模型系统的过程和步骤，将 CBD 模型扩展为四种双人口形式，认为带队列效应的双人口 CBD 模型在英格兰和威尔士的男性人口和男性被保险人口中表现最好。Plat（2009b）采用多人口死亡率模型的构建思路，先对国民总人口建立 CBD 模型，再借用国民人口的信息对特定保险保单死亡率做出预测。Jarner 和 Kryger（2011）、Wan 和 Bertschi（2015）也采用"借用其他人口信息"的方法对驱动多人口死亡率动态的因素进行了建模。Jarner 和 Kryger（2011）借助脆弱模型的框架，提出了结合较大的参考人群死亡率模拟较小人口死亡率的方法，称为 Saint 模型。Shang 和 Haberman（2018）采用 Lee-Carter 模型、R-H 模型、CBD 模型和函数时间序列预测模型对日本全国人口死亡率与分区域人口死亡率做出预测，并比较了不同模型的点预测和区间预测的效果。

3. 其他模型的多人口扩展

除此之外，也有研究将其他单人口建模方法在多人口中进行应用。例如，Biatat 和 Currie（2010）将 P-样条函数模型扩展到双人口情形，借助广义线性可加模型的求解方法进行参数估计。de Beer（2011）提出了采用 TOPALS（tool for projecting age-specific rates using linear splines）平滑和估计生育率，之后 de Beer（2012）将 TOPALS 进行扩展，用于对欧洲 26 个国家死亡率的平滑、估计和预测中，认为在死亡率的平滑和估计方面，TOPALS 比 Heligman-Pollard 模型表现更好；在死亡率预测方面，TOPALS 具有与 Lee-Carter 模型相似的预测效果。之后，Gonzaga 和 Schmertmann（2016）、Schmertmann 和 Gonzaga（2018）分别对 TOPALS 进行了扩展，将其运用到贝叶斯框架下，得到在数据质量较差时多个区域死亡率的估计和预测。

Hatzopoulos 和 Haberman（2013）、Ahmadi 和 Li（2014）及 Bergeron-Boucher 等（2018b）使用广义线性模型的框架对多个人口死亡率进行一致预测，Qin 和 Jevtic（2016）构建了广义线性模型混合 Lévy 随机过程的多人口死亡率建模的理论框架，Chen 等（2015）采用 Copula 连接函数构建的死亡率模型和最大熵产方法分析了多人口死亡率。

还有文献采用其他方法对多人口死亡率进行了建模，如 Lin 等（2013）采用布朗运动和粒子过滤的方法模拟多人口死亡率，Christiansen 等（2015）采用地理学和空间统计方法捕捉了西欧国家死亡率的地理与时期因素的共同影响，Debón 等（2017）采用聚类分析的方法对欧盟不同国家的人口死亡率进行了预测。Shang 和 Haberman（2017）、Shang 和 Hyndman（2017）采用函数主成分回归和最优组合方法预测了日本不同地区人口的死亡率。

Wilson（2018）回顾多人口区域死亡率模型，并采用澳大利亚 2006~2016 年 88 个地区的死亡率数据比较了八个区域死亡率模型的预测效果。Janssen（2018）对死亡率预测模型的新进展进行了回顾和评述，Villegas 等（2017）回顾了多人口死亡率建模的发展，并对模型进行了分类。

除了对死亡率建模外，有学者研究了多个人口的死亡率改善。例如，Börger 和 Aleksic（2014）、Danesi 等（2015）。Schinzinger 等（2016）采用信度模型对死亡率改善率进行了建模，并将其用于多人口预测。Bohk-Ewald 和 Rau（2017）在贝叶斯模型的框架下，采用死亡率改善率对英国和丹麦的人口死亡率进行了联合建模。

3.3　中国人口死亡率预测模型的选择

考虑到中国大陆人口死亡率数据量较少、数据波动性较大的特点，我们首先采用中国台湾地区相对充分的人口死亡率数据，对文献中常用的六种死亡率模型的生物合理性、稳健性、拟合效果和预测能力等进行评估与比较研究，选出适应中国人口死亡率数据特点的死亡率预测模型，再采用中国大陆人口死亡率的实际数据进行建模和验证，最后给出适合中国人口当前死亡率数据特点的死亡率预测模型，并对未来人口死亡率做出预测。

3.3.1　数据描述

人类死亡率数据库提供全球 39 个国家和地区不同年份的分年龄、性别人口死亡率相关数据。其中，大多数欧洲国家的人口死亡率数据超过 100 年，中国台湾地区的人口死亡率数据链相对较短，共有连续 44 年的数据。中国大陆的人口死亡率数据尚未进入该数据库。中国大陆人口的分年龄、性别死亡率数据来自国家统计局公布的人口普查和人口抽样调查资料，从 1981 年起共有 26 年不连续时间的分年龄、性别人口死亡率数据，数据量较少。其中，1981 年、1989 年、2000 年和 2010 年的数据来自 4 次全国人口普查，1986 年、1995 年、2005 年、2015 年的数据来自全国 1%人口抽样调查，这些数据的样本量大，数据质量较好，其余数据来自全国 1‰人口变动抽样调查，数据的波动性较大，需要做必要的修正后才能使用。如果从连续时间看，只有从 1994 年到 2016 年共 23 年的数据。

采用动态死亡率模型建模和预测时，为了捕捉模型参数随时间的变化规律，通常需要较长的时间序列数据。在检验模型的稳健性时，需要改变所选数据的时期长度进行分析，也需要较长的历史数据。考虑到我国大陆人口死亡率数据的时间序列较短及数据质量问题，我们假设中国台湾地区的人口死亡率变动模式与中国大陆人口近似，这里首先采用中国台湾地区的人口数据对所选模型进行比较和评价。

人类死亡率数据库提供了中国台湾地区从 1970 年到 2014 年 0~110 岁单岁年龄分性别的死亡人数、风险暴露人数和死亡率数据。由于中国台湾地区 100 岁以上的死亡率数据波动性较大，我们采用中国台湾地区 0~100 岁男性的数据进行分析。

3.3.2　模型选择

对于前面给出的 Lee-Carter 模型及其扩展模型 R-H 模型，APC 模型和 Plat 模型，CBD 模型及其扩展，Cairns 等（2009，2011）采用贝叶斯信息准则比较了不同类型随机死亡率模型，认为 R-H 模型的贝叶斯信息准则排名较高，R-H 模型和 CBD 模型符合生物合理性、具有稳健性，并且对高龄人群的死亡率有良好的拟合和预测效果，因此我们选择 Lee-Carter 模型、R-H 模型和 CBD 模型进行比较分析，这三种模型分别代表了基准模型、队列效应模型和区分高龄影响的模型。另外，Plat（2009a）比较了 Lee-Carter 模型、R-H 模型和 CBD 模型与 Plat 模型的拟合和预测效果，认为 Plat 模型在拟合预测中有显著的优势，因此我们选择以区分低年龄影响为代表的 Plat 模型与其他随机死亡率模型进行比较分析。

除此之外，贝叶斯模型也能在死亡率的拟合和预测中得到良好的效果。贝叶斯模型分为两种，一种是在 Lee-Carter 模型的基础上用贝叶斯方法对参数估计进行扩展；另一种是直接用贝叶斯层次模型，并用 MCMC 方法对死亡人数和风险暴露人数进行估计与预测。Li（2014）指出，Lee-Carter 模型和贝叶斯方法相结合可以得到准确的死亡率预测结果，并能够将该方法进行修正，同时应用于有限数据的情况下。Bryant 和 Graham（2013）的研究也表明，贝叶斯层次模型能够得到准确的拟合和预测结果，并且能够综合应用不同来源的数据。因此，我们采用贝叶斯层次模型与上述随机死亡率模型进行比较。

这里选用 Lee-Carter 模型、R-H 模型、CBD 模型、Plat 模型和贝叶斯层次模型进行比较。参数 x 代表年龄，$\bar{x}$ 代表平均年龄，t 代表时间，α_x 代表死亡率的平均效应，β_x 代表年龄效应，κ_t 代表时间效应，γ_{t-x} 代表队列效应，$\varepsilon_{x,t}$ 代表随机误差，e 代表风险暴露数。

3.3.3　模型评估

随机对数死亡率模型和贝叶斯层次模型各有特点，为了比较不同模型的拟合效果，需要选择合适的标准进行模型比较和评估。Cairns 等（2009）选择贝叶斯信息准则和标准化残差进行比较，Mitchell 等（2013）选用了总均方根误差（root sum of squared errors，RSSE）作为评估标准，比较了传统 Lee-Carter 模型、R-H 模型等的拟合和预测效果。这里，我们选用 RSSE 作为模型评估的标准，RSSE

的定义如下：

$$RSSE = \sqrt{\sum_{x,t} \varepsilon_{x,t}^2} \qquad （3-16）$$

对中国台湾地区 1970~2004 年 0~100 岁的男性死亡率数据进行拟合，计算得到各模型的 RSSE，如表 3-3 所示，为方便表述，在图表中贝叶斯层次模型用 Bayes 做了简化表述。在应用贝叶斯层次模型时，采用 MCMC 方法，共进行 180 000 次抽样，每隔 20 次抽取一个样本，舍弃前 3000 次抽样后基于剩余 6000 次抽样得到拟合和预测结果。由于 MCMC 抽样方法的特殊性，贝叶斯层次模型在拟合死亡率时得到的是死亡率的经验分布，其 RSSE 采用拟合经验分布的均值与历史数据的误差计算得到。

表 3-3　模型拟合的 RSSE

模型	RSSE
Lee-Carter 模型	1.1218
R-H 模型	1.0697
CBD 模型	2.2191
Plat 模型	0.9991
贝叶斯层次模型	1.0583

在 5 个模型中，Lee-Carter 模型的 RSSE 为 1.1218。除 CBD 模型外，其余模型的 RSSE 均比 Lee-Carter 模型的 RSSE 小，CBD 模型对于中国台湾全年龄死亡率数据的拟合没有优势。Plat 模型的 RSSE 相比于 Lee-Carter 模型减小了 11%，在所有模型中拟合效果最好。

图 3-8 给出了采用中国台湾地区数据对各模型的拟合值和预测区间，图中的点为实际值，线为拟合值。通过拟合图可以直观地看出模型对历史数据的拟合效果。对于历史数据的拟合，Lee-Carter 模型能够较好地重现死亡率的平均变化趋势。Lee-Carter 模型预测区间较为平滑，对各年龄组的预测区间较窄，这在高龄区时尤为明显。从历史数据的波动性来看，90 岁的死亡率波动性更强，预测区间却最窄，预测区间较窄反映了预测区间的不确定性更小，预测更加确定。从这一点来看，Lee-Carter 模型不具备生物合理性，没有反映出高龄组死亡率历史数据的波动性。这是由 Lee-Carter 模型的预测区间宽度与 β_x 成比例造成的。结合拟合图和预测区间可以发现，Lee-Carter 模型对高龄组死亡率的拟合和预测效果较差，这与 Cairns 等（2011）的研究结果一致。另外，Lee-Carter 模型对低年龄组（0 岁）的死亡率低估，对高年龄组（90 岁）的死亡率高估。

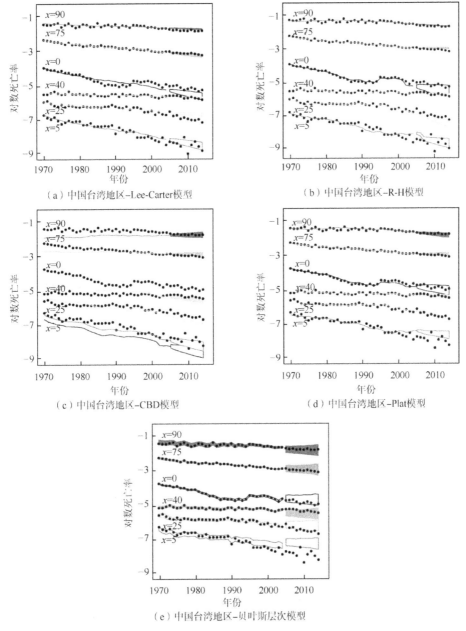

图 3-8 中国台湾地区死亡率模型的拟合和预测

为了保证队列效应的可靠性，R-H 模型在拟合时剔除少于 5 个观察的队列，从拟合结果来看，R-H 模型能够重现所有年龄组的死亡率随时间的变化。R-H 模型的预测区间有一定的波动性，这可能是由队列效应的缺失造成的。在计算队列效应时，剔除了 2002~2004 年出生的队列，而这部分人群在 2007 年左右达到 5 岁，由于队列效应的缺失，预测区间出现了先下降后上升的异常变化。就预测区间宽度而言，R-H 模型对高年龄组（75 岁以上）的死亡率预测区间过窄，没有反映高龄人群死亡率历史数据的波动性，R-H 模型对高龄组死亡率的预测效果有明显提升。

CBD 模型对所有年龄组的拟合较差，对低年龄组的拟合高于真实值，对高年龄组的拟合低于真实值。值得注意的是，CBD 模型对 0 岁死亡率的拟合和预测远低于真实值。CBD 模型不适用于中国台湾地区全年龄死亡率的拟合和预测。

Plat 模型比 CBD 模型多了低年龄和队列效应的影响，拟合和预测效果大大提升，拟合值能够反映历史数据的波动情况，预测区间能够涵盖大部分的真实值。Plat 模型适用于对中国台湾地区死亡率的拟合和预测。

贝叶斯层次模型能够很好地捕捉历史数据的趋势和波动特征，数据波动性越大，拟合区间越宽：5 岁和 90 岁年龄组的拟合区间较其他年龄组宽。除 5 岁和 25 岁外，其他年龄组的预测区间能够涵盖大部分的真实值，预测区间的轻微浮动反映了历史数据波动性。

3.3.4　中国①人口死亡率建模

这里采用前面选择的 Lee-Carter 模型和贝叶斯层次模型，对中国死亡率数据进行建模。中国连续时间的分年龄人口死亡率数据共有 1994~2016 年共 23 年的数据，这些数据中，1996 年的最高年龄组为 85 岁以上，其他年份的最高年龄组均为 90 岁以上。为了保持不同年份在年龄区间上的一致性，我们采用人类死亡率数据库的拆分方法对 1996 年 85 岁以上的死亡率进行拆分。为了检验模型的拟合和预测效果，选择 1994~2010 年 60~89 岁男性的历史数据进行模型拟合，并预测 2011~2016 年的数据，再与 2011~2016 年的实际数据进行对比。如前所述，我国分年龄人口死亡率数据主要来自人口抽样调查，数据的波动性较大。图 3-9 给出了 1994~2016 年男性人口在 0 岁、25 岁和 80 岁的死亡风险暴露人数和死亡率的分布，死亡风险暴露人数在普查年份和全国 1%人口抽样调查年份出现了明显的跳跃；各年龄的死亡率波动较大。

---

① 此部分中的中国数据不包括台湾地区数据。

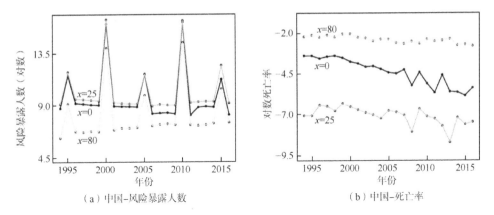

（a）中国-风险暴露人数　　　　　（b）中国-死亡率

图 3-9　1994~2016 年中国男性人口在 0 岁、25 岁和 80 岁的死亡风险暴露人数和死亡率

　　为了数据的可比性，我们对非普查年份的死亡风险暴露人数做线性变换，用该年度的死亡风险暴露人数除以该年度的抽样比，将其调整到与普查年份相同量级的数据，再由调整后的死亡风险暴露人数乘以死亡率计算分年龄、性别的死亡人数。对于死亡率的异常波动，我们采用人类死亡数据库中的处理方法，用三次样条对各年龄的死亡率进行平滑处理。

　　对处理过的数据分别建立 Lee-Carter 模型和贝叶斯层次模型，图 3-10 给出了 Lee-Carter 模型和贝叶斯层次模型对我国人口死亡率数据的拟合与预测结果。图中的黑点表示处理后的死亡率历史数据，处理后各年龄的死亡率数据波动性相同，但由于是在对数坐标系中，波动性相同时 80 岁年龄组的数据显得更加平滑。

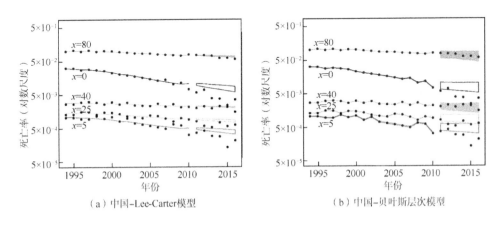

（a）中国-Lee-Carter模型　　　　　（b）中国-贝叶斯层次模型

图 3-10　中国数据死亡率模型的拟合及预测

　　Lee-Carter 模型对各年龄历史数据的拟合较好，但未捕捉数据的波动性，只反映了死亡率的平均趋势；Lee-Carter 模型预测区间过窄，对各年龄的死亡率普遍偏

高估，很难涵盖真实值。我们由之前对中国台湾地区死亡率数据的建模推知，Lee-Carter 模型本身对死亡率的预测区间并未反映数据真实的波动性，加上中国大陆死亡率数据平滑后死亡率数据的波动性降低，波动性越低，预测区间越窄，进一步降低了 Lee-Carter 模型的预测准确性。

相比之下，贝叶斯层次模型的拟合能够完全捕捉历史数据的波动性，但拟合区间比中国台湾地区死亡率的拟合区间窄；贝叶斯层次模型的预测区间较宽，在全年龄的预测中，除了对低年龄组（5 岁）死亡率的高估较为明显外，对其他年龄的死亡率预测准确，预测区间涵盖所有真实值，适合在长寿风险的管理中应用。

总结来看，我们先采用中国台湾地区男性人口死亡率数据，选择文献中常用的五种死亡率模型，采用 RSSE 和拟合图比较了各模型的拟合效果，用各模型对死亡率的样本内预测来检验模型的预测效果。结果表明：Lee-Carter 模型的拟合误差相对较小，预测区间较窄，尤其是对高龄人群的死亡率预测区间较窄、预测偏高，模型具有稳健性；R-H 模型的拟合误差比 Lee-Carter 模型大，由于队列效应的存在，模型的预测区间呈现出波动性；CBD 模型无法对低年龄死亡率数据进行准确拟合和预测，对高年龄死亡率历史数据的拟合值能够反映死亡率的平均趋势和波动情况，预测区间能够涵盖真实值；Plat 模型对全年龄范围的拟合和预测较好，模型参数较多，由于队列效应的存在，预测区间呈现出类似 R-H 模型的波动性；贝叶斯层次模型具有良好的拟合和预测效果，拟合区间反映了历史数据的波动性，预测区间能够涵盖真实值，模型具有稳健性。

3.4　长寿风险的度量与管理

3.4.1　长寿风险的度量

长寿风险是指人口寿命延长的不确定性及其给经济资源带来的不利影响。Nagnur（1986）较早发现加拿大人口的生存曲线随时间变化有矩阵化的趋势，人口的预期寿命不断提高。MacMinn 等（2006）认为长寿风险是指个人或总体人群未来的平均实际寿命高于预期平均寿命产生的风险。Richards 等（2006）将长寿风险分为个人长寿风险和人口长寿风险两种，个人长寿风险是指个人实际寿命超出预期寿命的风险，人口长寿风险指人口总体的实际寿命超出预期的风险。个人长寿风险可以通过风险聚合得以分散和转移，人口长寿风险是人口群体平均预期寿命延长的不确定性，是一种系统性风险，无法通过大数法则进行分散和管理。

长寿风险的度量通常采用预期寿命的延长及预期寿命延长期间给付的生存年金价值来度量。Olivieri（2001）采用生存年金的精算现值度量长寿风险。Olivieri和 Pitacco（2003）基于保险公司年金业务的长寿风险，通过计算长寿风险资本要求度量长寿风险。Dowd 等（2006）在固定期限利率结构下，通过长寿风险对未来给付现值概率分布的影响来度量长寿风险。Börger（2010）和 Stevens（2011）分别通过 VaR 模型和破产概率方法度量长寿风险，通过比较资产和负债，采用破产概率度量长寿风险的影响。Richards 等（2014）给出了度量一年期长寿风险的随机模拟方法。Belles-Sampera 等（2014）采用 GlueVaR 风险度量方法度量长寿风险。王晓军和蔡正高（2008）在对我国男性人口死亡率预测的基础上，通过构建 VAR 模型，对我国企业年金的长寿风险进行度量。祝伟和陈秉正（2012）研究了长寿风险对个人年金产品定价的影响。金博轶（2012）基于 Currie 死亡率模型，度量了年金产品所面临的长寿风险，并计算了为对应长寿风险所需要的最低资本要求。韩猛和王晓军（2013）基于有限数据的双随机 Lee-Carter 模型，研究了年金产品中的长寿风险问题。王志刚等（2014）基于自助抽样法（Bootstrap 法）研究了人口死亡率分布和年金保单组的现值分布，对年金产品中的长寿风险和资本要求进行测度。

3.4.2　长寿风险的管理

一般认为，对长寿风险可以采取自然对冲、资产负债管理、长寿风险再保险和长寿风险证券化方式进行管理。Milevsky 和 Promislow（2001）、Cox 和 Lin（2007）、Barrieu 等（2012）及 Gatzert 和 Wesker（2014）研究了长寿风险的自然对冲，Stevens（2011）从资产负债方面研究了长寿风险的管理方法。再保险是分散直保公司长寿风险的方法。但由于长寿风险的系统性，再保险只能分散不同公司在再保险公司集聚的风险，再保险公司不能最终承担长寿风险。关于长寿风险证券化问题，主要通过债券化的产品设计，如长寿债券、长寿互换和 q 远期等，将长寿风险转移到金融市场。长寿债券最先由 Blake 和 Burrows（2001）提出，主要对长寿风险进行套期保值，其未来息票给付依赖于死亡率指数。Blake 等（2006a）对长寿债券进行深入研究，指出长寿债券设计时需要考虑的因素，给出了包括零息票长寿债券在内的一系列长寿债券产品。长寿互换是基于特定目标人群未来生存指数的金融衍生工具，Lin 和 Cox（2005）及 Dowd 等（2006）界定并剖析了普通长寿互换及运行机制。q 远期是以 J. P. 摩根公司编制的 Life Metrics 死亡率指数为标的的远期协议。Coughlan 等（2007）认为，q 远期合约可以有效对冲掉长寿风险引发的经营损失。Blake 等（2006b）提出了其他几种长寿风险管理办法，包括：限制年金的购买年龄、养老金计划的转售和用分红年金替代传统的非分红年金等办法。在国内，黄顺林和王晓军（2011）提出了基于 VaR 的寿险产品和年金产品长寿风险自然对冲模型。谢世清（2011）系统梳理了附保证变额年金、长期护理保险、反向抵押贷款和长寿风险证券化这四种长寿风险创新性解决方案。谢世清（2014）对长寿风险证券化的理论研究动态进行系统梳理，阐述了连续型和触发型长寿债券、长寿互换和其他长寿风险证券化产品的设计机制及模型定价。段白鸽（2015）梳理了动态死亡率模型及长寿风险度量模型与方法，结合国外长寿再保险、自然对冲和长寿风险证券化理论研究与实践经验，探讨在我国实施的可能性。

1. 长寿风险自留

当期望投资收益足以弥补长寿风险可能带来的损失时，寿险公司和养老基金可以将长寿风险作为自身商业风险的一部分来管理（Blake，2008）。这种情况下，公司需选择一种合适的资产负债管理方法以确保资产能够覆盖债务。目前，保险公司所用到的主要的长寿风险自留方法包括提高年金险的保费、持有充足的准备金、限制年金购买年龄、推迟年金的起始给付年龄和长寿风险的自然对冲等。

保险公司可以通过风险池对冲长寿风险（Blake，2008）。随着死亡率的改善，寿险产品会因死亡给付的推迟而产生死差益，年金产品因生存给付期的延长而产生死差损，从而可以在一定程度上对冲长寿风险（Cox and Lin，2007）。Milevsky 和 Promislow（2001）探讨了年金产品的套期保值问题，验证了长寿风险对寿险业务和年金业务的相反作用。黄晓艳等（2007）利用死亡率免疫理论优化寿险公司的产品组合，并在死亡率免疫下，探讨了寿险业资产负债管理的模式。

Stevens 等（2010）指出，许多给付型（defined benefit，DB）养老金计划的养老基金会同时提供终身养老年金和配偶养老金（partner pension annuities），二者联合销售有一定的自然对冲作用。

2. 再保险

寿险公司和养老基金可以通过再保险的方法来管理长寿风险。再保险有助于整合年金基金支持方的资产负债表，满足保险公司与企业的资金监管要求，提高保险公司分散化投资的程度，但缺点是再保险费用昂贵，并且存在信用风险。Bauer（2006）指出，由于长寿风险具有不可分散的特点，对长寿风险的再保险需求相对有限。但 Richards 和 Jones（2004）指出，保险公司与养老金管理机构对长寿风险不断增长的再保险需求和长寿风险不断改进的量化手段能够提高再保险公司对此项业务的意愿。

在实践中，荷兰国民人寿曾与荷兰国际集团通过停损再保险合约，建立现金流指数和换流机制，分出 2014~2033 年 20 年间的年金业务现金流，通过再保险机制对抗长寿风险。Blake 等（2018）指出，第一笔跨国的长寿风险再保险业务发生于 2011 年 6 月，由英国的 Rothesay Life 与美国保德信金融集团签订，分出业务的价值约为 1 亿英镑。

3. 长寿风险证券化

传统的长寿风险管理方法存在流动性不足、市场容量不够、交易透明度不高等问题。寿险公司和养老基金可以将其长寿风险证券化，或利用与死亡率挂钩的衍生品来管理长寿风险。现有的长寿风险证券化主要有以下几种。

1）长寿债券

长寿债券的未来息票给付依赖于某个死亡率指数。Blake 和 Burrows（2001）提出通过发行长寿债券，将长寿风险转移给资本市场上的投资者，从而对冲长寿风险。Blake 等（2006a）深入讨论了长寿债券的特点、设计长寿债券需要考虑的因素及如何运用长寿债券对冲长寿风险，并提出零息票长寿债券、经典长寿债券、本金有风险的长寿生存债券、反向长寿生存债券、抵押长寿债券等多种不同形式的长寿债券。

在实践中，瑞士再保险公司于 2003 年 12 月首次发行并成功运作为期 3 年的死亡率巨灾债券。2004 年，法国巴黎银行（BNP Paribas）设计并由欧洲投资银行（European Investment Bank，EIB）发行了面值为 5.4 亿英镑、初始息票为 5000 万英镑的 25 年期长寿债券，由再保险公司对其进行再保。其中，Partner Re 是长寿风险相关的超额损失再保险公司。债券的每年息票金额是根据英国政府精算署（Government Actuarial Department，GAD）公布的 2002 年 65 岁威尔士和英格兰男性群体实际死亡率确定的，债券结构包括死亡率互换和利息率互换，目标群体是英国养老金基金的投资者，当生存概率超过再保险机构预测和公布的水平时，就可以从债券利息上获得补偿。该债券与 Blake 和 Burrows（2001）提出的经典生存债券较为接近。然而，由于缺乏灵活性、基差风险大、透明度不高、投资者对长寿风险不熟悉等原因，债券有效需求不足并且很快被收回（Biffis and Blake，2014）。2008 年和 2009 年世界银行、法国巴黎银行、J. P. 摩根公司与慕尼黑再保险公司等曾尝试在智利发行长寿债券，但遇到一些诸如债券成本过高、智利保险人的特殊性等阻力，最终导致尝试失败（Coughlan et al.，2007）。

2010 年 12 月，在总结前面失败教训的基础上，瑞士再保险公司发行了面值为 5000 万美元的长寿风险债券，Kortis Capital 作为该债券发行的特殊目的公司，将长寿风险成功地转移给了资本市场的投资者。为了做到这一点，它使用了位于开曼群岛的 Kortis Capital 专用机制。与死亡率债券一样，长寿票据旨在对冲瑞士再保险公司自身的死亡率和寿命风险敞口。特别地，持有这些票据的人，在 75岁至 85 岁的英格兰和威尔士男性与 55 岁至 65 岁的美国男性中，死亡率的提高幅度有所加大，这表明瑞士再保险在美国有死亡率风险敞口，在英国有长寿风险敞口（Blake et al.，2018）。

2）长寿互换

长寿互换（longevity swaps）是针对目标人群潜在长寿风险的双方协议。互换双方约定在协议到期前，基于目标人群未来实际生存率和预期生存率之间的差异而定期交换现金流。Lin 和 Cox（2005）最早对长寿互换进行了理论探索。互换双方交换现金流，至少其中一方的现金流随着生存率指数浮动而改变。Dowd 等（2006）首先提出了普通生存互换（vanilla survivor swaps）概念，其通常简称为长寿互换，即互换一方以固定现金流交换另一方根据实际生存率水平决定的浮动现金流。长寿互换的目标是转移长寿风险，养老金计划依然保持着与资产投资组合相关的投资风险。Sweeting（2007）在给互换定价时考虑了基差风险，并认为当标的保单的被保人寿命不小于市场指数相关人群的寿命时，基差风险很小。

实践中，2007 年 4 月，瑞士再保险公司和英国友诚保险公司（Friends Provident）公开宣告进行长寿互换。长寿风险来自友诚保险公司在 2001~2006 年签订的总额为 17 亿英镑的养老合约。但该长寿互换的风险转移仅限于再保险公司，合同性质是保险赔偿合同而不是资本市场的交易。2008 年 7 月，第一宗以资本市场为基础的长寿互换交易在 J. P. 摩根公司和加拿大人寿公司之间进行，加拿大人寿公司对其从英国市场购入的年金保单进行了 5 亿英镑的长寿对冲。通过长寿互换，长寿风险完全转移到投资人身上，J. P. 摩根公司作为交易中介承担了交易双方的信用风险。之后，市场上发生了大量的长寿互换交易，这些交易基本上是私人交易，价格由交易参与人协商，不对外公布。有些互换合同采取寿险公司和再保险人之间签订一份特殊的再保险协议的形式，有些涉及保险业以外的同行。2008~2012年，英国市场上长寿互换发行面值总额达到 76 亿英镑，其中，最大规模面值的长寿互换是劳斯莱斯公司 2011 年 11 月针对英国分公司养老计划的长寿互换，发行金额高达 30 亿英镑（谢世清和郏雨薇，2015）。

3）q 远期

Coughlan 等（2007）首次提出"q 远期合约"的概念。q 远期是一种远期协议，以 J. P. 摩根公司发布的 Life Metrics 死亡率指数为标的，交易双方于合约到期日对特定人群实际（浮动）死亡率和约定（固定）死亡率进行现金流交换，用以对冲长寿风险和死亡风险。由于字母"q"在精算字符中代表死亡率，因此被称为 q 远期。q 远期与在合同到期日双方交换一个固定金额的零息票互换合同类似，因此 q 远期合约通常被认为是长寿互换的特殊形式。Biffis 和 Blake（2009）提出，在 q 远期基础上可以创造出其他更加复杂的与寿险相关的衍生品，有助于极大提高长寿风险市场的流动性。

　　q 远期合约是国际保险市场上涌现的基于死亡率风险的金融衍生工具，能够帮助保险公司有效地应对长寿风险和极端死亡率风险。2008 年 1 月，J. P. 摩根公司和英国养老基金 Lucida 将 q 远期运用于实践，成为世界上首次在资本市场上实现真实交易的、以对冲死亡率风险的新型金融衍生工具。

　　4）长寿期货、期权

　　长寿期货从金融期货中发展形成，通常以发行的长寿债券、死亡率指数等可交易资产作为合约的基础资产。以发行的长寿债券为标的的期货需要完善的长寿债券市场，这个市场价格透明度高、波动性强，并且套期保值和投机需求旺盛。以死亡率指数为标的的期货需要选择合适的死亡率指数，这是长寿期货是否成功发行的关键。长寿期权与期货的区别在于期货合约通常是标准化合约，期权的合约形式具有灵活性。Blake 等（2006a）初步探讨了死亡率/生存期货与期权（郭金龙和周小燕，2013）。

　　4. 应对长寿风险的年金设计

　　以长寿风险管理为目标，在理论和实践中存在若干应对长寿风险的年金产品，主要类型如下。

　　1）群体自年金化

　　Piggott 等（2005）提出了一种管理年金持有人未来长寿风险的方法，称为群体自年金化（group self-annuitization，GSA）。在风险分担模式上，GSA 是由年金持有人承担系统性风险，由年金池分散非系统性长寿风险。从某个角度看，年金提供方不承担任何风险。该文推导了构成年金价格的两个调整因子在单一群体年金池、异质群体年金池和期望死亡率改变等情景下的具体形式与支付路径。Valdez 等（2006）解决了 GSA 的逆选择和需求问题。Qiao 和 Sherris（2013）利用极值理论计算了生存概率的分布和年金价格，以此为基础测度了 GSA 的风险池化效率，量化了年金池的规模对风险分散的影响。

　　2）死亡率指数年金

　　Richter 和 Weber（2011）设计了死亡率指数年金（mortality-indexed annuities，MIA），这是一种指数化变额年金产品，并从对消费者的吸引力的角度，对传统年金与 MIA 进行了对比。该研究指出，在 MIA 的运行上，一方面，通过与年金持有人共同分担系统性长寿风险，年金提供方可避免累积损失；另一方面，相较于购买传统年金，年金持有人购买 MIA 的收益更大。

3）长寿指数生存年金

Denuit 等（2011）设计了另一种指数化变额年金产品，长寿指数生存年金（longevity-indexed life annuities，LILA），该年金的支付和长寿风险转移与长寿指数建立关联，对转移的比例设定了上下限。这一设计能在保证覆盖年金持有人长寿风险的同时，在一定程度上减轻年金供给方的负担。LILA 的每期支付不再是定值，而是与被保险人真实生存概率的预测值相关，真实生存概率的预测值对参照生存概率的偏离即为系统性长寿风险。

4）通货膨胀调整型延期年金

Milevsky（2005）设计了高龄延期年金（advanced-life delayed annuities，ALDA）。这种年金在高龄阶段（如 80 岁以后）才产生支付，价格低于普通年金，但能提供高龄阶段的全部风险覆盖，从而实现了在降低年金价格的同时管理长寿风险。Scott（2008）利用保险价值原理分析了长寿年金，即延期支付的年金，这类产品适合不愿意资产完全年金化的投保人购买。Scott 的数值计算结果表明，用 10%的财富购买延期长寿年金所得的总收益高于用 50%的财富购买即期年金所得总收益。Gong 和 Webb（2010）以高龄延期年金的年金等价财富与即期年金等价财富的比值为指标，测算得到，在年金持有人 85 岁时，高龄延期年金在满足年金持有人流动性要求的同时，还能提供高于 50%的长寿风险覆盖。

3.5　小　　结

随着社会经济的发展，人类的死亡率不断下降，预期寿命不断增加，生存曲线呈现出矩形化和延展化的总体趋势。死亡率的下降和预期寿命的提高呈现出长期趋势性和短期波动性。在不同时期，不同年龄的死亡率改善存在较大差异，但基本上呈现先从婴儿死亡率迅速下降开始、逐步延伸到较高年龄死亡率下降、最后到高年龄死亡率下降的总体特征。由于战争和流行病等极端因素的影响，死亡率可能有极端的"跳跃"式上升。

死亡率随年龄、时间和队列等的变动规律性可以通过构建死亡率统计模型进行描述和推断。死亡率模型分为静态死亡率模型和动态死亡率模型。静态死亡率模型刻画死亡率随年龄的变动规律性，动态死亡率模型可以刻画死亡率随年龄、时间、队列的变动规律，从而可以用于对未来死亡率变动趋势的预测。由于不同国家在不同历史时期的分年龄死亡率呈现出不同的趋势性和波动性，而未来死亡率的变动又会受各国社会经济文化等因素的影响，因而很难找到一个适合不同国家和不同时期的死亡率模型。

在寻找适合中国人口死亡率数据的统计模型方面,我们先采用数据链较长并与中国大陆人口死亡率变动模式类似的中国台湾地区人口死亡率数据,通过统计检验得出 Lee-Carter 模型和贝叶斯层次模型具有较好的稳健性。在此基础上,采用中国大陆的分年龄人口死亡率数据构建了中国大陆人口的死亡率模型。由于历史数据越少,贝叶斯模型的预测区间越宽,因此选出 Lee-Carter 模型和贝叶斯层次模型对在我国全年龄范围的死亡率进行拟合和预测。结果表明,贝叶斯层次模型很好地捕捉了我国死亡率数据的历史波动,预测区间较好地涵盖了死亡率的真实值。因此,综合来看,Lee-Carter 模型作为最早、最常用的随机对数死亡率模型,具有实施简单、预测稳健的优点,相对其他随机死亡率模型仍然具有一定优势;贝叶斯层次模型作为近年新发展的模型,无论在拟合、预测还是合理性、稳健性方面都有良好的表现,在我国高龄死亡率数据的建模和预测中表现良好。在长寿风险度量中,我们也建议采用贝叶斯层次模型。

长寿风险是由死亡率下降导致的寿命延长的不确定性及寿命延长给老年保障体系带来的不利影响。长寿风险度量可以采用因长寿风险导致的年金支出增加现值,因长寿风险增加的额外资本要求,因长寿风险增加的破产概率及长寿风险在险价值等风险度量工具。在理论研究和实践中,长寿风险可以通过自然对冲、再保险、风险债券化及相关产品设计等方案进行管理。

参 考 文 献

段白鸽. 2015. 动态死亡率建模与长寿风险量化研究评述[J]. 保险研究,(4):35-50.

郭金龙,周小燕. 2013. 我国保险资金信托化刍议[J]. 金融理论与实践,(6):1-5.

韩猛,王晓军. 2013. 个人年金产品中蕴含的长寿风险研究[J]. 保险研究,(6):52-58.

黄顺林,王晓军. 2011. 基于 VaR 方法的长寿风险自然对冲模型[J]. 统计与信息论坛,26(2):48-51.

黄晓艳,刘昆,唐迎凌. 2007. 寿险公司死亡率风险免疫理论研究[J]. 保险研究,(6):56-58.

金博轶. 2012. 动态死亡率建模与年金产品长寿风险的度量——基于有限数据条件下的贝叶斯方法[J]. 数量经济技术经济研究,29(12):124-135.

王晓军,蔡正高. 2008. 死亡率预测模型的新进展[J]. 统计研究,(9):80-84.

王晓军,路倩. 2020. 动态死亡率模型的研究进展[J]. 应用概率统计,36(4):415-440.

王志刚,王晓军,张学斌. 2014. 我国个人年金长寿风险的资本要求度量[J]. 保险研究,(3):20-32.

谢世清. 2011. 长寿风险的创新解决方案[J]. 保险研究,(4):70-75.

谢世清. 2014. 长寿风险证券化的理论研究动态[J]. 保险研究,(3):70-78.

谢世清,郑雨薇. 2015. 极端死亡率风险与长寿风险证券化的比较研究[J]. 中央财经大学学报,

（1）：27-32.

祝伟，陈秉正. 2012. 动态死亡率下个人年金的长寿风险分析[J]. 保险研究，（2）：21-28.

Abdulkarim S A, Garko A B. 2015. Forecasting maternal mortality rate using particle swarm optimization based artificial neural network[J]. Dutse Journal of Pure and Applied Sciences. 1（1）：55-59.

Ahmadi S S, Li J S H. 2014. Coherent mortality forecasting with generalized linear models：a modified time-transformation approach[J]. Insurance：Mathematics and Economics, 59：194-221.

Barrieu P, Bensusan H, Karoui N E, et al. 2012. Understanding, modelling and managing longevity risk：key issues and main challenges[J]. Scandinavian Actuarial Journal, （3）：203-231.

Bauer D. 2006. An arbitrage-free family of longevity bonds[R]. Working Paper, University of ULM. https://www.uni-ulm.de/fileadmin/website_uni_ulm/mawi.mort/pdf/Models/20061101_FamofLongBonds_Bauer.pdf [2021-09-04].

Belles-Sampera J, Guillén M, Santolino M. 2014. Beyond value-at-risk：GlueVaR distortion risk measures[J]. Risk Analysis, 34（1）：121-134.

Bergeron-Boucher M P, Canudas-Romo V, Oeppen J, et al. 2017. Coherent forecasts of mortality with compositional data analysis[J]. Demographic Research, 37：527-566.

Bergeron-Boucher M P, Canudas-Romo V, Pascariu M, et al. 2018a. Modeling and forecasting sex differences in mortality：a sex-ratio approach[J]. Genus, 74（1）：20.

Bergeron-Boucher M P, Simonacci V, Oeppen J, et al. 2018b. Coherent modeling and forecasting of mortality patterns for subpopulations using multiway analysis of compositions：an application to Canadian provinces and territories[J]. North American Actuarial Journal, 22（1）：92-118.

Biatat V D, Currie I D. 2010. Joint models for classification and comparison of mortality in different countries[C]. The 25rd International Workshop on Statistical Modelling. http://www.macs.hw.ac.uk/~iain/research/glasgow.pdf [2021-09-04].

Biffis E, Blake D P. 2009. Mortality-linked securities and derivatives[J]. SSRN Electronic Journal, DOI：10.2139/ssrn.1340409.

Biffis E, Blake D. 2014. Keeping some skin in the game：how to start a capital market in longevity risk transfers[J]. North American Actuarial Journal, 18（1）：14-21.

Blake D, Burrows W. 2001. Survivor bonds：helping to hedge mortality risk[J]. The Journal of Risk and Insurance, 68（2）：339-348.

Blake D, Cairns A, Dowd K, et al. 2006a. Longevity bonds：financial engineering, valuation, and hedging[J]. Journal of Risk and Insurance, 73（4）：647-672.

Blake D, Cairns A J G, Dowd K. 2006b. Living with mortality：longevity bonds and other mortality-linked securities[J]. British Actuarial Journal, 12（1）：153-197.

Blake D. 2008. Longevity risk hedging：The role of the private & public sectors[EB/OL]. http://www.oecd.org/pensions/private-pensions/41668550.pdf[2021-09-04].

Blake D, Karoui N E, Loisel S, et al. 2018. Longevity risk and capital markets：the 2015-16 update[J]. Insurance：Mathematics and Economics, 78：157-173.

Bohk-Ewald C, Rau R. 2017. Probabilistic mortality forecasting with varying age-specific survival improvements[J]. Genus，73：1-37.

Booth H，Hyndman R J，Tickle L，et al. 2006. Lee-Carter mortality forecasting：a multi-country comparison of variants and extensions[J]. Demographic Research，15：289-310.

Booth H，Tickle L. 2008. Mortality modelling and forecasting：a review of methods[J]. Annals of Actuarial Science，3（1/2）：3-43.

Börger M. 2010. Deterministic shock vs. stochastic value-at-risk—an analysis of the Solvency II standard model approach to longevity risk[J]. Blätter der DGVFM，31（2）：225-259.

Börger M，Aleksic M C. 2014. Coherent projections of age，period，and cohort dependent mortality improvements[C]. Presented at the Living to 100 Symposium.

Borges G M A. 2018. Bayesian integrated population model for national and subnational demographic estimates[R]. Paper Submitted to the PAA Annual Meeting.

Bryant J R，Graham P J. 2013. Bayesian demographic accounts：subnational population estimation using multiple data sources[J]. Bayesian Analysis，8（3）：591-622.

Cairns A J G，Blake D，Dowd K. 2006. A two-factor model for stochastic mortality with parameter uncertainty：theory and calibration[J]. Journal of Risk and Insurance，73（4）：687-718.

Cairns A J G，Blake D，Dowd K，et al. 2009. A quantitative comparison of stochastic mortality models using data from England and Wales and the United States[J]. North American Actuarial Journal，13（1）：1-35.

Cairns A J G，Blake D，Dowd K，et al. 2011. Mortality density forecasts：an analysis of six stochastic mortality models[J]. Insurance：Mathematics and Economics，48（3）：355-367.

Cairns A J G. 2013. Modeling and management of longevity risk[R]. Pension Research Council Working Paper PRC WP 2013-19.

Carter L R，Lee R D. 1992. Modeling and forecasting US sex differentials in mortality[J]. International Journal of Forecasting，8（3）：393-411.

Chen H，MacMinn R，Sun T. 2015. Multi-population mortality models：a factor copula approach[J]. Insurance：Mathematics and Economics，63：135-146.

Chen R Y，Millossovich P. 2018. Sex-specific mortality forecasting for UK countries：a coherent approach[J]. European Actuarial Journal，8（1）：69-95.

Christiansen M C，Spodarev E，Unseld V. 2015. Differences in European mortality rates：a geometric approach on the age-period plane[J]. ASTIN Bulletin，45（3）：477-502.

Coughlan G，Epstein D，Sinha A，et al. 2007. q-Forwards：Derivatives for Transferring Longevity and Mortality Risks[R]. J. P. Morgan，London.

Cox S H，Lin Y J. 2007. Natural hedging of life and annuity mortality risks[J]. North American Actuarial Journal，11（3）：1-15.

Currie I D，Durban M，Eilers P H. 2004. Smoothing and forecasting mortality rates[J]. Statistical Modelling，4（4）：279-298.

Currie I. 2006. Smoothing and forecasting mortality rates with P-splines[R]. Talk Given at the Institute of Actuaries. http://www.macs.hw.ac.uk/~iain/research/talks/Mortality.pdf [2021-09-04].

Danesi I L，Haberman S，Millossovich P. 2015. Forecasting mortality in subpopulations using

Lee-Carter type models: a comparison[J]. Insurance: Mathematics and Economics, 62: 151-161.

de Beer J. 2011. A new relational method for smoothing and projecting age-specific fertility rates: TOPALS[J]. Demographic Research, 24: 409-454.

de Beer J. 2012. Smoothing and projecting age-specific probabilities of death by TOPALS[J]. Demographic Research, 27: 543-592.

de Moivre A. 1730. Miscellanea Analytica de Seriebus et Quadraturis[M]. London: Readex Microprint.

Debón A, Chaves L, Haberman S, et al. 2017. Characterization of between-group inequality of longevity in European Union countries[J]. Insurance: Mathematics and Economics, 75: 151-165

Delwarde A, Denuit M, Guillen M, et al. 2006. Application of the Poisson log-bilinear projection model to the G5 mortality experience[J]. Belgian Actuarial Bulletin, 6: 54-68.

Denuit M, Haberman S, Renshaw A. 2011. Longevity-indexed life annuities[J]. North American Actuarial Journal, 15 (1): 97-111.

Dowd K, Blake D, Cairns A J G, et al. 2006. Survivor swaps[J]. Journal of Risk and Insurance, 73 (1): 1-17.

Dowd K, Cairns A J G, Blake D, et al. 2011. A gravity model of mortality rates for two related populations[J]. North American Actuarial Journal, 15 (2): 334-356.

Enchev V, Kleinow T, Cairns A J G. 2017. Multi-population mortality models: fitting, forecasting and comparisons[J]. Scandinavian Actuarial Journal, (4): 319-342.

Galor O, Moav O. 2005. Natural selection and the evolution of life expectancy[R]. Minerva Center for Economic Growth Paper No. 02-05.

Gatzert N, Wesker H. 2014. Mortality risk and its effect on shortfall and risk management in life insurance[J]. Journal of Risk and Insurance, 81 (1): 57-90.

Gompertz B. 1825. On the nature of the function expressive of the law of human mortality, and on a new mode of determining the value of life contingencies. In a letter to Francis Baily, Esq. F. R. S. &c[J]. Philosophical Transactions of the Royal Society of London, 115: 513-583.

Gong G, Webb A. 2010. Evaluating the Advanced Life Deferred Annuity—An annuity people might actually buy[J]. Insurance: Mathematics and Economics, 46 (1): 210-221.

Gonzaga M R, Schmertmann C P. 2016. Estimating age- and sex-specific mortality rates for small areas with TOPALS regression: an application to Brazil in 2010[J]. Revista Brasileira De Estudos De População, 33 (3): 629-652.

Hainaut D. 2018. A neural-network analyzer for mortality forecast[J]. ASTIN Bulletin, 48 (2): 481-508.

Hatzopoulos P, Haberman S. 2013. Common mortality modeling and coherent forecasts. An empirical analysis of worldwide mortality data[J]. Insurance: Mathematics and Economics, 52 (2): 320-337.

Heligman L, Pollard J H. 1980. The age pattern of mortality[J]. Journal of the Institute of Actuaries, 107 (1): 49-80.

Hobcraft J, Menken J, Preston S. 1982. Age, period, and cohort effects in demography: a review[J].

Population Index，48（1）：4-43.

Hunt A，Blake D. 2015. On the structure and classification of mortality models[R]. PI Working Paper，1506.

Hyndman R J，Booth H，Yasmeen F. 2013. Coherent mortality forecasting：the product-ratio method with functional time series models[J]. Demography，50（1）：261-283.

Janssen F. 2018. Advances in mortality forecasting：introduction[J]. Genus，74（1）：21.

Jarner S F，Kryger E M. 2011. Modelling adult mortality in small populations：the saint model[J]. Astin Bulletin，41（2）：377-418.

Kleinow T. 2015. A common age effect model for the mortality of multiple populations[J]. Insurance：Mathematics and Economics，63：147-152.

Kramer M A. 1991. Nonlinear principal component analysis using autoassociative neural networks[J]. AIChE Journal，37（2）：233-243.

Lee R D，Carter L R. 1992. Modeling and forecasting US mortality[J]. Journal of the American Statistical Association，87（419）：659-671.

Li J. 2013. A Poisson common factor model for projecting mortality and life expectancy jointly for females and males[J]. Population Studies，67（1）：111-126.

Li J. 2014. An application of MCMC simulation in mortality projection for populations with limited data[J]. Demographic Research，30：1-48.

Li N，Lee R. 2005. Coherent mortality forecasts for a group of populations：an extension of the Lee-Carter method[J]. Demography，42（3）：575-594.

Li J S H，Hardy M R. 2011. Measuring basis risk in longevity hedges[J]. North American Actuarial Journal，15（2）：177-200.

Li J S H，Zhou R，Hardy M. 2015. A step-by-step guide to building two-population stochastic mortality models[J]. Insurance：Mathematics and Economics，63：121-134.

Li J，Tickle L，Parr N. 2016. A multi-population evaluation of the Poisson common factor model for projecting mortality jointly for both sexes[J]. Journal of Population Research，33（4）：333-360.

Lin Y J，Cox S H. 2005. Securitization of mortality risks in life annuities[J]. Journal of Risk and Insurance，72（2）：227-252.

Lin Y J，Liu S E，Yu J F. 2013. Pricing mortality securities with correlated mortality indexes[J]. Journal of Risk and Insurance，80（4）：921-948.

Lundström H，Qvist J. 2004. Mortality forecasting and trend shifts：an application of the Lee-Carter model to Swedish mortality data[J]. International Statistical Review，72（1）：37-50.

MacMinn R，Brockett P，Blake D. 2006. Longevity risk and capital markets[J]. Journal of Risk and Insurance，73（4）：551-557.

Makeham W M. 1860. On the law of mortality and the construction of annuity tables[J]. The Assurance Magazine and Journal of the Institute of Actuaries，8（6）：301-310.

Milevsky M A，Promislow S D. 2001. Mortality derivatives and the option to annuitise[J]. Insurance：Mathematics and Economics，29（3）：299-318.

Milevsky M A. 2005. Real longevity insurance with a deductible：introduction to advanced-life delayed annuities（ALDA）[J]. North American Actuarial Journal，9（4）: 109-122.

Mitchell D, Brockett P, Mendoza-Arriaga R, et al. 2013. Modeling and forecasting mortality rates[J]. Insurance: Mathematics and Economics，52（2）: 275-285.

Nagnur D. 1986. Rectangularization of the survival curve and entropy: the Canadian experience, 1921-1981[J]. Canadian Studies in Population，13（1）: 83.

Olivieri A. 2001. Uncertainty in mortality projections: an actuarial perspective[J]. Insurance: Mathematics and Economics，29（2）: 231-245.

Olivieri A, Pitacco E. 2003. Solvency requirements for pension annuities[J]. Journal of Pension Economics and Finance，2（2）: 127-157.

Piggott J, Valdez E A, Detzel B. 2005. The simple analytics of a pooled annuity fund[J]. Journal of Risk and Insurance，72（3）: 497-520.

Pitt D, Li J, Lim T K. 2018. Smoothing Poisson common factor model for projecting mortality jointly for both sexes[J]. ASTIN Bulletin，48（2）: 509-541.

Plat R. 2009a. On stochastic mortality modeling[J]. Insurance: Mathematics and Economics，45（3）: 393-404.

Plat R. 2009b. Stochastic portfolio specific mortality and the quantification of mortality basis risk[J]. Insurance: Mathematics and Economics，45（1）: 123-132.

Puddu P E, Menotti A. 2009. Artificial neural network versus multiple logistic function to predict 25-year coronary heart disease mortality in the Seven Countries Study[J]. European Journal of Cardiovascular Prevention and Rehabilitation，16（5）: 583-591.

Qiao C, Sherris M. 2013. Managing systematic mortality risk with group self-pooling and annuitization schemes[J]. Journal of Risk and Insurance，80（4）: 949-974.

Qin C W, Jevtic P. 2016. Multi-population mortality modelling with Lévy processes[J]. SSRN Electronic Journal，DOI: 10.2139/ssrn.2813678.

Renshaw A E, Haberman S. 2006. A cohort-based extension to the Lee-Carter model for mortality reduction factors[J]. Insurance: Mathematics and Economics，38（3）: 556-570.

Richards S, Jones G. 2004. Financial Aspects of longevity Risk[R]. The Staple Inn Actuarial Society.

Richards S J, Kirkby J G, Currie I D. 2006. The importance of year of birth in two-dimensional mortality data[J]. British Actuarial Journal，12（1）: 5-38.

Richards S J, Currie I D, Ritchie G P. 2014. A Value-at-Risk framework for longevity trend risk[J]. British Actuarial Journal，19（1）: 116-139.

Richter A, Weber F. 2011. Mortality-indexed annuities managing longevity risk via product design[J]. North American Actuarial Journal，15（2）: 212-236.

Russolillo M, Giordano G, Haberman S. 2011. Extending the Lee-Carter model: a three-way decomposition[J]. Scandinavian Actuarial Journal，（2）: 96-117.

Schmertmann C P, Gonzaga M R. 2018. Bayesian estimation of age-specific mortality and life expectancy for small areas with defective vital records[J]. Demography，55（4）: 1363-1388.

Schinzinger E, Denuit M M, Christiansen M C. 2016. A multivariate evolutionary credibility model for mortality improvement rates[J]. Insurance: Mathematics and Economics，69: 70-81.

Scott J S. 2008. The longevity annuity: an annuity for everyone?[J]. Financial Analysts Journal, 64 (1): 40-48.

Shair S, Purcal S, Parr N. 2017. Evaluating extensions to coherent mortality forecasting models[J]. Risks, 5 (1): 16.

Shang H L, Haberman S. 2017. Grouped multivariate and functional time series forecasting: an application to annuity pricing[J]. Insurance: Mathematics and Economics, 75: 166-179.

Shang H L, Hyndman R J. 2017. Grouped functional time series forecasting: an application to age-specific mortality rates[J]. Journal of Computational and Graphical Statistics, 26 (2): 330-343.

Shang H L, Haberman S. 2018. Model confidence sets and forecast combination: an application to age-specific mortality[J]. Genus, 74: 1-23.

Stevens R, de Waegenaere A, Melenberg B. 2010. Longevity risk in pension annuities with exchange options: The effect of product design[J]. Insurance: Mathematics and Economics, 46 (1): 222-234.

Stevens R S P. 2011. Longevity risk in life insurance products[D]. Tilburg: Tilburg University.

Sweeting P. 2007. Pricing basis risk in survivor swaps[R]. Pension Institute Discussion Paper PI-0622.

Tabeau E, van den Berg Jeths A, Heathcote C. 2001. Forecasting Mortality in Developed Countries: Insights from a Statistical, Demographic and Epidemiological Perspective[M]. Dordrecht: Kluwer Academic Publishers.

Thiele T N. 1871. On a mathematical formula to express the rate of mortality throughout the whole of life, tested by a series of observations made use of by the Danish Life Insurance Company of 1871[J]. Journal of the Institute of Actuaries and Assurance Magazine, 16 (5): 313-329.

Tuljapurkar S, Li N, Boe C. 2000. A universal pattern of mortality decline in the G7 countries[J]. Nature, 405: 789-792.

Valdez E A, Piggott J, Wang L. 2006. Demand and adverse selection in a pooled annuity fund[J]. Insurance: Mathematics and Economics, 39 (2): 251-266.

van Berkum F, Antonio K, Vellekoop M. 2017. A Bayesian joint model for population and portfolio-specific mortality[J]. ASTIN Bulletin, 47 (3): 681-713.

Villegas A M, Haberman S. 2014. On the modeling and forecasting of socioeconomic mortality differentials: an application to deprivation and mortality in England[J]. North American Actuarial Journal, 18 (1): 168-193.

Villegas A M, Haberman S, Kaishev V K, et al. 2017. A comparative study of two-population models for the assessment of basis risk in longevity hedges[J]. ASTIN Bulletin, 47 (3): 631-679.

Wan C, Bertschi L. 2015. Swiss coherent mortality model as a basis for developing longevity de-risking solutions for Swiss pension funds: a practical approach[J]. Insurance: Mathematics and Economics, 63: 66-75.

Wang J L, Huang H C, Yang S S, et al. 2010. An optimal product mix for hedging longevity risk in life insurance companies: the immunization theory approach[J]. Journal of Risk and Insurance, 77 (2): 473-497.

Weibull W. 1951. A statistical distribution function of wide applicability[J]. Journal of Applied Mechanics, 18（3）: 293-297.

Willets R C. 2004. The cohort effect: insights and explanations[J]. British Actuarial Journal, 10（4）: 833-877.

Wilmoth J R. 1990. Variation in vital rates by age, period and cohort[J]. Sociological Methodology, （20）: 295-335.

Wilmoth J R, Valkonen T. 2001. A parametric representation of mortality differentials over age and time[C]. Fifth seminar of the EAPS Working Group on Differentials in Health, Morbidity and Mortality in Europe.

Wilson C. 2001. On the scale of global demographic convergence 1950-2000[J]. Population and Development Review, 27（1）: 155-171.

Wilson T. 2018. Evaluation of simple methods for regional mortality forecasts[J]. Genus, 74（1）: 14.

Yang B W, Li J, Balasooriya U. 2016. Cohort extensions of the Poisson common factor model for modelling both genders jointly[J]. Scandinavian Actuarial Journal, （2）: 93-112.

Yang S S, Wang C W. 2013. Pricing and securitization of multi-country longevity risk with mortality dependence[J]. Insurance: Mathematics and Economics, 52（2）: 157-169.

Zhou R, Li J S H, Tan K S. 2013. Pricing standardized mortality securitizations: a two-population model with transitory jump effects[J]. Journal of Risk and Insurance, 80（3）: 733-774.

Zhou R, Wang Y J, Kaufhold K, et al. 2014. Modeling period effects in multi-population mortality models: applications to solvency II[J]. North American Actuarial Journal, 18（1）: 150-167.

Zhou R, Xing G Y, Ji M. 2019. Changes of relation in multi-population mortality dependence: an application of threshold VECM[J]. Risks, 7(1): 14.

第二篇　基本养老保险的可持续发展

　　由政府建立的基本养老保险采取现收现付的融资模式，包括城镇职工基本养老保险和城乡居民基本养老保险。本篇探讨人口老龄化和长寿风险对基本养老金的财务影响、基本养老保险财务平衡模型与应用、维持可持续发展的对策建议等。主要结论是：人口老龄化和长寿风险对我国基本养老保险的冲击效应十分明显，如果不实施改革，基本养老保险持续运行在财务上不可持续；养老保险的多参数综合改革，包括推迟退休年龄、降低养老金待遇调整指数、做实养老保险费的征缴基数等，能够实现养老保险基金的长期精算平衡，却以养老金终身财富降低和缴费成本上升为代价。

第4章 养老金体系可持续发展的度量

在全球经济增速放缓和日趋严重的人口老龄化压力下，世界各国的公共养老金体系正在面临可持续发展的巨大挑战。世界银行于 1994 年发布的研究报告开始关注公共养老金体系的财务可持续发展问题（World Bank，1994）。Roseveare 等（1996）对 OECD 中二十国的老龄化趋势、公共养老金的政府预算缺口等进行了模拟测算分析，展示了欧洲公共养老金体系潜伏着巨大的支付危机。欧盟委员会在其发布的《建立充足、可持续和安全的养老金系统》绿皮书中，提醒欧盟成员国面临的老龄化和经济与金融危机挑战，提出了为实现养老金系统长期财务可持续发展必须要实施的改革（European Commission，2010）。

在我国，从 2011 年 7 月开始实施的《中华人民共和国社会保险法》对社会保险制度提出可持续发展的方针，但实践中并没有建立起相应的财务风险管理系统，相关的理论研究比较缺乏，已有的研究大多集中在对可持续发展中问题与对策的定性讨论上，很少有相关的定量分析支持。

本章将介绍中国现行的养老金体系，讨论养老金体系可持续发展的内涵和度量，在分析城镇职工和城乡居民基本养老保险参保人口结构与基金状况的基础上，对基本养老保险未来支出趋势做出初步估计和分析，对影响基金未来收支的因素做出分解和模拟测算，并给出应对基本养老保险财务压力的相关建议。

4.1 中国的养老金体系

中国现行的养老金体系可以概括为由政府主办的社会养老保险、由雇主主办的职业年金和企业年金、由市场提供的商业养老保险等三个层次。其中，社会养老保险按覆盖的人群类型分为城镇职工基本养老保险、机关事业单位养老保险和城乡居民养老保险三种类型。

4.1.1　社会养老保险

中国的基本养老保险由政府主办、管理和提供待遇担保，目标是为全体劳动者和居民在退休后提供基本养老保障。基本养老保险于 1950 年后建立，在 20 世纪 80 年代，伴随经济体制的改革开始实施改革，1991 年明确了对城镇职工建立基本养老保险、企业补充养老保险和个人储蓄性养老保险的三层次养老保险体系。1993 年确立了城镇职工基本养老保险实行社会统筹和个人账户相结合的制度。1997 年《国务院关于建立统一的企业职工基本养老保险制度的决定》（国发〔1997〕26 号）对全国基本养老保险的缴费水平和待遇计发办法做出统一规定，提出"企业缴纳基本养老保险费（以下简称企业缴费）的比例，一般不得超过企业工资总额的 20%（包括划入个人账户的部分），具体比例由省、自治区、直辖市人民政府确定""个人缴纳的基本养老保险费的比例（以下简称个人缴费），1997 年不得低于本人缴费工资的 4%，1998 年起每两年提高 1 个百分点，最终达到本人缴费工资的 8%""按本人缴费工资 11%的数额为职工建立基本养老保险个人账户，个人缴费全部计入个人账户，其余部分从企业缴费中划入"。2000 年起，我国先后在东北三省开展了做实个人账户的试点。2005 年 12 月，在总结养老保险改革试点经验的基础上，国务院发布了《国务院关于完善企业职工基本养老保险制度的决定》（国发〔2005〕38 号），将城镇职工基本养老保险的覆盖面扩大到"城镇各类企业职工、个体工商户和灵活就业人员"，明确了"逐步做实个人账户"，"基本养老金由基础养老金和个人账户养老金组成。退休时的基础养老金月标准以当地上年度在岗职工月平均工资和本人指数化月平均缴费工资的平均值为基数，缴费每满 1 年发给 1%。个人账户养老金月标准为个人账户储存额除以计发月数，计发月数根据职工退休时城镇人口平均预期寿命、本人退休年龄、利息等因素确定"。同时"为与做实个人账户相衔接，从 2006 年 1 月 1 日起，个人账户的规模统一由本人缴费工资的 11%调整为 8%，全部由个人缴费形成，单位缴费不再划入个人账户""城镇个体工商户和灵活就业人员参加基本养老保险的缴费基数为当地上年度在岗职工平均工资，缴费比例为 20%，其中 8%记入个人账户，退休后按企业职工基本养老金计发办法计发基本养老金"《国务院关于建立统一的企业职工基本养老保险制度的决定》（国发〔1997〕26 号）实施后参加工作、缴费年限（含视同缴费年限，下同）累计满 15 年的人员，退休后按月发给基本养老金""本决定实施后到达退休年龄但缴费年限累计不满 15 年的人员，不发给基础养老金；个人账户储存额一次性支付给本人，终止基本养老保险关系"。同时，依据《国务院关于深化企业职工养老保险制度改革的通知》（国发〔1995〕6 号）附件二，"职工本人上一年度月平均工资为个人缴纳基本养老保险费的基数（以下简称缴费工资基数）。企业以全部职工缴费工资基数之和为企业缴费工资基数。月平均工资应按国家统计局规定列入工资总额统计的项目计算，其中包括工资、奖金、津贴、补贴等收入。职工月平均工资低于当地职工平均工资60%的，按60%计算缴费工资基数；超过当地职工平均工资300%的部分不计入缴费工资基数，也不计入计发养老金的基数"。在实际执行中，由于建立实账积累的个人账户无法解决转轨成本问题，加上不断上升的待遇水平和日益老化的制度内人口结构，个人账户基本上空账运行。基于个人账户难以做实的实际情况，2013年《中共中央关于全面深化改革若干重大问题的决定》提出要"完善个人账户制度，健全多缴多得激励机制，确保参保人权益"。2017年人力资源和社会保障部、财政部联合发布的《统一和规范职工养老保险个人账户记账利率办法》（人社部发〔2017〕31号）明确指出"机关事业单位和企业职工基本养老保险个人账户记账利率每年由国家统一公布""坚持制度可持续发展，体现精算平衡"，从而实际上明确了基本养老保险个人账户要采取名义记账模式。因此，在融资模式上，城镇职工基本养老保险采取了现收现付制。

在经济下行压力下，为了降低企业成本，增强企业活力，2016年4月14日，人力资源和社会保障部、财政部发布了《人力资源社会保障部 财政部关于阶段性降低社会保险费率的通知》（人社部发〔2016〕36号），提出单位缴费比例为20%且2015年底企业职工基本养老保险基金累计结余可支付月数高于9个月的省（区、市），可以阶段性将单位缴费比例降低至19%。2019年4月，《国务院办公厅关于印发降低社会保险费率综合方案的通知》（国办发〔2019〕13号），决定"自2019年5月1日起，降低城镇职工基本养老保险（包括企业和机关事业单位基本养老保险，以下简称养老保险）单位缴费比例。各省、自治区、直辖市及新疆生产建设兵团（以下统称省）养老保险单位缴费比例高于16%的，可降至16%""各省应以本省城镇非私营单位就业人员平均工资和城镇私营单位就业人员平均工资加权计算的全口径城镇单位就业人员平均工资，核定社保个人缴费基数上下限，合理降低部分参保人员和企业的社保缴费基数""个体工商户和灵活就业人员参加企业职工基本养老保险，可以在本省全口径城镇单位就业人员平均工资的60%至300%之间选择适当的缴费基数"，增加了缴费水平的灵活性；同时提出"2020年底前实现企业职工基本养老保险基金省级统收统支""加大企业职工基本养老保险基金中央调剂力度，2019年基金中央调剂比例提高至3.5%"。

对于机关事业单位的养老保险，2015年前，一直延续着20世纪50年代确立的离退休制度。退休金全部来源于财政拨款，退休金水平以退休前工资为基础，按工龄长短划分不同档次计发。按照财政部和人事部2006年的规定，机关离退休人员的离退休费按本人离退休前职务工资和级别工资之和的一定比例计发，工作年限满 35 年的按 90%计发，工作年限在 30 年到 34 年的，按 85%计发，工作年限在 20 年到 29 年的，按 80%计发。退休金按同级在职职工工资增长率调整。2008 年 3 月，国务院通过了《事业单位工作人员养老保险制度改革试点方案》，该方案对事业单位采取了类似企业职工的养老保险办法。2015 年，国务院印发的《国务院关于机关事业单位工作人员养老保险制度改革的决定》（国发〔2015〕2 号），决定"从 2014 年 10 月 1 日起对机关事业单位工作人员养老保险制度进行改革"。2015 年后，机关事业单位的基本养老保险采取了与城镇职工基本养老保险相同的制度模式、缴费和待遇的标准，但机关事业单位基本养老保险基金独立运行，目前尚未与城镇职工基本养老保险基金统筹管理。

对农村养老保险的改革试点从 20 世纪 80 年代开始，在实践中改革进展缓慢，农民主要依靠家庭、集体、土地保障和社会救济等方式养老。2009 年 9 月，国务院发布了《国务院关于开展新型农村社会养老保险试点的指导意见》（国发〔2009〕32 号），决定"探索建立个人缴费、集体补助、政府补贴相结合的新农保制度，实行社会统筹与个人账户相结合，与家庭养老、土地保障、社会救助等其他社会保障政策措施相配套，保障农村居民老年基本生活。2009 年试点覆盖面为全国 10%的县（市、区、旗），以后逐步扩大试点，在全国普遍实施，到 2020 年之前基本实现对农村适龄居民的全覆盖""新农保基金由个人缴费、集体补助、政府补贴构成""国家为每个新农保参保人建立终身记录的养老保险个人账户。个人缴费，集体补助及其他经济组织、社会公益组织、个人对参保人缴费的资助，地方政府对参保人的缴费补贴，全部计入个人账户"。2010 年颁布《中华人民共和国社会保险法》，提出"国家建立和完善城镇居民社会养老保险制度"。2011 年 7 月 1 日居民保险试点正式启动。2014 年国务院印发《国务院关于建立统一的城乡居民基本养老保险制度的意见》（国发〔2014〕8 号）。目前我国城乡居民基本养老保险的基础养老金由政府补贴，个人账户由个人缴费，个人账户按规定的缴费档次自愿选择，个人账户的计发标准与城镇职工基本养老保险相同。

可见，我国基本养老保险制度的改革和发展基本围绕着扩大覆盖面、加强保费征缴、确保待遇发放、提高统筹层次、完善个人账户等目标进行。当前基本养老保险基本实现了全覆盖，统筹层次不断提高，已在省级统筹的基础上建立了中央调剂金制度，为进一步实现全国统筹打下良好的基础。

4.1.2　企业年金和职业年金

企业年金是企业及其职工在依法参加基本养老保险的基础上，在政府税收优惠的激励下，由企业自愿为员工建立的补充养老保险。企业年金采取基金积累制个人账户模式，企业和个人的缴费计入个人账户，并按照受托管理模式进行市场化运营管理。职工退休时，可以选择按月、分次或者一次性领取企业年金的方式，也可以将本人企业年金个人账户资金全部或者部分购买商业养老保险产品，依据保险合同领取待遇。

2000 年《国务院关于印发完善城镇社会保障体系试点方案》（国发〔2000〕42 号），将企业补充养老保险正式更名为企业年金。2004 年后，劳动和社会保障部和中国银行业监督管理委员会（以下简称银监会）、中国证券监督管理委员会（以下简称证监会）、中国保险监督管理委员会（以下简称保监会）等发布了一系列企业年金管理办法，明确了企业年金采取缴费（defined contribution，DC）型信托管理模式，对金融机构从事年金业务操作做了规范。2009 年 6 月，《财政部 国家税务总局关于补充养老保险费、补充医疗保险费有关企业所得税政策问题的通知》（财税〔2009〕27 号）决定，自 2008 年 1 月 1 日起，企业根据国家有关政策规定，为在本企业任职或者受雇的全体员工支付的补充养老保险费、补充医疗保险费，分别在不超过职工工资总额 5%标准内的部分，在计算应纳税所得额时准予扣除；超过的部分，不予扣除。2011 年 2 月的《企业年金基金管理办法》（人力资源和社会保障部令第 11 号）对企业年金基金运营做了进一步规范。2017 年 12 月的《企业年金办法》（人力资源和社会保障部、财政部令第 36 号）进一步规范了企业年金的筹资、管理和监督问题，明确了企业年金的"企业缴费每年不超过本企业职工工资总额的 8%，企业和职工个人缴费合计不超过本企业职工工资总额的 12%"。

职业年金是针对机关事业单位工作人员的补充养老保险。2015 年《国务院关于机关事业单位工作人员养老保险制度改革的决定》（国发〔2015〕2 号）明确了对机关事业单位工作人员的养老保险改革，提出在机关事业单位基本养老保险的基础上"建立职业年金制度""单位按本单位工资总额的 8%缴费，个人按本人缴费工资的 4%缴费"。2015 年《国务院办公厅关于印发机关事业单位职业年金办法的通知》（国办发〔2015〕18 号），明确了"职业年金基金采用个人账户方式管理。个人缴费实行实账积累。对财政全额供款的单位，单位缴费根据单位提供的信息采取记账方式，每年按照国家统一公布的记账利率计算利息""对非财政全额供款的单位，单位缴费实行实账积累。实账积累形成的职业年金基金，实行市场化投资运营，按实际收益计息"。

4.1.3　商业年金

我国保险业总体发展较快，保费规模、总资产等指标屡创新高。从 2000

至 2017 年，市场保费收入从 1596 亿元增加到 3.66 万亿元，年度化增长率为
20.23%，其中 2017 年同比增长了 18.16%[①]。依据保监会 2017 年保险市场发展
情况报告，保险业在 2017 年为全社会提供风险保障 4154 万亿元，同比增长 75%。
但商业养老保险发展处于起步阶段，在养老保险体系中的地位和作用没有得到
充分发挥。

4.2　养老金体系可持续发展的内涵与度量

4.2.1　养老金体系可持续性的内涵

关于养老金体系可持续发展的内涵，欧盟理事会指出，待遇充足性、财务可
持续性和对变化的适应性是保证养老金系统长期可持续的三大原则。世界银行的
报告指出，养老金制度的基本目标是能够提供充足、可负担、可持续和稳健的退
休收入（Holzmann and Hinz，2005）。其中，"可持续"指的是持续的财务支付能
力。Grech（2010）总结了已有的相关研究，认为一个可持续的养老金体系应该在
提供充足养老金待遇的前提下具有长期的财务偿付能力，同时不要将支付负担转
嫁给下一代。

基于已有研究，我们认为，一个公平的可持续发展的养老金体系，应该覆盖
绝大多数公民，提供充足的养老金待遇，有充足的经济资源支付养老金，能保证
人们公平享有养老保障，能应对老龄化和长寿等风险。其中，充足养老金待遇的
最低要求是避免老年贫困，较高要求是退休后的生活水平不下降。如果一个养老
金体系不能为大多数人提供最基本的养老金待遇，那么这一制度就失去了存在的
必要性；如果没有充足的资金支付到期养老金，或者为了满足对养老金的支付，
需要付出超出人们支付能力的高成本，或者需要将更沉重的支付责任转嫁给下一
代或下几代，或者因不可避免的老龄化和人口长寿趋势而导致偿付能力问题等，
那么这样的养老金体系都是不可持续的。

4.2.2　养老金体系可持续性的度量指标

基于养老金体系可持续性的内涵，我们将度量养老金体系可持续性的指标概
括为覆盖面、待遇充足性、成本可负担性、代际和代内分配公平性、应对老龄化

---

① 资料来源：保监会发布的 2000~2017 年保险业经营情况表。

和长寿趋势的长期支付能力等几个方面。

覆盖面通常用覆盖率衡量，覆盖率是养老金制度覆盖人数与应覆盖人数的比例。

待遇充足性可以用养老金替代率衡量，其中，替代率=养老金/工资。依据分子和分母的不同口径，可以分为个人总替代率、个人净替代率和社会平均替代率三个指标。其中，个人总（净）替代率用于衡量个人养老金总（净）收入相对退休前总（净）收入的水平。社会平均替代率用于衡量社会平均养老金相对社会平均工资的比例。

成本可负担性从宏观上可以用养老金支出占 GDP 的比例、养老金支出占缴费工资总额的比例、个人和单位的养老金缴费率等来衡量。通过观察这些指标随时间的变动，可以看出养老金支出对国家、单位和个人财务负担的变动趋势。

代际和代内分配公平性可以用不同人群养老金的内涵回报率及养老金财富与养老金缴费的比例来衡量，前者是实现参保缴费与待遇领取平衡时的内涵回报率，后者是待遇现值与缴费现值的比例。通过这两个指标的代际和代内对比，可以衡量分配的公平性。

长期支付能力可以用养老保险基金在长期内的年度基金率和长期收支平衡来衡量。年度基金率=年末累计结余基金/下年支出。如果基金率等于1，表明结余资金能够满足对下一年的支付；如果在长期内基金率都维持在 1 以上的水平，表明制度在长期内有支付能力。养老保险基金的长期收支平衡一般用长期精算余额来度量。长期精算余额是未来长期内养老金系统期初结余基金和收入现值之和与支出现值的差额，表示在长期内收入与支出的差距。如果长期精算余额为正数，表明长期内系统具备财务偿付能力，长期精算余额数额越大，偿付能力越充足；反之，如果长期精算余额为负数，表明长期内系统偿付能力不足。长期精算余额是一个绝对金额，受货币计量单位和货币时间价值的影响，不便用于比较分析。实际中更多采用长期精算平衡率指标，长期精算平衡率是长期精算余额与缴费工资总额的比例，等于长期综合收入率与长期综合成本率的差。长期综合收入率是期初结余基金和收入现值之和与缴费工资现值的比例，长期综合成本率是支出现值与缴费工资现值的比例。

在以上几个方面的指标中，对代际和代内分配公平性的分析，需要跨不同世代和同时期分类人群的人口、经济和参保数据，测算模型比较复杂，其分析结果主要反映养老保险制度的公平性。本章选择养老保险覆盖率、养老金替代率、养老金支出占 GDP 的比例、未来养老基金支付赤字趋势等，对未来长期财务可持续性进行分析。由于养老保险精算评估和精算平衡管理是一个专门的问题，在后续章节中将专门讨论养老保险的长期精算平衡模型及其应用。

4.3　社会养老保险的参保和基金收支状况

在基本养老保险中，城镇职工基本养老保险的实施时间最长、覆盖面最宽，主要依靠缴费筹资；机关事业单位基本养老保险启动时间短，主要依靠财政筹资；城乡居民基本养老保险的社会统筹部分主要依靠财政补贴，事实上更多属于福利性养老金。基本养老保险基本上实现了全覆盖，但城乡居民养老保险的待遇水平较低，充足性不够，制度内抚养比不断提高，制度的支付负担日益沉重，不同地区的养老保险抚养负担和待遇水平存在较大差异。

4.3.1　城镇职工基本养老保险的基金收支现状

在基本养老保险中，城镇职工基本养老保险对城镇就业人口的覆盖率从1990年的31%扩大到2020年的71%。2000年后，随着越来越多的劳动者被覆盖在制度下，制度内抚养比基本维持在1/3的水平上。2014年后制度内抚养比有缓慢增加的趋势。与制度内抚养比相反的指标是制度内赡养比，制度内赡养比从1990年的5.39%缓慢下降到2020年的2.57%，表明制度内人口呈现缓慢老化趋势。表4-1和图4-1给出了1990~2020年的城镇职工基本养老保险的覆盖率、制度内抚养比和制度内赡养比。

表 4-1　城镇职工基本养老保险的城镇就业人口覆盖率、制度内抚养比和制度内赡养比

年份	参保人数/万人	在职参保人数/万人	离退休人数/万人	城镇就业人口覆盖率	制度内抚养比	制度内赡养比
1990	6 166	5 201	965	31%	19%	5.39%
1991	6 740	5 654	1 087	32%	19%	5.20%
1992	9 456	7 775	1 682	44%	22%	4.62%
1993	9 848	8 008	1 839	44%	23%	4.35%
1994	10 574	8 494	2 079	46%	24%	4.09%
1995	10 979	8 738	2 241	46%	26%	3.90%
1996	11 117	8 758	2 358	44%	27%	3.71%
1997	11 204	8 671	2 533	42%	29%	3.42%
1998	11 203	8 476	2 727	39%	32%	3.11%
1999	12 485	9 502	2 984	42%	31%	3.18%
2000	13 617	10 448	3 170	45%	30%	3.30%
2001	14 183	10 802	3 381	45%	31%	3.19%

续表

年份	参保人数/万人	在职参保人数/万人	离退休人数/万人	城镇就业人口覆盖率	制度内抚养比	制度内赡养比
2002	14 737	11 129	3 608	44%	32%	3.08%
2003	15 507	11 647	3 860	44%	33%	3.02%
2004	16 353	12 250	4 103	45%	33%	2.99%
2005	17 488	13 120	4 368	46%	33%	3.00%
2006	18 766	14 131	4 635	48%	33%	3.05%
2007	20 137	15 183	4 954	49%	33%	3.06%
2008	21 891	16 588	5 304	52%	32%	3.13%
2009	23 550	17 743	5 807	53%	33%	3.06%
2010	25 707	19 402	6 305	56%	32%	3.08%
2011	28 391	21 565	6 826	60%	32%	3.16%
2012	30 427	22 981	7 446	62%	32%	3.09%
2013	32 212	24 177	8 041	63%	33%	3.01%
2014	34 124	25 531	8 593	65%	34%	2.97%
2015	36 361	26 219	9 142	65%	35%	2.87%
2016	37 930	27 826	10 103	67%	36%	2.75%
2017	40 293	29 268	11 026	69%	37%	2.65%
2018	41 902	30 104	11 798	69%	39%	2.53%
2019	43 488	31 177	12 310	70%	39%	2.53%
2020	45 621	32 859	12 762	71%	39%	2.57%

资料来源：依据国家统计局公布的数据与《2020年度人力资源和社会保障事业发展统计公报》整理

注：表中参保人数根据在职参保人数和离退休人数的原始数据相加并四舍五入后计算得到

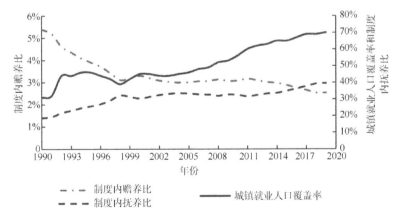

图 4-1 城镇职工基本养老保险的城镇就业人口覆盖率、制度内抚养比和制度内赡养比

表 4-2 数据显示，2002 年以来，城镇职工基本养老保险的待遇水平逐步提高，但人均工资的增长速度超过人均养老金的增长速度，使以社会平均工资衡量的养老金平均替代率呈现下降趋势，2015 年养老金平均替代率为 46%，2020 年下降到 44%。按城镇居民人均可支配收入计算的可支配收入替代率基本保持在 85% 以上。图 4-2 给出了城镇职工基本养老保险缴费和待遇水平。

表 4-2 城镇职工基本养老保险缴费和待遇水平

年份	人均支出 /（元/月）	人均征缴 /（元/月）	社会平均工资 /（元/月）	养老金平均替代率	城镇居民人均可支配收入 /（元/月）	可支配收入替代率
2002	657	191	1031	64%	642	102%
2003	674	218	1164	58%	706	95%
2004	711	244	1327	54%	785	91%
2005	771	274	1517	51%	874	88%
2006	880	308	1738	51%	980	90%
2007	1003	356	2060	49%	1149	87%
2008	1161	403	2408	48%	1315	88%
2009	1276	448	2687	47%	1431	89%
2010	1395	477	3045	46%	1592	88%
2011	1558	539	3483	45%	1817	86%
2012	1742	597	3897	45%	2047	85%
2013	1914	642	4290	45%	2206	87%
2014	2110	667	4697	45%	2404	88%
2015	2353	732	5169	46%	2600	91%
2016	2627	824	5630	50%	2801	94%
2017	2875	951	6193	46%	3033	95%
2018	3154	—	6868	46%	3271	96%
2019	3333	—	7542	44%	3530	94%
2020	3569	—	8115	44%	3653	98%

资料来源：依据历年《人力资源和社会保障事业发展统计公报》及国家统计局发布的平均工资和居民可支配收入整理计算。2018 年后没有公布征缴收入数据，无法计算人均征缴额

城镇职工基本养老保险基金规模日益扩大，征缴收入从 2002 年的 2551 亿元增加到 2017 年的 33 403 亿元，基金支出从 2002 年的 2843 亿元增加到 2020 年的 51 301 亿元。不同地区在历史债务和参保人口结构上存在差异，中央和地方财政必须承担养老金缺口补贴的职责。从全国范围看，财政补贴规模越来越大，从 2002 年的 408 亿元增加到 2017 年的 8004 亿元。如果扣除财政补贴，除 2002 年和 2003

年外，从 2014 年起出现年度征缴收支缺口。2016 年，全国财政补贴基本养老保险基金约占全国基本养老保险支出总额的 1/4，约占城镇职工基本养老保险年度支出的 1/5。表 4-3 和图 4-3 给出了城镇职工基本养老保险基金年度收支状况。

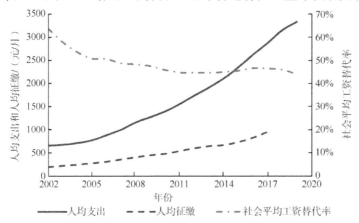

图 4-2　城镇职工基本养老保险缴费和待遇水平

表 4-3　城镇职工基本养老保险基金年度收支状况（单位：亿元）

年份	基金收入	征缴收入	财政补贴	其他收入	基金支出	累积结存	年度结余	征缴收支差
2002	3 172	2 551	408	213	2 843	1 608	329	−292
2003	3 680	3 044	530	106	3 122	2 207	558	−78
2004	4 258	3 585	614	59	3 502	2 975	756	83
2005	5 093	4 312	651	130	4 040	4 041	1 053	272
2006	6 310	5 215	971	124	4 897	5 489	1 413	318
2007	7 834	6 494	1 157	183	5 965	7 391	1 869	529
2008	9 740	8 016	1 437	287	7 390	9 931	2 350	626
2009	11 491	9 534	1 646	311	8 894	12 526	2 597	640
2010	13 420	11 110	1 954	356	10 555	15 365	2 865	555
2011	16 895	13 956	2 272	667	12 765	19 497	4 130	1 191
2012	20 001	16 467	2 648	886	15 562	23 941	4 439	905
2013	22 680	18 634	3 019	1 027	18 470	28 269	4 210	164
2014	25 310	20 434	3 548	1 328	21 755	31 800	3 555	−1 321
2015	29 341	23 016	4 716	1 609	25 813	35 345	3 528	−2 797
2016	35 058	26 768	6 511	1 779	31 854	38 580	3 204	−5 086

续表

年份	基金收入	征缴收入	财政补贴	其他收入	基金支出	累积结存	年度结余	征缴收支差
2017	43 310	33 403	8 004	1 903	38 052	43 885	5 258	-4 649
2018	51 168	—	—	—	44 645	50 901	6 523	—
2019	52 919	—	—	—	49 228	54 623	3 691	—
2020	44 376	—	—	—	51 301	48 317	-6 925	—

资料来源：人力资源和社会保障部发布的历年《人力资源和社会保障事业发展统计公报》整理。2018 年后没有公布基金收入的构成

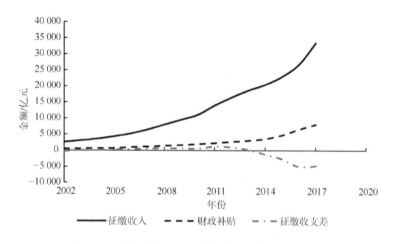

图 4-3　全国城镇职工基本养老保险年度收支状况

4.3.2　城乡居民基本养老保险的基金收支现状

我国对农村居民的养老保险最早采取由个人缴费的积累制，覆盖面较低，保障水平较低。2009 年后开始实施新型农村社会养老保险制度，采取个人缴费和财政补贴的方式，覆盖面不断扩大。2011 年启动了城镇居民社会养老保险试点，2014年新型农村社会养老保险与城镇居民社会养老保险合并为城乡居民基本养老保险。表 4-4 列出了 2003~2020 年城乡居民基本养老保险的参保情况和制度内抚养比，其中，2003~2010 年的数据只包括农村基本养老保险数据。可见，到 2020 年，参保人数约为 5.42 亿人，待遇领取人数约为 1.61 亿人，越来越多的居民被覆盖在基本养老保险制度下；从制度内人口结构看，2003 年制度内抚养比只有 4%，到2020 年制度内抚养比达到了 42%。

表 4-4　城乡居民基本养老保险的参保情况和制度内抚养结构

年份	参保人数/万人	参保缴费人数/万人	待遇领取人数/万人	制度内抚养比
2003	5 428	5 230	198	4%
2004	5 378	5 173	205	4%
2005	5 442	5 140	302	6%
2006	5 374	5 019	355	7%
2007	5 171	4 779	392	8%
2008	5 595	5 083	512	10%
2009	8 691	7 135	1 556	22%
2010	10 277	7 414	2 863	39%
2011	33 182	24 118	8 760	35%
2012	48 370	34 987	13 382	38%
2013	49 750	35 628	14 122	40%
2014	50 108	35 795	14 313	40%
2015	50 472	35 672	14 800	41%
2016	50 847	35 577	15 270	43%
2017	51 255	35 657	15 598	44%
2018	52 392	36 494	15 898	44%
2019	53 266	37 234	16 032	43%
2020	54 244	38 176	16 068	42%

资料来源：依据历年我国人力资源部门公布的统计公报数据整理，其中，2010 年及之前的数据只有农村养老保险数据，2011 年及之后的数据是城乡居民合并后的基本养老保险数据

如表 4-5 所示，个人缴费与基金支出的差额从 2011 年的 −178 亿元上升到 2017 年的 −1562 亿元，这个差额由各级财政补贴填平，由此可见财政对城乡居民基本养老保险的补贴负担在逐年增加。2017 年财政补贴已占到当年基金支出的 66%。另外，城乡居民基本养老保险提供的养老金待遇水平很低，2020 年人均年养老金支出只有 2088 元，只相当于当年居民人均消费支出的 9.8%，这一低水平的养老金待遇很难保障老年居民的基本生活。

表 4-5　2011~2020 年城乡居民基本养老保险收支情况

年份	基金收入/亿元	个人缴费收入/亿元	基金支出/亿元	征缴收支差/亿元	累计结余/亿元	人均支出/元
2011	1110	421	599	−178	1231	684
2012	1829	594	1150	−556	2302	859
2013	2052	363	1348	−985	3006	955

年份	基金收入/亿元	个人缴费收入/亿元	基金支出/亿元	征缴收支差/亿元	累计结余/亿元	人均支出/元
2014	2310	666	1571	−905	3845	1098
2015	2855	700	2117	−1417	4592	1430
2016	2933	732	2150	−1418	5385	1408
2017	3304	810	2372	−1562	6318	1521
2018	3838	—	2906	—	7250	1828
2019	4107	—	3114	—	8249	1942
2020	4852	—	3355	—	9759	2088

资料来源：依据历年人力资源和社会保障部公布的统计公报数据整理，2018 年后没有公布个人缴费收入

可见，尽管我国基本养老保险实现了对全体劳动者和城乡居民的全覆盖，但城乡居民的养老金平均待遇很低，养老金的充足性不够，城镇职工基本养老保险的缴费负担较重，财政对养老保险的补贴负担日益沉重。在未来，随着人口老龄化和制度内人口老龄化，基本养老保险的支付负担将会更加沉重。

4.4   社会养老保险的未来支出趋势

本节从影响社会养老保险未来支出的参保和待遇因素出发，测算分析随着人口老龄化和养老金待遇的提高，社会养老保险的未来支出增长趋势。

4.4.1   养老金支出率的估计方法

社会养老保险的年度支出水平取决于领取人数和平均待遇，养老金支出负担通常用养老金支出占劳动者工资总额的比例或者养老金支出占 GDP 的比例等相对水平表示。

养老金支出占劳动者工资总额的比例可以分解为

$$\frac{养老金支出}{劳动报酬} = \frac{退休年龄以上人数}{劳动年龄人数} \times \frac{劳动年龄人数}{就业人数}$$
$$\times \frac{养老金领取人数}{退休年龄以上人数} \times \frac{人均养老金}{人均劳动报酬}$$

即

$$\frac{养老金支出}{劳动报酬} = 老年抚养比 \times \frac{1}{就业率} \times 老年覆盖率 \times 平均替代率$$

$$(4\text{-}1)$$

养老金支出占 GDP 的比例可以分解为以下几项的乘积：

$$\frac{养老金支出}{GDP} = \frac{退休年龄以上人数}{劳动年龄人数} \times \frac{劳动年龄人数}{就业人数} \times \frac{养老金领取人数}{退休年龄以上人数}$$
$$\times \frac{人均养老金}{人均劳动报酬} \times \frac{劳动报酬}{GDP}$$

即

$$\frac{养老金支出}{GDP} = 老年抚养比 \times \frac{1}{就业率} \times 老年覆盖率 \times 平均替代率 \times \frac{劳动报酬}{GDP}$$

$$(4\text{-}2)$$

可见，养老金支出与老年人口抚养比、养老金老年覆盖率和养老金平均替代率成正比，与就业率成反比。在一个较成熟的社会经济环境和养老保险制度下，适龄劳动者的就业率、养老金制度对老年人的覆盖率、养老金的平均替代率及劳动报酬在 GDP 中的占比基本稳定，从而养老金支出占 GDP 的百分比主要受老年抚养比变动的影响。在人口老龄化下，老年抚养比不断提高，从而使养老金支出占 GDP 的比例不断提高。

4.4.2 人口老龄化下社会养老保险支出率趋势

本书第 2 章表 2-4 列出了依据联合国预测数据的 2020~2100 年中国人口年龄结构。可见，老年人口比例不断上升，60 岁及以上人口比例从 2020 年的 17.4% 上升到 2040 年后，超过 30%，到 2100 年达到 37.8%；80 岁及以上高龄人口比例从 2020 年的 1.8% 上升到 2100 年的 14.2%；60 岁老年抚养比从 2020 年的 29.4% 上升到 2100 年的 86.9%。

依据公式（4-1），假设 2020 年后我国基本养老保险实现了对老年人口的全覆盖，即老年人口覆盖率等于 1，假设退休年龄下限为 60 岁，劳动年龄为 20~59 岁，劳动年龄人口的就业率为 90%，未来平均养老金替代率保持在 2016 年水平的 50%。依据上面的假设，表 4-6 和图 4-4 给出了未来在 60 岁和 65 岁退休两种假设下我国养老金支出占工资总额的比例（即支出率）与支付缺口率的变动趋势。由于老年抚养比的提高，如果未来的退休年龄为 60 岁，养老金支出在工资总额中的比例将从 2020 年的 16% 提高到 2100 年的 48%；如果退休年龄提高到 65 岁，养老金支出在工资总额中的比例将从 2020 年的 10% 提高到 2100 年的 36%。可见，提高退休年龄可以明显降低养老金的支出负担。

表 4-6　60 岁退休和 65 岁退休养老金支出占工资总额的比例与支付缺口率

年份	实际缴费率	60 岁退休			65 岁退休		
		老年抚养比	支出/工资总额	支付缺口率	老年抚养比	支出/工资总额	支付缺口率
2020	15%	30%	16%	−1%	19%	10%	5%
2025	15%	37%	20%	−5%	22%	12%	3%
2030	15%	47%	26%	−11%	28%	15%	0%
2035	15%	55%	31%	−16%	35%	20%	−5%
2040	15%	59%	33%	−18%	42%	23%	−8%
2045	15%	64%	36%	−21%	44%	25%	−10%
2050	15%	76%	42%	−27%	48%	27%	−12%
2055	15%	81%	45%	−30%	57%	32%	−17%
2060	15%	81%	45%	−30%	60%	33%	−18%
2065	15%	80%	44%	−29%	59%	33%	−18%
2070	15%	80%	45%	−30%	58%	32%	−17%
2075	15%	83%	46%	−31%	59%	33%	−18%
2080	15%	85%	47%	−32%	61%	34%	−19%
2085	15%	86%	48%	−33%	63%	35%	−20%
2090	15%	86%	48%	−33%	64%	35%	−20%
2095	15%	86%	48%	−33%	64%	36%	−21%
2100	15%	87%	48%	−33%	64%	36%	−21%

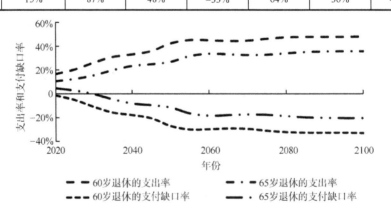

图 4-4　60 岁退休和 65 岁退休假设下养老金的支出率和支付缺口率

2016 年，我国基本养老保险的缴费总额占工资总额的比例为 15%，如果这一比例在未来保持不变，那么未来年度的养老金支出率与 15%的差距，就是养老保险制度支付缺口率。如表 4-6 所示，如果在 60 岁退休，从 2020 年起出现支付缺口，支付缺口随时间延续，2055 年前缺口迅速上升，之后上升速度明显减缓，到 2085 年后缺口率维持在 33%的高水平。33%的缺口率意味着为了保持养老保险基金的收支平衡，需要将当年缴费率提高 33%，即缴费率上升到 48%，或者采取降低养老金替代率的办法，使养老金收支率保持平衡。如果将退休年龄提高到 65 岁，将有助于降低制度的成本率和缺口率，但仍然会在 2030 年后出现支付缺口，到 2100 年缺口率达到 21%。可见，在人口老龄化压力下制度长期可持续性面临的挑战。

在上面的测算中增加劳动报酬在 GDP 中的比例，可以计算养老金支出在 GDP 中的份额。我国的劳动报酬在 GDP 中的占比相对较低，2010 年约为 40%[①]，而世界各国的劳动报酬占 GDP 份额大多集中于 60%~85%（Gollin，2002）。因此，在未来的发展中，我国应该逐步提高劳动报酬在 GDP 中的份额。假设我国劳动报酬在 GDP 中的占比从 2020 年的 45%逐步提高到 2100 年的 60%，表 4-7 给出了 2020~2100 年养老金支出占 GDP 份额的估算值。

表 4-7　60 岁退休和 65 岁退休养老金支出占 GDP 份额的测算

年份	劳动报酬份额	60 岁退休		65 岁退休	
		支出/工资总额率	支出/GDP	支出/工资总额率	支出/GDP
2020	45%	16%	7%	10%	5%
2025	46%	20%	9%	12%	6%
2030	47%	26%	12%	15%	7%
2035	48%	31%	15%	20%	9%
2040	49%	33%	16%	23%	11%
2045	50%	36%	18%	25%	12%
2050	51%	42%	21%	27%	13%
2055	52%	45%	23%	32%	16%
2060	53%	45%	24%	33%	18%
2065	53%	44%	24%	33%	18%
2070	54%	45%	24%	32%	18%
2075	55%	46%	26%	33%	18%

---

① 《社会蓝皮书：2013 年中国社会形势分析与预测》。

年份	劳动报酬份额	60 岁退休		65 岁退休	
		支出/工资总额率	支出/GDP	支出/工资总额率	支出/GDP
2080	56%	47%	27%	34%	19%
2085	57%	48%	27%	35%	20%
2090	58%	48%	28%	35%	21%
2095	59%	48%	28%	36%	21%
2100	60%	48%	29%	36%	21%

可见，随着人口老龄化和劳动报酬在 GDP 份额的提高，养老金支出占 GDP 的百分比不断提高，在本节的假设下，如果 60 岁退休，养老金支出占 GDP 的比例将从 2020 年的 7%提高到 2100 年的 29%；如果 65 岁退休，这一比例将从 2020 年的 5%提高到 2100 年的 21%。与世界各国相比，2010 年 OECD 中 28 国公共养老金支出占 GDP 的比例平均只有 8.4%（OECD，2011）。可见，在未来的发展中，我国基本养老保险的可持续发展面临严重的问题。

4.4.3　养老保险基金收支影响因素分解

前面的分析给出，在全覆盖的养老金制度下，如果维持养老金的平均替代率稳定，养老金支出的增长主要受人口年龄结构老化的影响。实际上，除了人口老化，养老金支出的增长还受人均养老金增长指数与人均工资增长率相对关系的影响。

为了简化分析，以 I_t 表示 t 年缴费收入，O_t 表示 t 年待遇支出，$L_{t,a}$ 表示 t 年参保的缴费人数，$L_{t,r}$ 表示 t 年待遇领取人数，$\overline{S}_t$ 表示 t 年的人均缴费工资，$\overline{B}_t$ 表示 t 年人均养老金待遇，C_t 表示 t 年的缴费率，有

$$I_t = L_{t,a} \times \overline{S}_t \times C_t \tag{4-3}$$

$$O_t = L_{t,r} \times \overline{B}_t \tag{4-4}$$

$$I_{t+1} = I_t \times \frac{L_{t+1,a}}{L_{t,a}} \times \frac{\overline{S}_{t+1}}{\overline{S}_t} \times \frac{C_{t+1}}{C_t} \tag{4-5}$$

$$O_{t+1} = O_t \times \frac{L_{t+1,r}}{L_{t,r}} \times \frac{\overline{B}_{t+1}}{\overline{B}_t} \tag{4-6}$$

如果忽略年末结余基金的利息，并且假设缴费率不变，那么，$t+1$ 年缴费收入

与支出的对比关系可以表示为

$$\frac{I_{t+1}}{O_{t+1}} = \frac{I_t}{O_t} \times (1 / \frac{\overline{B_{t+1}}}{\overline{B_t}} / \frac{\overline{S_{t+1}}}{\overline{S_t}}) \times (1 / \frac{L_{t+1,r}}{L_{t+1,a}} / \frac{L_{t,r}}{L_{t,a}}) \tag{4-7}$$

其中，$\frac{I_t}{O_t}$ 表示 t 年的收支比；$\frac{\overline{B_{t+1}}}{\overline{B_t}} / \frac{\overline{S_{t+1}}}{\overline{S_t}}$ 表示待遇增长与工资增长的对比关系。

为了方便表述，设 t 年的平均工资增长率为 g_t、平均养老金增长率为 k_t，则

$\frac{\overline{B_{t+1}}}{\overline{B_t}} / \frac{\overline{S_{t+1}}}{\overline{S_t}} = \frac{1+k_t}{1+g_t}$。当人均养老金增长率等于人均工资增长率，即 $\frac{1+k_t}{1+g_t} = 1$ 时，

养老金增长与工资增长的对比关系对下一年的收支比不产生影响；当人均养老金

增长率低于人均工资增长率，即 $\frac{1+k_t}{1+g_t} < 1$ 时，将有助于提高 $t+1$ 年的收支比，提

高幅度为 $\frac{g_t - k_t}{1+k_t}$。因此，养老金增长率相对工资增长率越低，越有利于下一年度

的收支平衡。

$\frac{L_{t,r}}{L_{t,a}}$ 表示 t 年制度内抚养比，用 DR_t 表示，$\frac{L_{t+1,r}}{L_{t+1,a}} / \frac{L_{t,r}}{L_{t,a}}$ 反映 $t+1$ 年制度内抚养

比与 t 年抚养比的对比关系，抚养比的提高将使未来的收支比降低。这样，公式
（4-7）可以写成：

$$\frac{I_{t+1}}{O_{t+1}} = \frac{I_t}{O_t} \times \frac{1+g_t}{1+k_t} \times \frac{DR_t}{DR_{t+1}} \tag{4-8}$$

因此，如果制度内人口老化速度越快，养老金待遇增长相对工资增长的比例越高，养老基金收支比越低。这样，我们可以将影响养老保险基金收支平衡的因素分解为两个：一是待遇增长与工资增长的对比关系，二是制度内的人口抚养比变动。下面通过数据模拟分析这两个因素对养老保险基金收支平衡的影响。

假设 2020 年基本养老保险能够实现对 20 岁以上就业人口和城乡居民的全覆盖，这时制度内抚养比等于老年人口抚养比；假设退休年龄为 60 岁，参保缴费年龄为 20~59 岁，依据第 2 章表 2-4 列出的联合国对中国人口年龄结构的预测数据，我们选择 2020~2055 年人口老龄化加速时期作为测算分析期；假设 2020 年养老保险基金收支平衡，即收支比等于 1；假设测算期内每年的平均工资增长率恒为 6%，在不同的养老金增长率下，表 4-8 和图 4-5 给出未来年份人口老龄化和不同养老金待遇调整方案下的基金收支比。

表 4-8　　人口老龄化和不同养老金待遇调整方案下的基金收支比

年份	DR	k=0	k=50%g	k=g
2020	30%	1.00	1.00	1.00
2025	37%	0.86	0.83	0.81
2030	47%	0.85	0.73	0.63
2035	55%	0.96	0.71	0.54
2040	59%	1.20	0.77	0.50
2045	64%	1.48	0.82	0.46
2050	76%	1.67	0.80	0.39
2055	81%	2.09	0.86	0.36

　　可见，如果养老金按工资增长率调整，即当 $k=g$ 时，在制度内人口结构老化压力下，养老保险基金的收支比迅速下降，从 2020 年的收支平衡，迅速下降到 2055 年的 0.36，这意味着基金收入只能满足 36%的基金支出，基金存在 64%的支付缺口；如果养老金待遇保持在 2020 年的人均水平上不提高，即 $k=0$，这时基金比在 2025~2035 年小于 1，2040 年后基金偿付能力迅速提高，到 2055 年基金收支比超过 2。如果养老金按工资增长率的 50%调整，2055 年的基金收支比将恢复到 0.86，基金缺口率只有 14%。

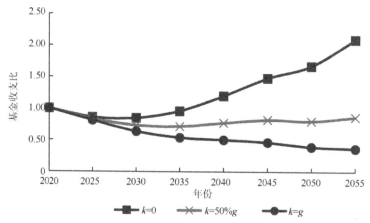

图 4-5　　人口老龄化和不同养老金待遇调整方案下的基金收支比

　　如果平均养老金增长率低于平均工资增长率，养老金的平均替代率会相应下降，假设平均养老金按平均工资增长率调整即 $k=g$ 时的平均替代率为 50%，当人均养老金按工资增长率的 50%调整，即 $k=50\%g$ 时，养老金平均替代率将从 2020

年的 50%下降到 2055 年的 18%，当平均养老金不随工资调整时，即 $k=0$ 时，养老金平均替代率将从 2020 年的 50%下降到 2055 年的 7%，如表 4-9 和图 4-6 所示。可见，降低养老金调整指数虽然有助于养老保险基金的收支平衡，但却以养老保险平均替代率的显著下降为前提。

表 4-9　不同养老金待遇调整方案下的平均替代率

年份	$k=0$	$k=50\%g$	$k=g$
2020	50%	50%	50%
2025	37%	43%	50%
2030	28%	38%	50%
2035	21%	33%	50%
2040	16%	28%	50%
2045	12%	24%	50%
2050	9%	21%	50%
2055	7%	18%	50%

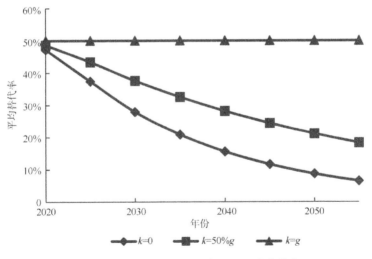

图 4-6　不同养老金调整指数下的平均替代率

可见，在不同的工资增长率假设下，上述模拟测算结果存在差异。在养老金增长率小于工资增长率时，即 $k<g$ 时，工资增长率的水平越高，越有利于迅速提高基金的收支比，反之则相反。当 $k=g$ 时，基金的收支平衡不受养老金和工资增长相对水平的影响，只受参保人口年龄结构老化的影响。

值得注意的是，本节的测算没有考虑影响养老金收支的就业、工资、参保、缴费、待遇调整、寿命延长、推迟退休等诸多变动因素，我们将在第六章做更深入细致的测算分析。

4.5 小　　结

我国的社会养老保险从 20 世纪 90 年代开始实施改革，历经几十年的改革发展，覆盖面从城镇正规企业职工逐步扩大到城乡所有劳动者和居民，2020 年社会养老保险的覆盖人数达到 9.99 亿人，基本实现了对劳动年龄以上所有公民的全覆盖。在全覆盖的制度下，人口老龄化使制度内的抚养比逐步上升，2020 年城镇职工基本养老保险的制度内抚养比达到 39%，城乡居民基本养老保险的制度内抚养比达到 42%。加之养老金水平的逐步提高，使养老金支出逐年上升。据统计，2020 年城镇职工和城乡居民的养老金支出合计为 54 656 亿元，占 GDP 的 5.4%。在待遇水平上，2020 年城镇职工基本养老保险提供的人均待遇达到平均工资的 44%，达到城镇人均可支配收入的 98%，待遇水平相对充足。但城乡居民养老保险的人均养老金待遇很低，2020 年城乡居民养老保险提供的人均待遇只有 2088 元，占城乡居民人均消费支出的 9.8%。

从 2020 年起的未来 30 年，中国人口老龄化程度日益严重，如果不及时实施改革，人口老龄化将给养老保险基金收支带来沉重的压力。2020 年前养老保险覆盖面的扩大能够有效缓解养老基金的支付压力，但随着制度内人口结构的迅速老化，如果不能提高实际缴费率，养老金的支付缺口将逐步扩大，到 2055 年支付缺口大约占工资总额的 1/3，占 GDP 的 1/5。这样的制度很难保证可持续发展。

降低养老金待遇调整指数可以有效缓解养老保险的支付压力。但是，如果不提高退休年龄，降低养老金待遇的调整指数是以养老金替代率的显著下降为代价的。如果按工资增长率的 50% 调整养老金，2055 年的养老金平均替代率只有 18%。如果没有其他养老金来源，这一水平的养老金是不充足的，从而很难保证制度的可持续性。要保证制度待遇的充足性，需要大力发展企业年金和商业年金等多层次的养老金体系，使人们能够通过多种途径获得总量上充足的养老待遇。

提高退休年龄可以有效缓解养老金的支付压力，但人口寿命延长的趋势会抵消提高退休年龄的影响。需要说明的是，限于篇幅，本章没有测算分析死亡率降低和寿命延长对养老保险基金收支的影响，在后续章节中，将对此展开深入研究。

参 考 文 献

European Commission. 2010. Green Paper - Towards Adequate，Sustainable and Safe European Pension Systems[M]. Luxembourg：Publications Office of the European Union.

Gollin D. 2002. Getting income shares right[J]. Journal of Political Economy，110（2）：458-474.

Grech A G. 2010. Assessing the sustainability of pension reforms in Europe[D]. London：London School of Economics.

Holzmann R，Hinz R. 2005. Old-Age Income Support in the 21st Century：An International Perspective on Pension Systems and Reform[M]. Washington，D.C.：World Bank.

OECD. 2011. Pensions at a glance 2011[EB/OL]. http://dx.doi.org/10.1787/pension_glance-2011-en [2021-09-04].

Roseveare D，Leibfritz W，Fore D，et al. 1996. Ageing populations, pension systems and government budgets：simulations for 20 OECD countries[R]. OECD Economics Department Working Papers No. 168.

World Bank. 1994. Averting the Old Age Crisis：Policies to Protect the Old and Promote Growth[M]. New York：Oxford University Press.

第5章 养老保险基金的财务平衡模型

如第 4 章所指出的，随着人口老龄化和制度内抚养比的提高，我国基本养老保险的可持续发展面临严重挑战。城镇职工基本养老保险的制度内抚养比从 1990 年的 19%逐步提高到 2020 年的 39%，城乡居民基本养老保险的制度内抚养比从 2003 年的 4%逐步提高到 2020 年的 42%，使养老保险基金的支出率逐步上升。从 2014 年起，全国范围内的城镇职工基本养老保险出现了征缴收支缺口，为确保待遇发放，财政补贴逐年增加。2017 年，财政补贴占城镇职工基本养老保险支出的比例达到 21%，城乡居民基本养老保险更是主要依靠财政补贴。在未来的发展中，如果制度运行仍然建立在财政补缺口的承诺下，公共财政和基本养老保险的可持续性都将面临更大的挑战。在此背景下，2013 年《中共中央关于全面深化改革若干重大问题的决定》提出"建立更加公平可持续的社会保障制度""坚持精算平衡原则"，以及 2015 年《中共中央关于制定国民经济和社会发展第十三个五年规划的建议》提出，"建立更加公平更可持续的社会保障制度""坚持精算平衡"。本章在梳理养老保险基金收入/支出和资产/负债平衡原理的基础上，给出养老保险基金长期精算平衡模型和资产负债平衡模型，通过比较两类模型的特点和差异，给出我国选择基本养老保险精算平衡模型的建议。

5.1 养老保险基金的收支平衡

养老保险在融资上有基金制、现收现付制和混合制三种。在基金制下，计划积累的资产与积累的负债对应，当资产大于负债时，计划有基金盈余，偿付能力充足；当资产小于负债时，计划处于偿付能力不足的状态，计划存在基金赤字。在完全现收现付制下，当年的征缴收入用于当年的待遇支出，当年度支出超出年度收入时，计划存在年度支付缺口；在一年以上的评估时期内，当各年度的支出现值大于收入现值时，计划在评估期内存在累积支付缺口。混合制有三种可能的形式：一是长期存在结余基金的现收现付制，一般归类为现收现付制；二是长期存在偿付能力不足的基金制，一般归类为基金制；三是分别采取现收现付制和基金制等两类以上计划的组合计划，这时需要将各类计划分离，分别按现收现付制和基金制评估其财务状况。

5.1.1 基金制下的收支平衡

在基金制下，积累的资产与积累的负债对应。以 F_t 表示 t 年末积累的资产，AL_t 表示精算负债，UL_t 表示 t 年末的精算盈余或精算赤字，有

$$UL_t = AL_t - F_t \tag{5-1}$$

当 $UL_t > 0$ 时，表示计划存在金额为 UL_t 的精算赤字；当 $UL_t < 0$ 时，计划存在金额为 UL_t 的精算盈余；当 $UL_t = 0$ 时，计划的资产负债平衡，没有缺口和盈余。

资产负债的平衡通常采用资产负债比率衡量，以 SR_t 表示 t 年的资产负债比率，有

$$SR_t = \frac{F_t}{AL_t} \tag{5-2}$$

其中，F_t 采用市场价格度量，AL_t 需要采用精算方法评估。在不同的会计准则下，精算负债的评估模型和假设存在差异。

AL_t 包括对养老金领取者的负债和对缴费者的负债。对领取者的负债是领取者在未来领取的养老金的现值，对缴费者的负债是缴费者过去缴费积累的养老金权益的现值，也就是缴费者既得养老金权益的现值。

以 AL_t^p 表示 t 年末对领取者的负债，$L_{t,x}^p$ 为 t 年末 x 岁领取者人数，$B_{t,x}$ 为 t 年 x 岁领取的平均养老金水平，$\ddot{a}_{t,x}^{\lambda}$ 为 t 年从 x 岁起年初给付，首年 1 元，此后以 λ 递增的生存年金现值[①]。依据基本精算原理，有

$$AL_t^p = \sum_{x=r}^{\omega-1} L_{t,x}^p \times B_{t,x} \times \ddot{a}_{t,x}^{\lambda} \tag{5-3}$$

其中，r 表示领取养老金的最低年龄；ω 表示领取者的极限年龄。

$$\ddot{a}_{t,x}^{\lambda} = 1 + (1+\lambda) \times v_t \times p_{t,x} + (1+\lambda)^2 \times v_t \times v_{t+1} \times p_{t,x} \times p_{t+1,x+1} + \cdots$$

其中，v_t 表示 t 年折现率；$p_{t,x}$ 表示 t 年 x 岁存活 1 年的概率。为了简化，实际测算中常忽略不同年份存活率和利率的变动，这时，

$$\ddot{a}_{t,x}^{\lambda} = 1 + (1+\lambda) \times v_t \times p_{t,x} + (1+\lambda)^2 \times v_t^2 \times p_{t,x} \times p_{t,x+1} + \cdots$$

---

① 为了简化表述和计算，假设养老金每年初领取一次，每月一次领取的年金现值需要在此基础上调整。

以 AL_t^a 表示 t 年末对缴费者的负债，$L_{t,x}^a$ 表示 t 年 x 岁缴费者的人数，c_m 表示 m 年的缴费率，$S_{m,x}$ 表示 m 年 x 岁参保者的缴费工资，e 为加入计划的最低年龄，有

$$AL_t^a = \sum_{x=e}^{r-1} L_{t,x}^a \times B_{t+r-x,r} \times {}_{r-x}p_{t,x} \times v^{r-x} \times \ddot{a}_{(t+r-x),r}^\lambda - \sum_{x=e}^{r-1} L_{t,x}^a \sum_{k=0}^{r-x-1} c_m \times S_{t+k,x+k} \times {}_k p_{t,x} \times v^k$$

（5-4）

$$AL_t = AL_t^p + AL_t^a \tag{5-5}$$

王晓军和米海杰（2013）归纳了基金制下负债的不同口径。实践中，基于不同的监管要求和评估目的，基金制下的负债分为累积权益负债（accumulated benefit obligation，ABO）、预计权益负债（projected benefit obligation，PBO）和指数权益负债（indexed benefit obligation，IBO）三种。ABO 度量在计划破产清算假设下，参保人积累的养老金权益的价值，养老金待遇按评估时的工资水平衡量，不考虑未来工资增长使退休待遇的增加。PBO 度量在计划正常运行的假设下，参保人在计划下获得的养老金权益的价值，需要考虑评估日后可能的提前退休和退休前死亡等因素对待遇领取的影响，也要考虑评估日后未来工资增长对养老金待遇的影响，但不考虑未来养老金的指数化调整对待遇的影响。IBO 在 PBO 的基础上考虑未来养老金的指数化调整使待遇的增加。三种负债的评估模型相同，但参数不同。ABO 与 PBO 不同的是，ABO 对缴费者负债 AL_t^a 的估计不考虑未来工资增加对待遇的影响，以当年的工资水平估计养老金待遇；PBO 以退休前的工资水平估计待遇。PBO 与 IBO 不同的是，PBO 以退休当年的养老金待遇估计终身的养老金待遇，不考虑养老金的指数化调整，即 $\lambda=0$；IBO 中 AL_t^p 和 AL_t^a 都要考虑养老金待遇的指数化调整，即 $\lambda>0$。显然，在三种负债中，IBO 最大，ABO 最小，PBO 居中。

5.1.2 现收现付制下的年度收支平衡

在完全现收现付制下，每年的征缴收入等于每年的待遇支出，以支定收，年度平衡。以 I_t 表示 t 年的收入，一般包括缴费收入（或养老保险特别税征税收入）和财政补贴收入；O_t 表示 t 年的支出，一般包括养老金等各项待遇支出和费用支出。

我国的养老保险管理费由财政单独列支，不包括在年度收支中。在完全现收现付制下，有

$$I_t = O_t \tag{5-6}$$

由式（4-3）和式（4-4），有

$$C_t = \frac{\overline{B}_t}{\overline{S}_t} \times \frac{L_{t,r}}{L_{t,a}} = \overline{RR}_t \times DR_t \tag{5-7}$$

其中，$\overline{RR_t}$ 为 t 年人均养老金替代率，DR_t 为 t 年制度内抚养比。可见，在现收现付制下，以及一定的替代率水平下，缴费率与制度内抚养比成正比，抚养比越高，所需的缴费率越高。在制度内人口老龄化下，人口抚养比不断上升，使现收现付制的缴费负担日益加重。在稳定人口下，维持一定养老金待遇水平所需的缴费率稳定不变。在人口老龄化下，维持一定养老金待遇水平所需的缴费率不断上升，为了维持缴费率在一定时期的稳定，需要建立长期内的收支平衡，实现长期收支平衡需要按照一定目标提取准备金。

以 V_t 表示 t 年末的目标准备金，这时收支平衡关系为

$$V_{t-1} + I_t = O_t + V_t \tag{5-8}$$

其中，准备金规模小于在完全基金制下的负债，如果准备金规模达到完全基金制下的负债水平，则转变为完全基金制。变换式（5-8）成为

$$I_t = O_t + (V_t - V_{t-1}) = O_t + \Delta V_t \tag{5-9}$$

5.1.3　现收现付制下长期保费模式

在不同的长期平衡目标约束下，准备金积累的模式存在差异，使长期内保费呈现不同的变动模式。王晓军（2011）归纳了实践中的三种长期保费模式，即阶梯保费模式、准备金比率恒定模式和长期均衡保费模式。

1. 阶梯保费模式

阶梯保费模式指缴费率在一定时期内保持不变，如在 20 年内缴费率不变，依据一定的准备金要求，在接下来的时期内将保费调整到一个较高的水平，并在之后一段时间内保持不变。

阶梯保费模式下，在稳定的缴费期间内，养老保险缴费和准备金的投资收益足以满足对待遇的支付，准备金的水平在稳定的缴费期内保持不变或者至少不减少。在人口老龄化压力下，为满足对不断增加的待遇的支出，需要尽早积累足够的准备金，以补偿未来不断增长的支出需要。

阶梯保费模式能够使缴费率在一定时期内保持相对较低的恒定水平，并在更长的时期内逐步提高保费，从而容易被参保单位和个人接受，也给政府调整保费留有足够的时间。但是，由于保费在较长的时期内保持稳定水平，在提高保费的年份，也会遇到来自各方面的压力。政府迫于政治方面的考虑可能不会及时调高保费，这会使未来的缴费压力进一步提高，准备金积累迅速下降，制度未来的偿付能力面临困境。此外，准备金的投资回报也取决于经济对投资的吸纳能力，如果经济对投资的吸纳能力降低，准备金的投资回报相应降低，也会影响制度的未

来偿付能力。

2. 准备金比率恒定模式

准备金比率恒定模式指在一定时期内保持准备金比率不变的模式。准备金比率一般用年末准备金数额占下年度支出的比率表示，用于衡量年末准备金积累能否满足下年度支付的程度。t 年末的准备金比率以 FR_t 表示：

$$\mathrm{FR}_t = \frac{F_t}{O_{t+1}} \tag{5-10}$$

一般要求准备金比率等于 1，表明在没有当年缴费和投资收入的情况下，年末积累的准备金正好满足下一年度的支出需要。

在准备金比率恒定模式下，需要考虑养老保险的参保人口结构及其变动趋势、现收现付制下成本率的变动趋势、调整缴费率的时间间隔、养老金精算评估的时间间隔等因素，同时应该考虑参保单位和个人的缴费能力、政府财政的支持能力、金融环境对准备金投资的吸纳能力及政府在改革缴费水平政策上的合理时间间隔等问题。

3. 长期均衡保费模式

长期均衡保费模式指在长期评估期内，保持保费率恒定不变，同时保费和投资收入能够满足评估期内的待遇与费用支出需要。长期评估期长度通常为 50 年以上。例如，英国社会养老保险精算评估的时期长度是 60 年，美国社会保障评估的时期长度是 75 年。

如果在评估日没有准备金积累，在长期均衡保费模式下，评估时点未来的待遇支付现值等于未来的缴费现值。养老保险的未来缴费现值等于未来参保人员工资现值和缴费率的积，未来待遇支付现值包括评估期内对已退休人员和将退休人员的待遇支付。

以 PV（present value）表示现值，c 表示缴费率，B 表示待遇支出，S 表示缴费工资，T 表示评估期长度，有

$$\mathrm{PVC}_t = \sum_{m=t}^{t+T-1}\sum_{x=e}^{r-1} c_m \times L_{m,x}^{\mathrm{a}} \times S_{m,x} \times v^{m-t} \tag{5-11}$$

$$\mathrm{PVB}_t = \sum_{m=t}^{t+T-1}\sum_{x=r}^{\omega-1} L_{m,x}^{\mathrm{p}} \times B_{m,x} \times v^{m-t} \tag{5-12}$$

如果评估日没有准备金积累，长期收支平衡关系如下：

$$\mathrm{PVC}_t = \mathrm{PVB}_t \tag{5-13}$$

维持长期收支平衡恒定的缴费率 c 为

$$c = \frac{\text{PVB}_t}{\text{PVS}_t} \tag{5-14}$$

如果评估时点有期初准备金 V_{t-1}（ V_{t-1} 是 $t-1$ 年末的准备金，也是 t 年初的准备金），这时，长期收支平衡关系为

$$V_{t-1} + \text{PVC}_t = \text{PVB}_t \tag{5-15}$$

$$c = \frac{\text{PVB}_t - V_{t-1}}{\text{PVS}_t} \tag{5-16}$$

这时，按长期均衡缴费率征收的保费收入可以在动用期初准备金的前提下保证未来长期内的收支平衡。

如果既有期初准备金 V_{t-1}，又有对评估期末目标准备金 V_{T-1} 的要求，这时，长期收支平衡关系为

$$V_{t-1} + \text{PVC}_t = \text{PVB}_t + v^T \cdot V_{T-1} \tag{5-17}$$

$$c = \frac{\text{PVB}_t + v^T \times V_{T-1} - V_{t-1}}{\text{PVS}_t} = \frac{\text{PVB}_t + \Delta V}{\text{PVS}_t} \tag{5-18}$$

在长期评估期内，长期均衡缴费率会保持稳定不变。一般情况下，长期均衡的时间长度大于 50 年，在未来的长时期里，影响缴费和待遇的因素很难预测和控制，因此，实践中很少采用长期均衡保费模式，更多采用的是阶梯保费模式。在养老保险的精算评估和精算报告中，长期均衡保费模式常用来描述制度的长期支付压力和偿付能力状况。

5.1.4　现收现付制下的财务平衡模型

现收现付制下的长期收支平衡通常采用如公式（5-16）所示的长期精算平衡模型，即计算从评估时点开始的未来长期内收入现金流精算现值与支出现金流精算现值，并考虑评估时点已积累的结余基金和评估时期末要求的目标准备金。在实践中，以美国为代表的国家采用这类模型评估公共养老金系统的长期财务状况。长期精算平衡模型运用精算原理，建立人口、经济、养老金体系收支和结余之间的定量关系，在未来现金流预测的基础上，分析制度的偿付能力和可持续发展。建立精算现值平衡模型需要分性别和年龄的人口、参保、缴费、待遇等详细数据，需要对生育率、死亡率、就业率、参保率、退休率、通货膨胀率、工资增长率、工资模式、利息率等指标的未来发展趋势做出精算假设，所需数据、假设和建模都比较复杂。在实践中，一般由专门的政府部门承担对公共养老金体系未来财务状况的定期精算评估工作。例如，美国社会保障管理总署下属的精算部每年对社会保障信托基金在未来 75 年的财务状况做出预测，并向公众披露。英国政府精算

署每 5 年对其公共养老金体系的未来财务状况做一次精算评估，并向公众披露[1]。加拿大金融机构监督办公室每 3 年对公共养老金体系进行一次精算评估[2]。日本在厚生劳动省的养老金局下设有精算处，精算处至少每 5 年对养老金体系的未来收支做一次精算评估，并向公众披露。

现收现付制下的另一种财务平衡模型是采用类似基金制下的资产负债平衡模型，如式（5-1）和式（5-2）所示。资产负债平衡模型仿照基金积累制养老金体系对资产和负债的评估，建立资产负债表，披露养老金计划的财务状况，通过资产负债比率衡量计划的偿付能力。瑞典对其公共养老金计划采用资产负债平衡模式披露其财务状况，采用资产与负债的比率调整资产负债的平衡。Takayama（2005）编制了日本的公共养老金体系资产负债表。

5.2　长期精算平衡模型

长期精算平衡模型是评估期内未来收入现值与未来支出现值平衡的模型。在加入期初结余基金和期末准备金目标下，长期收支平衡关系如公式（5-17）所示。在长期精算平衡评估中，首先需要预测养老保险基金在评估期内的征缴收入和待遇支出现金流，再计算收支现金流在评估时点的折现值，并考虑评估期初的准备金和评估期末的准备金目标水平，测算评估期内的收支平衡关系。当期初准备金与未来收入现值之和大于未来支出现值和期末目标准备金，即 $V_{t-1} + \mathrm{PVC}_t > \mathrm{PVB}_t + v^T \cdot V_{T-1}$ 时，养老保险基金存在精算盈余；当期初准备金和未来收入现值之和小于未来支出现值和期末目标准备金，即 $V_{t-1} + \mathrm{PVC}_t < \mathrm{PVB}_t + v^T \cdot V_{T-1}$ 时，养老保险基金存在精算赤字。

计算未来收入和未来支出现金流时，需要对影响未来收支的人口、就业、参保、工资、缴费、退休、待遇、利息等因素的变动模式做出预测分析和精算假设，可以采用确定性模型或随机模型，本节以美国社会保障管理总署采用的长期精算平衡模型为例，介绍长期精算平衡模型及其应用。

5.2.1　美国社会保障长期精算平衡确定性模型

美国于 1935 年颁布《社会保障法案》，1939 年建立了社会保障信托基金理事会，从 1940 年起，美国社会保障管理总署下属的精算部每年完成社会保障基金年度财

---

① 资料来源：http://www.gad.gov.uk.
② 资料来源：http://www.osfi-bsif.gc.ca/.

务报告，主要包括对未来 75 年的年度收支状况和长期精算平衡状况的测算分析，并以信托基金理事会的名义向国会和社会公布。社会保障基金的偿付能力在短期内（一般是指在未来 10 年内）用年度基金率来衡量。年度基金率是用百分比表示的年末累计结余与下年度支出的比例，其中，年末累计结余可视为应付未来收支缺口的准备金。年度基金率在美国的社会保障基金精算评估中被称为受托基金率（trust fund ratio）。

如果年度基金率大于等于 100%，表明在没有下年度征缴收入的情况下，制度仍然能够满足至少 1 年的支付；如果在未来的 10 年内，每年的基金率都保持大于等于 100%，表明制度在 10 年内有偿付能力，制度的财务状况稳健。

美国社会保障基金长期精算评估的时期长度为 75 年，为了消除货币计量单位的影响，采用长期综合精算平衡率来对其进行衡量。长期综合精算平衡率是长期内综合收入率和综合支出率的差。综合收入率是以百分比表示的时期初基金结余加时期内每年收入现值与时期内养老保险征税工资现值的比例。综合支出率是以百分比表示的时期内每年支出现值加时期末目标准备金现值与时期内养老保险征税工资现值的比例。时期末目标基金额通常规定为预计的下一年支出额，它可以看作是对未来不可预见的风险准备金。如果长期综合精算平衡率大于 0，表明在长期内，以占征税工资比例表示的未来收入大于未来支出，这时制度在财务上是可持续的；反之，如果长期综合精算平衡率小于 0，表明未来的收入不能满足未来支出，制度处于偿付能力不足状态。长期综合精算平衡值的正负和大小可以表示长期收支的盈余或缺口水平。例如，如果长期综合精算平衡为 1%，表明长期内的精算盈余为 1%，如果每年缩减 1%的收入，或者提高 1%的支出，制度仍然可以在长期内保持收支平衡；如果长期综合精算平衡为–1%，表明长期内的精算亏损为 1%，制度需要每年提高 1%的收入或者缩减 1%的支出，才能实现长期内的收支平衡。

以 SIR 表示综合收入率，SCR 表示综合成本率，AB 表示精算平衡率，PV 表示现值，I 表示收入，C 表示支出，S 表示征税工资，上述符号的下脚标表示计算时点，其中，下脚标 0 表示长期评估期的起点，下脚标 n 表示长期评估期的末年，评估时期长度为 $n+1$ 年，F_0 表示评估期初的结余基金，F_n 表示评估期末的目标基金额，则

$$\text{SIR}_0 = \frac{F_0 + \text{PVI}_0}{\text{PVS}_0} \times 100\% \qquad (5\text{-}19)$$

$$\text{SCR}_0 = \frac{\text{PVC}_0 + \text{PVF}_{0,n}}{\text{PVS}_0} \times 100\% \qquad (5\text{-}20)$$

$$\text{AB}_0 = \text{SIR}_0 - \text{SCR}_0 \qquad (5\text{-}21)$$

如果以平均征税工资、平均待遇及它们的增长率来计算未来的缴费收入、未

来支出和未来征税工资的现值，有

$$\mathrm{PVI}_0 = \overline{S}_0 \sum_{t=0}^{n-1} c_t L_t^{\mathrm{a}} \times \prod_{h=1}^{t} \frac{1+g_h}{1+i_h} \tag{5-22}$$

$$\mathrm{PVC}_0 = B_0 \sum_{t=0}^{n-1} L_t^{\mathrm{r}} \times \prod_{h=1}^{t} \frac{1+j_h}{1+i_h} \tag{5-23}$$

$$\mathrm{PVS}_0 = \overline{S}_0 \sum_{t=0}^{n-1} L_t^{\mathrm{a}} \prod_{h=1}^{t} \frac{1+g_h}{1+i_h} \tag{5-24}$$

其中，c_t 表示第 t 年的征税率；$\overline{S}_0$ 表示期初的平均缴费工资；L_t^{a} 表示第 t 年缴费的人数；g_t 表示 t 年工资增长率；i_t 表示 t 年的利息率；B_0 表示期初人均待遇水平；L_t^{r} 表示第 t 年领取待遇的人数；j_t 表示 t 年待遇的增长率。

在实践中，社会保障基金的精算评估是在分性别年龄人群未来现金流预测的基础上进行的，因此计算公式更加复杂。表 5-1 是 2018 年美国社会保障信托基金在居中假设下未来 75 年综合精算平衡的简化计算表。

表 5-1　2018 年美国社会保障信托基金未来 75 年综合精算平衡表

2018 年 1 月 1 日现值	金额
（A）社保税收入	60 776
（B）政府一般税收补贴	a^*
（C）对待遇的征税收入	4 312
（D）收入（A+B+C）	65 088
（E）支出	81 146
（F）支出−收入（E−D）	16 057
（G）期初结余	2 892
（H）资金缺口（F−G）	13 166
（I）期末目标准备金	795
（J）期初结余+收入−支出−期末目标准备金（G+D−E−I=−H−I）	−13 961
（K）征税工资	491 078
（L）综合收入率[100%×（D+G）/K]	13.84%
（M）综合成本率[100%×（E+I）/K]	16.68%
（N）综合精算平衡（−M）	−2.84%

资料来源：依据"Board of Trustees, Federal Old-Age and Survivors Insurance and Disability Insurance Trust Funds, the 2018 Annual Report"整理

注：表中数据经原始数据四舍五入后计算得到。表中金额单位为 10 亿美元

*表示 a 小于 5 亿美元

如表 5-1 所示，2018 年美国社会保障信托基金在未来 75 年的支出现值超出收入现值的金额为 16 万亿美元，占未来 75 年征税工资现值的 3.27%，这意味着，如果没有过去积累的结余基金，也不考虑未来的目标准备金，为了实现在未来 75 年的收支平衡，需要在当前雇主和雇员合计缴费率 12.4% 的基础上每年再提高 3.27%，或者降低 3.27% 的待遇。如果考虑 2018 年累计结余的基金，75 年的累积资金缺口约为 13 万亿美元，如果考虑评估期末的目标准备金，75 年的累积资金缺口约为 14 万亿美元。以相对数表述，2018 年未来 75 年的综合收入率为 13.84%，综合成本率为 16.68%，精算平衡率为 –2.84%，意味着在考虑期初结余和期末目标准备金时，每年需要额外增加 2.84% 的缴费率或者降低 2.84% 的待遇才能实现未来 75 年的收支平衡。

除了长期精算平衡，美国的社会保障基金精算评估还可以披露关于社会保障基金运行风险的其他预警指标。例如，2018 年的社会保障精算评估报告披露：受"婴儿潮"一代退休的影响，制度内抚养比提高，同时由于人口寿命的延长等原因，从 2039 年起社会保障基金的支出增长将快于收入增长，社会保障的结余基金将在 2034 年消耗殆尽，2034 年之后，如果不采取提高缴费或降低待遇等办法，社会保障基金只能支付过去承诺待遇的 79%。

5.2.2　美国社会保障长期精算平衡随机模型

2002 年前，美国社会保障信托基金精算评估报告采用的确定性模型，该模型的输入变量是一系列预先设定的值，输出结果是点估计值。如果在确定性模型上增加情景测试，通过对输入变量在若干可能情景下分别赋值，就会生成在不同情景下的预测值。美国社会保障基金的财务报告采取高、中、低三种情景，并将居中情景下的预测结果视作最好估计假设下的结果。从 2003 年起，美国社会保障管理总署精算办公室引入了随机模型，不仅可以给出高、中、低三种情景下的点估计结果，也可以给出在一定概率下的区间估计和概率分布，从而能够更好地评估社会保障基金财务收支在未来面临的不确定性。

随机模型通过考虑一个或多个输入变量在时间上的随机波动，估计基金未来财务变量的概率分布。其基本思想是：基于每个输入变量的历史数据，先构建时间序列随机模型，再利用蒙特卡罗模拟方法进行随机模拟，得到社会保障基金未来财务变量的概率分布。与确定性模型相比，随机模型不仅可以提供对未来财务结果的预测值，还可以给出这种预测在一定概率下的估计区间，有利于读者理解预测结果所面临的不确定性。但随机模型的数学表达和运算比较复杂，没有经过专业训练的人不容易掌握和运用，因此，大部分国家对社会保障基金的财务预测仍然采用高、中、低三个情景的确定性模型。

美国社会保障管理总署精算办公室采用的确定性财务预测模型包括人口、经济、制度、社会保障基金未来财务预测4个子模型。人口子模型提供对未来人口及人口结构的预测，包括生育率、死亡率、迁移率等输入变量；经济子模型提供对未来的就业和失业、工资及GDP等的预测，包括生产率增长率、平均工资增长率、通货膨胀率、失业率、利息率等输入变量；制度子模型提供对参保、缴税、待遇领取人数及平均待遇、待遇征税等预测，包括制度覆盖率、待遇调整指数、失能发生率、失能终止率等输入变量；社会保障基金未来财务预测子模型在上述三个子模型基础上，提供对社会保障基金未来财务收支的预测，输出结果包括短期预测和长期预测两部分，短期预测包括未来10年内的年度收入、支出、累计结余等，长期预测包括未来75年的年度收入率、支出率、精算平衡、基金率等预测值，以及75年期内的综合收入率、综合成本率和综合精算平衡、长期基金缺口、基金耗尽年份等。

王晓军和王述珍（2012）介绍了美国社会保障基金的财务随机模型，美国社会保障管理总署的随机模型是在确定性模型的基础上，选取了9个影响社会保障基金财务状况的关键输入变量，包括：生育率、死亡率、迁移率、通货膨胀率、失业率、工资增长率、利息率、失能发生率、失能终止率等，模拟这些变量的随机变动对未来财务结果的影响。在随机模型中，基于9个输入变量的历史数据分别建立时间序列模型，运用蒙特卡罗模拟给出在预测年度输入变量的赋值，通过精算模型的整体运算，输出社会保障基金财务状况指标在预测年度的均值和概率分布。

为了使随机预测结果的均值与确定性模型中高、中、低三种情景的居中情景的结果一致，在输入变量时间序列模型的选择上，要求每个输入变量 Y_t 的均值总是等于居中情景下的估计值，记为 Y_t^{IC}，从而，为每个输入变量建立了如下模型，这里称其为修正的自回归移动平均（auto regression and moving average，ARMA）模型。

$$Y_t = \delta_t + \varphi_1 Y_{t-1} + \varphi_2 Y_{t-2} + \cdots + \varphi_1 Y_{t-1} + \varepsilon_t - \theta_1 \varepsilon_{t-1} - \theta_2 \varepsilon_{t-2} - \cdots - \theta_q \varepsilon_{t-q} \quad (5-25)$$

将此方程写成"偏差形式"，即令 $y_t = Y_t - \mu_t$，式（5-25）变为

$$Y_t = \mu_t + \varphi_1 y_{t-1} + \varphi_2 y_{t-2} + \cdots + \varphi_1 y_{t-1} + \varepsilon_t - \theta_1 \varepsilon_{t-1} - \theta_2 \varepsilon_{t-2} - \cdots - \theta_q \varepsilon_{t-q} \quad (5-26)$$

因为 $\mu_t = Y_t^{IC}$，可以得到下面的表达形式：

$$Y_t = Y_t^{IC} + \varphi_1 y_{t-1} + \varphi_2 y_{t-2} + \cdots + \varphi_1 y_{t-1} + \varepsilon_t - \theta_1 \varepsilon_{t-1} - \theta_2 \varepsilon_{t-2} - \cdots - \theta_q \varepsilon_{t-q}$$
$$(5-27)$$

随机模型为所有假定变量建立的方程都采用了公式（5-26）的形式，只是不

同的变量采用了不同的 Y 和 y 的名称。

在为死亡率建模时，基于历史数据表现出来的不同性别年龄人口组死亡率改善因子的差异和相关性，建立了 42 个[1]死亡率改善因子 AR（1）模型；为生育率建立了 ARMA（4，1）模型；为合法迁入人口、合法迁出人口和其他净迁入人口等变量分别建立了 ARMA（4，1）、ARMA（4，1）模型和随机游走方程；为失能发生率和失能终止率分性别建立了 AR（2）和 AR（1）模型。

在对经济变量建模时，基于已有的研究结论（Holmer，2003），认为失业率、通货膨胀率和实际利率三个经济变量间存在相关性，从而为这三个变量建立了向量自回归模型，使每个变量的估计方程中既包括了变量自身的滞后项，又包括其他两个变量的滞后项，这样可以捕捉到变量间的相关性对每个变量产生的影响，使模型的拟合优度更高。实际工资增长率则以当期失业率和上期失业率为自变量建立时序模型。

基于所有随机输入变量的历史数据和时间序列估计方程，在每个预测年度，采用蒙特卡罗方法为 9 个输入变量的每一个变量随机取值，运用与确定性模型相同的模型结构，生成 9 个输入变量随机变动下的一个预测结果。通过多次蒙特卡罗模拟和运算（通常每年进行 5000 次），就能生成各个财务预测指标的均值和概率分布。

可见，社会保障基金精算平衡的随机模型采用了最常用的时间序列模型建模，要求变量的历史数据或经过函数变换后的历史数据具有平稳性，而某些变量，如失能发生率和失能终止率等，受社会经济政策调整的影响，很难满足平稳性要求，这时建立的时间序列模型，可能难以达到理想的拟合优度。另外，在随机建模时，要求输入变量的均值与确定性模型中居中情景下的预测值相同，但在情景假设下，很多变量设有极限水平，在达到极限水平后，变量的取值不再随时间而变动。例如，在美国 2011 年的社会保障信托基金报告中，居中假设设定的总和生育率在 2035 年达到极限水平 2，假设总和生育率从 2010 年的 2.08 逐步下降到 2035 年的 2，并在以后的年份上保持在 2 的水平上。其他变量也有类似的极限水平假设。这种处理可能忽略均值随时间变动的情况，导致对社会保障基金未来财务状况不确定性的低估。事实上，针对这一可能的缺陷，Holmer（2003）尝试采用在数学上更复杂的结构时间序列模型为输入变量建模，并利用蒙特卡罗方法为输入变量设定不确定的长期预测均值。因为结构时间序列模型允许时间序列数据非平稳，并可以考虑变量的均值随时间发生位移的情况，对于选择生产率增长率和生育率两

---

① 人口的年龄分组为 1 岁以下、1~4 岁、5~9 岁、…、90~94 岁、95 岁及以上等 21 个组，再按性别分组，形成 42 个组。

个输入变量，分别建立了结构时间序列模型和自回归移动平均（Autoregressive
Integrated Moving Average，ARIMA）模型，并利用蒙特卡罗方法在每次模拟中产
生了不确定的长期预测均值。结果表明，结构时间序列模型比 ARIMA 模型得到
的结果波动性更大，证实了随机精算模型忽略均值随时间的位移将导致对未来财
务状况不确定性低估的判断。但随后 Lee 等（2004）的研究证实，如果选取更多
的输入变量，两种建模的预测结果不存在显著差异，因为当多个随机变量的波动
不相关时，会相互削弱彼此的不确定性对整个系统产生的影响。2004 年后，还有
不少文献讨论对美国社会保障随机精算模型的改进，但并没有公认的、效果更优
的模型可以替代随机精算模型。

5.3　资产负债平衡模型

资产负债表一般用于反映独立核算的经营单位的存量财务状况。对于基金制
养老保险，通过评估计划的资产和负债来评估计划的偿付能力状况。对于现收现
付制养老保险，一般有隐性债务的概念，即制度对参保人承诺的退休后获得养老
金权益的价值。但很少有与之对应的隐性资产的概念，从而隐性债务也被不少人
误认为是制度的净债务或支付缺口。实际上，既然现收现付制养老保险因承诺了
对未来待遇的支付而积累了隐性债务，依据资产负债复式记账的会计原则，就应
该有一个与隐性债务对应的"隐性资产"（王晓军，2012），在现收现付制度下，
一般只认可实际结余的金融资产，并不认可"隐性资产"。按照资产负债对等的基
本原理，在一个由缴费筹资的现收现付养老保险系统中，未来的养老金待遇由系
统积累的结余基金和未来持续不断的缴费来支付。如果有公共财政和其他补贴，
筹资来源中还应包括未来的财政和其他补贴。作为一个依法持续运行的社会养老
保险系统，未来持续不断的缴费正是制度的应收款项，其现值可以视作制度的"隐
性资产"。Jackson（2004）认为，基于权责发生制原则建立的现收现付制养老保
险资产负债表，能够从存量角度反映养老保险的财务状况。

5.3.1　现收现付制下的隐性债务

在现收现付制下，对于养老保险的负债一般采用隐性债务的表述。由于现收
现付制养老保险的负债一般不会被定期评估和公布，只是在特殊目的下，如制度
改革时，才会评估和报告制度积累的债务，所以被称为隐性债务（implicit pension
debt）。对于隐性债务，国际上并没有唯一公认的核算口径和评估方法，在不同的

评估目的下，养老金债务的核算口径和评估方法存在较大差异。Holzmann（2004）总结和比较了已有研究文献对 OECD 国家公共养老金计划隐性债务的测算分析，得出在不同的隐性债务定义、评估方法和精算假设下的评估结果会有较大差异。现收现付制养老保险的负债一般定义为评估时点参保者（包括待遇领取者和缴费者）既得养老金权益的现值。它是在封闭人口假设下，也就是不考虑未来新加入者新增权益下的负债。根据计算口径不同，也可以分为类似基金制的 ABO、PBO 和 IBO 三种。其中，ABO 用于评估制度转轨时在旧制度下积累的债务，不考虑从评估日到退休前的工资增长和退休后养老金指数化调整带来的权益增加，是在旧制度下积存的债务，也是新制度必须承担的初始债务和转轨成本；PBO 和 IBO 用于度量制度正常运行情况下实际承担的债务水平，不同的是，PBO 在评估中忽略退休后养老金的指数化调整，IBO 考虑养老金的正常调整。因此，IBO 更能反映制度正常运行下的债务水平。

5.3.2　现收现付制养老保险的资产负债模型

按王晓军和米海杰（2013）中的表达，以 F_t 表示 t 年末的金融资产，即 t 年末的结余基金，CA_t 表示 t 年末的隐性资产，AL_t 表示 t 年末的隐性债务。在资产负债法下，资产与负债的差是累计盈余，负债与资产的差是累计赤字。以 UL_t 表示 t 年末的累计赤字，有

$$UL_t = AL_t - F_t - CA_t \tag{5-28}$$

此时，基本养老保险的资产负债表，如表 5-2 所示。

表 5-2　t 年末基本养老保险的资产负债表科目

资产	负债
金融资产 F_t	对领取者的负债 AL_t^r
缴费资产 CA_t	对缴费者的负债 AL_t^c
累计赤字 UL_t	累计盈余 $-UL_t$

如前面指出的，在不同的评估目的和评估口径下，负债 AL_t 有 ABO、PBO 和 IBO_t 三种，从而与不同口径的资产对应，形成不同评估口径下的资产负债表。另外，如果考虑制度持续运行下未来不断新增的参保人群积累的负债和资产就是开放人口口径下的资产负债表。

5.3.3　封闭人口清算假设下的资产负债表

在封闭人口清算假设下，负债为 ABO_t，即假设养老金计划在评估时点终止，未来没有新加入的参保者，也不考虑评估时点已参保者在未来可能获得的权益增加，只计算评估时点已退休者和参保缴费者已积累的养老金权益现值。与 ABO_t 对应的资产只有期初结余基金 F_t，没有未来应收缴费资产，这时，资产与负债的平衡关系为

$$F_t + UL_t = ABO_t \qquad (5\text{-}29)$$

此时，资产负债表，如表 5-3 所示。

表 5-3　封闭人口清算假设下 t 年末基本养老保险资产负债表科目

资产	负债
金融资产 F_t	对领取者的负债 ABO_t^p 对缴费者的负债 ABO_t^a
累计赤字 UL_t	累计盈余 $-UL_t$

对缴费者的负债 ABO_t^a 是 t 时点既得养老金权益的现值，不包括制度正常运行下可能增加的养老金权益，也不考虑计划正常运行下养老金指数化调整带来的养老金权益增加。

5.3.4　封闭人口持续运行假设下的资产负债表

在封闭人口持续运行假设下，评估时点的养老金负债有 PBO 和 IBO 两种计算口径，分别表示在不考虑养老金指数化调整和考虑养老金指数化调整假设下的负债水平。其中，对缴费者的负债 AL_t^a 既包括评估时点在清算假设下的既得养老金权益现值，也包括缴费者从评估时点到退休前可能增加的养老金权益现值。此时资产负债表，如表 5-4 所示。

表 5-4　封闭人口持续运行假设下 t 年末基本养老保险资产负债表科目（一）

资产	负债
金融资产 F_t	对领取者的负债 PBO_t^p 或 IBO_t^p 对缴费者的负债 PBO_t^a 或 IBO_t^a
累计赤字 UL_t	累计盈余 $-UL_t$

在现收现付制下，评估时点的养老金领取者负债在不同口径下通常没有区别，因为养老金制度改革一般都会兑现对已退休者承诺的待遇，这时，

$ABO_t^p = PBO_t^p = IBO_t^p$。对缴费者的负债在清算假设和持续运行假设下存在差异。如果考虑养老金的指数化调整，对缴费者的负债 IBO_t^a 可以分解为在清算假设下的负债 ABO_t^a 和参保者到退休前新增养老金权益现值两项，缴费者退休前新增的养老金权益现值等于缴费者因未来缴费积累的养老金权益现值 PVB_t^a 与缴费者未来缴费现值 PVC_t^a 之差，即 $PVB_t^a - PVC_t^a$。如果把 PVC_t^a 移入资产项，把缴费者未来缴费现值视作资产，把 PVB_t^a 视作负债，这时，封闭人口持续运行假设下的资产负债表，如表 5-5 所示。

表 5-5　封闭人口持续运行假设下 t 年末基本养老保险资产负债表科目（二）

资产	负债
金融资产 F_t 缴费者未来缴费现值 PVC_t^a	对领取者的负债 PBO_t^p 或 IBO_t^p 对缴费者的负债 ABO_t^a 缴费者未来缴费积累的养老金权益现值 PVB_t^a
累计赤字 UL_t	累计盈余 $- UL_t$

5.3.5　开放人口持续运行假设下的资产负债表

在开放人口假定下，制度覆盖人口不仅包括评估时点的参保者也包括在持续运行假设下未来不断新加入的参保者，简称"新人"。"新人"的养老金待遇现值与缴费现值之差是制度对未来新加入人群的净负债，分别以 PVB_t^N 和 PVC_t^N 表示"新人"在 t 时点的未来养老金待遇现值和缴费现值，这时，资产负债表，如表5-6 所示。

表 5-6　开放人口持续运行假设下 t 年末基本养老保险资产负债表科目

资产	负债
金融资产 F_t 缴费者未来缴费现值 PVC_t^a "新人"的未来缴费现值 PVC_t^N	对领取者的负债 PBO_t^p 或 IBO_t^p 对缴费者的负债 ABO_t^a 缴费者未来缴费积累的养老金权益现值 PVB_t^a "新人"的未来待遇现值 PVB_t^N
累计赤字 UL_t	累计盈余 $- UL_t$

在不同假设和口径下的资产负债表可以衡量在不同假设下资产和负债的对比关系及存量盈余或缺口水平。在封闭人口清算假设下的资产负债平衡一般用于衡量现收现付制度在转轨清算时的最小净债务水平。在封闭人口持续运行假设下的资产负债表一般用于衡量当前参保者的资产负债平衡关系，累计赤字 UL_t 是制度

正常运行所需的额外补贴。在开放人口持续运行假设下的资产负债表通常用于衡量人口老龄化对制度长期财务状况的影响。

5.3.6　瑞典现收现付制公共养老金的缴费资产

采用前面给出的资产负债表的一般形式，瑞典在公共养老金体系的财务报告中引入缴费资产（contribution asset，CA）的概念与养老金隐性债务对应。缴费资产是由当前和未来应收的缴费形成的资产，用于对当前和未来待遇的支付。缴费资产是瑞典公共养老金资产负债表中的创新概念，过去人们只承认现收现付制养老金系统的隐性债务，忽略相应缴费资产的存在，因为人们认为系统的当期待遇由当期缴费支付，并不是累积的资产。但是，假设没有初始结余基金，如果现收现付制在当前和未来每年的缴费收入都正好能满足对当期待遇的支付，这时系统必然是收支平衡的。那么，从资产负债表的角度看，如果系统存在负债，一定存在与负债规模对等的资产，才能使系统在存量上保持平衡，否则，只有负债而没有资产，系统必然处于偿付能力不足状态，也不可能达到长期内的收支平衡。

Settergren 和 Mikula（2005）给出了现收现付制养老金系统资产负债表建立的理论基础，给出了在稳态下现收现付制养老金系统在连续时间下缴费资产的计算方法。Boado-Penas 等（2008）进一步在稳态离散时间下给出了现收现付待遇确定型社会养老保险的缴费资产计算公式，并用于编制西班牙社会养老保险的资产负债表。Vidal-Meliá 和 Boado-Penas（2013）研究了缴费资产的属性和计算方法。在实践中，瑞典从 2001 年起定期评估和发布的公共养老金年度财务报告，采用资产负债表衡量制度的财务状况，将缴费资产与债务对应。

缴费资产计算公式依据稳态条件下资产和负债的平衡关系得出，即在参保人口结构和工资结构稳定的假设下，假设现收现付制公共养老金计划没有初始结余基金，那么，在权责发生制下负债与资产平衡，即 $CA_t = AL_t$。

为了简化，将封闭人口下的负债表示为 t 年缴费收入 C_t 和 $f(\cdot)$ 的乘积，$f(\cdot)$ 由参保人口增长率、缴费工资增长率、折现率、养老金制度参数等决定。即 $AL_t = f(\cdot) \times C_t$，Settergren 和 Mikula（2005）给出了 $f(\cdot)$ 的计算公式，并设 $f(\cdot)=TD_t$，有

$$CA_t = C_t \times TD_t \qquad (5-30)$$

定义 TD_t 为缴费周转期，其计算公式如下：

$$TD_t = \frac{\sum\limits_{x=r}^{\omega-1} L_{t,x}^{p} \times x \times \left(\dfrac{1+\lambda}{1+G}\right)^{x-r}}{\sum\limits_{x=r}^{\omega-1} L_{t,x}^{p} \times \left(\dfrac{1+\lambda}{1+G}\right)^{x-r}} - \frac{\sum\limits_{x=e}^{r-1} L_{t,x}^{a} \times x \times S_{t,x}}{\sum\limits_{x=e}^{r-1} L_{t,x}^{a} \times S_{t,x}} \qquad (5\text{-}31)$$

其中，C_t 表示 t 年总缴费收入；G 表示总缴费收入年增长率，$G = (1+g)(1+\gamma)-1$，g 表示缴费工资年增长率；γ 表示缴费人口年增长率；λ 表示养老金年增长率；其他符号表示与前面相同。容易看出，在稳态假设下，各年周转期相同，周转期为一个常数。

公式（5-31）等式右边第一项可以理解为是养老金领取者的加权平均年龄，权重是养老金领取者人数乘以待遇指数与征缴收入增长指数的比值；第二项可以理解为缴费者的加权平均年龄，权重是缴费工资总额。从而，缴费周转期可以解释为是领取者加权平均年龄与缴费者加权平均年龄之差。缴费周转期越长，缴费资产越大。

5.3.7　瑞典公共养老金资产负债表的经验

Settergren（2001）介绍了瑞典公共养老金系统资产负债表和自动平衡机制的原理，指出在复式记账原则下建立的资产负债表能有效提高对养老金制度财务状况的评估质量和透明度。在人口老龄化和居高不下的养老金待遇承诺下，瑞典旧的养老金体系面临越来越严重的支付压力。1998 年，瑞典通过立法开始对养老金体系实施改革，引入了名义账户制。名义账户采取缴费确定计划的方式，个人账户的余额随缴费和利息的增加不断积累，退休后的养老金待遇由名义账户的记账额和预期的退休后寿命与利率等决定，表面上与基金积累制个人账户类似，实际上采取的是现收现付的融资模式，当期的大部分缴费用于当期的支出。

瑞典公共养老金的资产负债表采取表 5-2 的形式。其中，金融资产 F_t 被称为缓冲基金，它是为应对未来支付缺口预先准备的资金。从 1960 年建立收入关联的养老金制度以来，瑞典就设立了缓冲基金。自 1999 年养老金制度改革以来，缓冲基金在名义账户制的运行中发挥着重要的作用，成为资产负债表的重要资产项目，缓冲基金对解决旧体制的历史债务问题发挥了重要的作用。2000 年后，原来的缓冲基金被整合为四个具有相同规模和使命的国民养老基金，名义账户制下的养老金缴费资金被一分为四，分别交给四个国民养老基金管理，每个国民养老基金每年承担四分之一的养老金支出，名义账户制养老金的收支结余也纳入缓冲基金进行管理。

缴费资产采用公式（5-30）进行计算，在实际计算中，平均周转期基于横截面数据计算，为了平滑不同年份上缴费的波动，采用过去3年平均缴费和过去3年周转期的中位数来计算缴费资产。瑞典养老金中心[①]每年发布的养老金年度报告[②]中列有实践中采用的缴费周转期的计算公式。

对于负债项，由于瑞典实行名义账户制，对领取者的负债简化为当年领取额与年金系数的乘积，对缴费者的负债简化为名义账户的余额。

在资产负债表的基础上，瑞典采用偿付能力比率衡量养老金系统的偿付能力。偿付能力比率定义为资产与负债的比率，以 SR_t 表示 t 年的偿付能力比率，F_t 表示 t 年的缓存基金，PL_t 表示 t 年的养老金负债，则

$$SR_t = \frac{F_t + CA_t}{PL_t} \tag{5-32}$$

偿付能力比率表示资产与负债的平衡关系，在瑞典的养老金年度报告中也称为平衡比率。偿付能力比率大于等于1时，认为养老金系统具备偿付能力，无须额外注入资金或者调整资产负债表就可以由系统积累的资产满足对负债的支付；当偿付能力比率小于1时，系统处于偿付能力不足状态，为了满足对负债的支付，系统不仅需要耗尽所有的缓冲基金，还必须补充额外的资金才能使系统的资产与负债保持平衡。

为了在系统出现偿付能力不足时能够及时调整系统的财务平衡状态，瑞典通过立法在养老金体系中引入了自动平衡机制。在正常情况下，名义账户的记账利率是平均收入指数，以下简称收入指数，退休后的养老金调整指数与收入指数挂钩，这样可以最大限度地维持资产与负债的平衡（Settergren and Mikula，2005），但实际上，受人口结构、经济波动和死亡模式变动的影响，很难保证资产和负债的同步变动。当出现偿付能力比率小于1的情况时，自动平衡机制会自动以平衡指数替代收入指数。平衡指数是收入指数与偿付能力比率的乘积，当偿付能力比率小于1时，平衡指数小于收入指数，使名义账户的积累和养老金的增长低于收入的增长，负债的增长低于资产的增长，从而达到调整资产和负债平衡的目的。当负债与资产重新回到平衡或者资产大于负债后，调整机制会自动停止。自动平衡机制的优势在于这种调整机制是根据指标值自动触发的，无须通过法律程序和政治决策，从而可以降低政治风险。

表5-7列出了瑞典2003~2019年精算资产负债表和偿付能力比率。从表中数据可见，在2008年和2009年，瑞典的公共养老金出现偿付能力不足，经过调整，

---

① 瑞典养老金中心，英文为 Swedish Pensions Agency，是瑞典社会保险的管理机构之一，负责管理公共养老金的缴费、发放与基金管理，并每年发布年度财务报告。

② 资料来源：Orange report: annual report of the Swedish pension system。

2010 年负债有所下降，偿付能力比率重新回到大于 1 的水平上。2012 年再次出现偿付能力不足，2013 年后恢复了偿付能力。

表 5-7　2003~2019 年瑞典公共养老金精算资产负债表和偿付能力比率

年份	缓冲资金/亿克朗	缴费资产/亿克朗	总资产/亿克朗	总负债/亿克朗	累计盈余/亿克朗	偿付能力比率
2003	5 770	54 650	60 420	59 840	580	1.009 7
2004	6 460	56 070	62 530	62 440	90	1.001 4
2005	7 690	57 120	64 900	64 610	280	1.004 4
2006	8 580	59 450	68 030	67 030	1 000	1.014 9
2007	8 980	61 160	70 140	69 960	180	1.002 6
2008	7 070	64 770	71 840	74 280	−2 430	0.982 6
2009	8 270	63 620	71 890	75 120	−3 230	0.955 7
2010	8 950	65 750	74 690	73 670	1 030	1.002 4
2011	8 730	68 280	77 000	75 430	1 570	1.020 8
2012	9 580	69 150	78 730	79 520	−800	0.990 0
2013	10 580	71 230	81 800	80 530	1 270	1.015 8
2014	11 850	73 800	85 650	81 410	4 230	1.052 0
2015	12 300	74 570	86 880	85 170	1 710	1.006 7
2016	13 210	77 370	90 580	87 140	3 440	1.013 2
2017	14 120	79 840	93 960	90 800	3 150	1.011 6
2018	13 830	82 440	96 270	91 650	4 630	1.016 8
2019	15 960	86 160	102 130	94 540	7 580	1.026 7

资料来源：瑞典养老金中心的 Orange report：annual report of the Swedish pension system（2016~2019 年）

5.3.8　非稳态下的缴费资产计算

对于缴费资产的计算，如 Settergren 和 Mikula（2005）所指出的，瑞典的缴费资产计算公式（5-30）建立在稳态假设下，即假设参保人口结构和工资结构稳定不变。我国的基本养老保险在人口老龄化和城镇化下，参保人口结构和工资结构处于不稳态的变动状态，从而需要研究非稳态下缴费资产的计算。

Vidal-Meliá 和 Boado-Penas（2010）将缴费资产解释为在当前条件不变的情况下，现收现付养老金系统在不调整费率和不获取财政补贴的前提下可以负担的最高债务。在此基础上，王晓军和詹家煊（2020）研究了非稳态下基本养老保险缴费资产的计算。他们认为，缴费资产的资产属性来源于未来强制性缴费收入能够承担和偿还的当前养老金存量债务。即使在评估时点未来养老保险缴费尚未收取，仍可以被视作一项已获资产。缴费资产的规模取决于未来缴费可以负担和消化的当前存量债务的上限。在稳态下，缴费资产正好等于当前的存量债务，但在非稳态下，缴费资产与存量债务不存在确定的大小关系。

由此，依照缴费资产的定义，在非稳态下，可以给出如下计算公式：

$$CA = \sum_{x=x_e}^{\omega} N_0(x) \left(\sum_{u=x+1}^{\omega} {}_{u-x}P_x \frac{B_{u-x}^*(u)R(u) - c_{u-x}(u)}{\prod_{j=1}^{u-x}(1+r_j)} \right) \qquad (5\text{-}33)$$

其中，$N_0(x)$ 表示当前 x 岁参保者的人数；${}_{u-x}P_x$ 表示当前 x 岁人存活至 u 岁的概率；$B_{u-x}^*(u)$ 表示未来第 $u-x$ 年缴费收入能负担的 u 岁人最高待遇给付水平；$R(u)$ 表示 u 岁参保人群中领取待遇者的占比；$c_{u-x}(u)$ 表示未来第 $u-x$ 年 u 岁参保者的缴费。对于当前 x 岁的参保者，将他们对应的总可负担待遇现值（记为 PVG）与未来缴费现值（记为 PVC）相减，得到缴费可以负担的存量负债。将所有队列的缴费可负担的存量负债相加，可以得出缴费资产的总规模。

在公式（5-33）中，令 $z = u - x$，有

$$CA = \sum_{x=x_e}^{\omega} N_0(x) \left(\sum_{z=1}^{\omega} {}_z P_x \frac{B_z^*(x+z)R(x+z) - c_z(x+z)}{\prod_{j=1}^{z}(1+r_j)} \right)$$

$$= \sum_{x=x_e}^{\omega} N_0(x) \sum_{z=1}^{\omega} {}_z P_x \frac{B_z^*(x+z)R(x+z)}{\prod_{j=1}^{z}(1+r_j)} - \sum_{x=x_e}^{\omega} N_0(x) \sum_{z=1}^{\omega} {}_z P_x \frac{c_z(x+z)}{\prod_{j=1}^{z}(1+r_j)}$$

$$= \sum_{z=1}^{\omega-x_e} \sum_{x=x_e}^{\omega-z} \frac{N_z'(x+z)B_z^*(x+z)R(x+z)}{\prod_{j=1}^{z}(1+r_j)} - \sum_{z=1}^{\omega-x_e} \sum_{x=x_e}^{\omega-z} \frac{N_z'(x+z)c(x+z)}{\prod_{j=1}^{z}(1+r_j)}$$

$$= PVG - PVC$$

$$(5\text{-}34)$$

公式（5-34）将人口数 $N_0(x)$ 与生存概率 ${}_z P_x$ 的乘积记为 $N_z'(x+z)$ 而不是第 z 年制度内 $x+z$ 岁的参保者人数 $N_z(x+z)$，是考虑到我国公共养老金的覆盖面是还在逐步扩大的。另外，生存概率 ${}_z P_x$ 也能反映长寿风险对缴费资产的影响。

假定未来第 z 年的缴费收入依照应领养老金待遇水平在所有领取者之中进

行分配,则对于当前制度内参保者未来第z年最高缴费可负担的待遇满足公式(5-35):

$$\sum_{x=x_e}^{\omega-z} N_z'(x+z)B_z^*(x+z)R(x+z) = \pi(z)\mathrm{CB}(z)\frac{\sum_{x=x_e}^{\omega-z} N_z'(x+z)B_z(x+z)R(x+z)}{\sum_{k=x_e}^{\omega} N_z(k)B_z(k)R(k)}$$

$$(5\text{-}35)$$

用第 z 年缴费率$\pi(z)$与第 z 年缴费工资总额$\mathrm{CB}(z)$的乘积表示当年的缴费收入。将公式(5-35)代入公式(5-34)中,有

$$\mathrm{PVG} = \sum_{z=1}^{\omega-x_e}\sum_{x=x_e}^{\omega-z} \frac{N_z'(x+z)B_z^*(x+z)R(x+z)}{\prod_{j=1}^{z}(1+r_j)}$$

$$= \sum_{z=1}^{\omega-x_e} \frac{\mathrm{CB}(0)}{\mathrm{CB}(z)}\pi(z)\mathrm{CB}(z)\frac{\sum_{x=x_e}^{\omega-z} N_z'(x+z)B_z(x+z)R(x+z)}{\sum_{k=x_e}^{\omega} N_z(k)B_z(k)R(k)} \quad (5\text{-}36)$$

$$= \mathrm{CB}(0)\sum_{z=1}^{\omega-x_e} \pi(z)\frac{\sum_{x=x_e}^{\omega-z} N_z'(x+z)B_z(x+z)R(x+z)}{\sum_{k=x_e}^{\omega} N_z(k)B_z(k)R(k)}$$

由于$\pi(z)\mathrm{CB}(z)=\sum_{k=x_e}^{\omega} N_z(k)c_z(k)$,对未来缴费现值$\mathrm{PVC}$,同样有

$$\mathrm{PVC} = \sum_{z=1}^{\omega-x_e}\sum_{x=x_e}^{\omega-z} \frac{\mathrm{CB}(0)}{\mathrm{CB}(z)}N_z'(x+z)c_z(x+z)$$

$$= \sum_{z=1}^{\omega-x_e} \frac{\mathrm{CB}(0)}{\mathrm{CB}(z)}\pi(z)\mathrm{CB}(z)\frac{\sum_{x=x_e}^{\omega-z} N_z'(x+z)c_z(x+z)}{\sum_{k=x_e}^{\omega} N_z(k)c_z(k)} \quad (5\text{-}37)$$

$$= \mathrm{CB}(0)\sum_{z=1}^{\omega-x_e} \pi(z)\frac{\sum_{x=x_e}^{\omega-z} N_z'(x+z)c_z(x+z)}{\sum_{k=x_e}^{\omega} N_z(k)c_z(k)}$$

从而,

$$CA = CB(0)\left(\sum_{z=1}^{\omega-x_e}\pi(z)\left(\sum_{x=x_e}^{\omega-z}\frac{N_z'(x+z)B_z(x+z)R(x+z)}{\sum_{k=x_e}^{\omega}N_z(k)B_z(k)R(k)} - \sum_{x=x_e}^{\omega-z}\frac{N_z'(x+z)c_z(x+z)}{\sum_{k=x_e}^{\omega}N_z(k)c_z(k)}\right)\right)$$

（5-38）

如果未来缴费率与当前水平一致，则缴费资产 CA 可以表示为当期缴费 $C(0)$ 和某一因子的乘积：

$$CA = C(0)\left(\sum_{z=1}^{\omega-x_e}\sum_{x=x_e}^{\omega-z}\frac{N_z'(x+z)B_z(x+z)R(x+z)}{\sum_{k=x_e}^{\omega}N_z(k)B_z(k)R(k)} - \sum_{z=1}^{\omega-x_e}\sum_{x=x_e}^{\omega-z}\frac{N_z'(x+z)c_z(x+z)}{\sum_{k=x_e}^{\omega}N_z(k)c_z(k)}\right)$$

（5-39）

可见，相比于 Settergren 和 Mikula（2005）给出的缴费资产计算公式，王晓军和詹家煊（2020）给出的上述公式不再要求经济、人口处于稳态，并且能够反映对制度、经济和人口等因素的未来预期。可以证明，当人口、经济发展归于稳态时，上述非稳态下的缴费资产会收敛到稳态公式。同样道理，可以给出非稳态下的财政补贴资产的计算公式。

5.4　两类财务平衡模型的比较与选择

以美国为代表的国家采取的长期精算平衡模型评估社会保障受托基金的财务状况，瑞典采用资产负债平衡模型评估制度的偿付能力状况，并采用偿付能力比率调整资产和负债，实现资产和负债的平衡。比较两种不同的财务平衡模型，美国社会保障信托基金的偿付能力评估是其精算评估的重要内容，精算评估通过预测未来的人口、经济和参保情况，预测制度在未来 75 年内的年度收入、支出、结余或缺口，并通过基金率和精算平衡指标来刻画制度的偿付能力与财务收支平衡状况。从财务报告的角度看，美国的精算评估模型是一种预测收益表，通过预测未来的现金流，测算在预测期内基金的支付能力、年度收支平衡和长期收支平衡。理论上，预测损益表可以转化为资产负债表，预测期初结余基金加上未来缴费收入现值可以看作预测期内的资产额。预测期初的未来待遇支付现值可以看作预测期内的负债额。当资产和负债相等时，系统处于精算平衡状态；当资产小于负债时，系统处于偿付能力不足状态；当资产大于负债时，系统处于偿付能力充足状态。实际上，从 2003 年起，美国的社会保障信托基金精算报告中增加了未备基金负债项目[①]，它是指在 75 年或无限期内，未来支出现值超出期初基金与未来收入现值之和的差，表示社会保障信托基金在相应时期的资金缺口。

瑞典公共养老金体系采取与完全基金积累制计划类似的财务报告形式，建立了资产负债表，引入了缴费资产这一隐含资产的概念，并与养老金负债相对应。实际上，在传统的现收现付养老金制度下，制度因承诺养老金待遇而积累的债务也是隐性债务，只有在对制度实施改革时，制度的隐性债务才成为重要的财务指标而被评估。在名义账户现收现付制下，参保人积累的养老金权益显性化为个人账户的余额，使隐性债务显性化，并简化了养老金债务的计算。与养老金债务对应的缴费资产，是现收现付制下为满足对负债的偿付需要收取的缴费的价值，在计算上可以简化为当期缴费与缴费周转期的乘积。从而容易建立现收现付制下的资产负债表，因此有人认为资产负债表更适合在名义账户制下使用（Settergren，2003）。资产负债表能够反映评估时点养老金系统中缓存基金和缴费资产的水平与构成，反映对缴费者的负债和对领取者的负债及其构成，并通过累计盈余（或累计赤字）反映养老金系统的资金结余或赤字水平，通过偿付能力比率衡量偿付能力状态，用自动平衡机制适时调整资产与负债的平衡。

对比美国和瑞典的模型，两者存在以下三方面的差异：第一，美国的评估强调对未来收支的预测，不单独评估资产和负债，但包括对未备基金负债的评估，以反映长期内的资金缺口水平；瑞典的资产负债表，遵循传统的会计要求，按照复式记账法分别列出对缴费者的负债和对领取者的负债，并引入缴费资产与负债对应，却没有对未来现金流的预测。第二，美国的评估期是未来 75 年，因为评估时点的参保者大多会在未来 75 年内因死亡而退出系统；瑞典只测算评估时点的资产负债水平，但从概念上看，评估时点的资产和负债包括了未来无限期的缴费现值与成本现值，其评估期可以视作是无限期。第三，美国的评估基于对未来人口和经济的预测，并从 2003 年起增加了随机模拟分析，考虑不确定因素对结果的影响；瑞典对资产和负债的评估基于静态数据，不考虑未来人口、经济和制度的变动的影响。

可见，美国和瑞典两种模型各有特点，它们更适用于本国的养老金模式。从理论上看，偿付能力既要求评估时点的资产不低于负债，又要求评估时期内有足

---

① 未备基金负债的英文为 unfunded obligation，在美国社会保障信托基金报告中其分为开放人口未备基金负债（open group unfunded obligation）和封闭人口未备基金负债（closed group unfunded obligation）。封闭人口只包括评估时点 15 岁以上的人口；开放人口包括评估期内在评估时点 15 岁以下和尚未出生的人口。开放人口未备基金负债从时期上又分为未来 75 年期和无限期两种，分别称为未来 75 年期未备基金负债和未来无限期未备基金负债。

够的资金满足对当期支出的要求。前者是对资产和负债存量的要求，后者是对资金流量的要求。美国的模型更强调对资金流量的要求，瑞典的模型更强调对存量的要求。

我国的社会养老保险实行社会统筹与个人账户相结合的制度模式，社会统筹采取传统的待遇确定现收现付模式，个人账户采取名义记账模式。对我国养老保险偿付能力的评估，可以尝试将美国模型和瑞典模型的优点结合起来，既要从流量上评估未来年度的收支和结余状况，又要从存量上评估养老保险体系的资产负债状况和累计盈余或赤字状况。这样，我们首先需要建立权威的、定期发布的、未来长期内的人口、劳动力、工资、通货膨胀等人口和经济预测；其次，依据参保人口数据，建立参保人口预测模型，定期对参保人口做出预测；再次，在人口、经济和参保人口预测的基础上，依据养老保险制度参数建立养老保险基金未来收支预测模型，定期对养老保险基金在未来年度的收支和结余做出预测，并采取类似美国的综合收入率、综合成本率和长期精算平衡指标评估与分析制度的长期精算平衡状况；最后，在个人账户中适时引进类似瑞典的自动平衡机制，实现资产和负债的自动平衡调整。如果能够按照实际需求与可能，逐步展开上述工作，将极大地提升我国社会养老保险的风险管理水平，有助于养老保险制度的长期可持续发展。

值得注意的是，瑞典资产负债模型中对缴费资产的计算建立在稳态假设下，在人口老龄化和逐步调整劳动力报酬的情况下，我国的参保人口结构和缴费工资结构并非稳态，因而不能直接采用瑞典的公式计算缴费资产。王晓军和詹家煊（2020）给出的非稳态下缴费资产的计算公式较为复杂，不便于实际应用。因此，在第 6 章对我国基本养老保险财务状况的评估中，我们采用长期精算平衡模型。

5.5　小　　结

本章梳理了养老保险基金在采取完全基金制、现收现付制和混合制三种模式下的收支平衡关系，给出了养老保险基金的现金流量、资产、负债、偿付能力和长期精算平衡的度量方法。重点讨论了现收现付制下的长期精算平衡模型和资产负债平衡模型，并以实践中美国采用的社会保障长期精算模型和瑞典采用的资产负债模型为例，比较分析了两类模型在实际应用中的特点和选择，建议我国基本养老保险采取长期精算平衡模型对制度的长期财务状况进行定期精算评估。

参 考 文 献

王晓军. 2011. 社会保险精算管理：理论、模型与应用[M]. 北京：科学出版社.

王晓军. 2012. 公共养老金体系偿付能力评估方法评析[J]. 保险研究，（10）：95-102.

王晓军，米海杰. 2013. 养老金支付缺口：口径、方法与测算分析[J]. 数量经济技术经济研究. 30（10）：49-62，78.

王晓军，王述珍. 2012. 社会保障基金长期财务随机预测模型的比较与选择[J]. 统计研究，29（9）：66-72.

王晓军，詹家煊. 2020. 非稳态下公共养老金资产负债表的编制与精算平衡调整[J]. 统计研究，37（3）：20-32.

Boado-Penas M D C，Valdés-Prieto S，Vidal-Meliá C. 2008. The actuarial balance sheet for pay-as-you-go finance：solvency indicators for Spain and Sweden[J]. Fiscal Studies，29（1）：89-134.

Holmer M R. 2003. Methods for stochastic trust fund projection [EB/OL]. http://www.polsim. com/stochsim.pdf[2003-01-09].

Holzmann R. 2004. Toward a reformed and coordinated pension system in Europe：rationale and potential structure[R]. Social Protection Discussion Paper Series No. 407.

Jackson H E. 2004. Accounting for social security and its reform[R]. Public Law Research Paper Series No. 82.

Lee R，Miller T，Anderson M. 2004. Stochastic infinite horizon forecasts for social security and related studies[EB/OL]. https://www.nber.org/system/files/working_papers/w10917/w10917.pdf [2018-10-17].

Settergren O. 2001. The Automatic balance mechanism of the Swedish pension system—a non-technical introduction[J]. Wirtschaftspolitiche Blätter，4：1-16.

Settergren O. 2003. The reform of the Swedish pension system - initial results[J]. Revue Française Des Affaires Sociales，（4）：369-398.

Settergren O，Mikula B D. 2005. The rate of return of pay-as-you-go pension systems：a more exact consumption-loan model of interest[J]. Journal of Pension Economics and Finance，4（2）：115-138.

Takayama N. 2005. The balance sheet of social security pensions in Japan[R]. International Workshop on the Balance Sheet of Social Security Pensions.

Vidal-Meliá C，Boado-Penas M D C. 2010. Notes on using the hidden asset or the contribution asset to compile the actuarial balance for pay-as-you-go pension systems[J]. SSRN Electronic Journal，2010，45(10)：1303-1320.

Vidal-Meliá C，Boado-Penas M D C. 2013. Compiling the actuarial balance for pay-as-you-go pension systems. Is it better to use the hidden asset or the contribution asset?[J]. Applied Economics，45（10）：1303-1320.

第6章 我国基本养老保险的长期精算平衡

如第 5 章所讨论的, 评估养老保险基金的财务状况可以采用长期精算平衡模型或资产负债模型, 本章采用长期精算平衡模型, 对我国基本养老保险基金的长期财务状况做出测算分析。

6.1 我国基本养老保险基金的收支平衡模型

养老保险的年度收支估计包括对年度收入、支出、结余的估计。养老保险在年度内的收入额由参保人数、平均缴费工资、缴费率、遵缴率等决定, 其中, 缴费工资是制度规定的单位工资总额或个人工资中计入缴费的部分。养老保险的年支出额包括计划的给付支出和费用支出, 由计划规定的给付种类和给付水平、受益人数和费用水平决定。在对未来养老保险参加人数、工资和利率预测的基础上, 根据养老保险的给付和缴费水平, 可以估计每年的收入水平和支出水平。王晓军 (2011) 介绍了基本养老保险收支平衡模型。

6.1.1 年度收入

养老保险基金的年度缴费收入取决于当年的参保缴费人数、缴费工资水平和缴费率。设 t 年缴费收入为 C_t, t 年 x 岁参保缴费人数为 $L_{t,x}^a$, t 年 x 岁参保缴费队列的平均缴费工资为 $S_{t,x}$, t 年统筹基金的缴费率为 c_t^p, 个人账户的缴费率为 c_t^{I} [①],

---

[①] 依据法定要求, 统筹基金和个人账户的缴费基数相同。在实际执行中, 有些地区存在统筹基金缴费基数大于或小于个人账户缴费基数的情况, 本文测算中假设两者相同。

养老保险的最早参保年龄为 e，退休年龄为 r，有

$$C_t = \left(c_t^{\mathrm{p}} + c_t^{\mathrm{I}}\right) \sum_{x=e}^{r-1} L_{t,x}^{\mathrm{a}} \times S_{t,x} \qquad (6\text{-}1)$$

6.1.2　年度支出

在不同的制度下，养老保险的支出范围、种类和水平存在差异。我国现行的养老保险采取社会统筹与个人账户相结合的模式，其中社会统筹基金采取现收现付制，个人账户采取名义账户制，并逐步过渡到完全基金的个人账户制。按照《中华人民共和国社会保险法》和《国务院关于完善企业职工基本养老保险制度的决定》（国发〔2005〕38 号）的规定，统筹基金的支出包括"老人"养老金、"中人"过渡性养老金、"中人"和"新人"的基础养老金、死亡抚恤金和丧葬补助金、病残津贴等。按照现行制度规定，对改革年已退休的"老人"、改革年已在制度下尚未退休的"中人"和未来即将加入的"新人"，养老金的待遇计发办法存在差异。"老人"按老办法计发，养老金待遇按一定的替代率水平计发，"新人"的养老金分为基础养老金和个人账户养老金两部分，"中人"除基础养老金和个人账户养老金外还有"过渡性养老金"。"新人"和"中人"的基础养老金采取与缴费年数和缴费水平挂钩的计发办法，"中人"的过渡性养老金采取指数化调整计发办法。个人账户养老金按照个人账户累计额除以年金系数计算。

6.1.3　"老人"养老金支出

"老人"是指在改革时点已退休的人口，改革时点一般以开始实施全国统一的养老保险制度开始，一般以《国务院关于建立统一的企业职工基本养老保险制度的决定》（国发〔1997〕26 号）的执行时点为准。在改革时点已退休的"老人"处于封闭人口状态，没有不断的新加入人口，只因死亡而不断减少。"老人"养老金支出是分年龄"老人"人数与分年龄"老人"养老金之积。

$$(\mathrm{AOC})_t = \sum_{x=r+t-t_0}^{w} L_{t,x}^{\mathrm{p}} \times B_{t,x} \qquad (6\text{-}2)$$

其中，t_0 表示改革年；t 表示测算年；$(\mathrm{AOC})_t$ 表示 t 年"老人"养老金总给付额；$L_{t,x}^{\mathrm{p}}$ 表示 t 年 x 岁"老人"人数；$B_{t,x}$ 表示 t 年 x 岁"老人"人均退休给付。

6.1.4 "中人" 过渡性养老金支出

"中人" 过渡性养老金支出是分年龄 "中人" 过渡性养老金支出之和：

$$(AMC)_t^l = \sum_{x=r}^{r+t-t_0-1} L_{t,x}^m \times B_{t,x}^m \qquad (6-3)$$

其中，$(AMC)_t^l$ 表示 t 年 "中人" 过渡性养老金总给付额；$L_{t,x}^m$ 表示 t 年 x 岁 "中人" 人数；$B_{t,x}^m$ 表示 t 年 x 岁 "中人" 过渡性养老金。

在测算中，"中人" 过渡性养老金采取指数化计发方法。过渡性养老金采取指数化计发方法，即以缴费平均工资指数调整以工作年数和社会平均工资衡量的给付水平。具体来说，过渡性养老金是 "中人" 退休时上一年当地社会平均工资、缴费工资平均指数、计发系数和 "中人" 临界点前的本人缴费年数的乘积。其中，缴费工资平均指数通常为从改革年至退休前各年缴费工资与社会平均工资的比值之和除以自改革年起缴费与视同缴费年数。"中人" 临界点前的本人缴费年数指自参加工作开始的缴费和视同缴费年限总和。计发系数一般在 1.0%~1.4%。

假设改革年为 t_0，该年 "中人" 的年龄为 x 岁，退休年龄为 r，加入旧制度的年龄为 e，"中人" 在 (t_0+r-x) 年上达到退休年龄，在 $[t_0-(x-e)]$ 年上加入旧制度，过渡性养老金公式中的计发系数为 μ，t 年 x 岁的工资为 $s_{t,x}$，t 年社会平均工资为 $\overline{S}_t$，t 年 z 岁的缴费工资指数为 $\dfrac{S_{t,z}}{\overline{S}_t}$，缴费工资平均指数 k_x 为

$$k_x = \left(\frac{S_{t_0,x}}{\overline{S}_{t_0}} + \frac{S_{t_0+1,x+1}}{\overline{S}_{t_0+1}} + \cdots + \frac{S_{t_0+r-1-x,r-1}}{\overline{S}_{t_0+r-1-x}} \right) \Big/ (r-x) \qquad (6-4)$$

改革年 x 岁职工的过渡性养老金为

$$B_{t_0+r-x,r}^m = \overline{S}_{t_0+r-x-1} \times k_x \times \mu \times (x-e) \qquad (6-5)$$

6.1.5 "中人" 和 "新人" 基础养老金支出

按照《国务院关于完善企业职工基本养老保险制度的决定》（国发〔2005〕38号）的规定，参加养老保险缴费和视同缴费年限累计满 15 年的人员，退休后基础养老金的月标准是以当地上年度在岗职工月平均工资和本人指数化月平均缴费工资的平均值为基数，缴费每满 1 年发给 1%，上不封顶；缴费不满 15 年的，个人账户养老金一次性发给个人，没有基础养老金。设 t 年社会平均工资为 $\overline{S}_t$，t 年 x 岁参保个人的缴费工资为 $S_{t,x}$，缴费和视同缴费年数为 n，t 年 x 岁的基础养老金

以 $\mathrm{PB}_{t,x}$ 表示，有

$$\mathrm{PB}_{t,x}=\begin{cases}1\%\times n\cdot\overline{S}_{t-1}\times\left(1+\sum_{\alpha=1}^{n}\dfrac{S_{t-\alpha,x-\alpha}}{\overline{S}_{t-\alpha}}\Big/n\right)\Big/2, & n\geqslant 15\\[4mm]0, & n<15\end{cases}\qquad（6\text{-}6）$$

6.1.6　个人账户养老金支出

对于缴费年限超过 15 年的参保者，个人账户养老金等于退休时个人账户累计额除以个人账户计发系数，以 $\mathrm{IB}_{t,x}$ 表示 t 年 x 岁新退休者的个人账户养老金，$\mathrm{AVIA}_{t,x}$ 表示 t 年 x 岁个人账户余额，有

$$\mathrm{IB}_{t,x}=\mathrm{AVIA}_{t,x}\,/\,\ddot{a}_{t,x}\qquad（6\text{-}7）$$

$$\mathrm{AVIA}_{t,x}=\sum_{j=1}^{x-e}c_{t-j,x-j}^{I}S_{t-j,x-j}(1+i)^{j}\qquad（6\text{-}8）$$

$$\ddot{a}_{t,x}=\sum_{t=0}^{\infty}\frac{{}_{t}p_{x}}{(1+i)^{t}}\qquad（6\text{-}9）$$

其中，$\ddot{a}_{t,x}$ 表示 t 年 x 岁退休的年金系数；${}_{t}p_{x}$ 表示 x 岁存活 t 年的概率；i 表示恒定的年利率。按照人力资源和社会保障部的规定，60 岁退休的月领取系数为 139，55 岁退休的月领取系数为 170。

理论上，为实现个人账户的精算平衡，在年金系数的计算中应该考虑寿命延长的因素、个人账户养老金的指数化调整因素、个人账户余额可继承因素和利率波动因素。因为我国的基本养老保险个人账户对存活者终身发放，并且在养老金发放时与基础养老金合并在一起进行定期的指数化调整，参保者死亡时的个人账户余额可以由指定的受益人继承。现行的年金计发系数显然没有考虑上述调整因素，因此在制度设计上存在隐性的再分配和不公平的交叉补贴。

对于"新人"，t 年养老金支出总额为 B_{t}，等于分年龄统筹养老金和个人账户养老金的总额，即

$$B_{t}=\sum_{x=r}^{\omega-1}(\mathrm{PB}_{t,x}+\mathrm{IB}_{t,x})\qquad（6\text{-}10）$$

其中，$\omega-1$ 表示领取养老金的最大年龄；ω 表示终极年龄。

6.1.7　死亡和伤残给付

依据我国的《中华人民共和国社会保险法》，"参加基本养老保险的个人，因

病或者非因工死亡的，其遗属可以领取丧葬补助金和抚恤金；在未达到法定退休年龄时因病或者非因工致残完全丧失劳动能力的，可以领取病残津贴。所需资金从基本养老保险基金中支付"。另外，"个人死亡的，个人账户余额可以继承"。因此，我国基本养老保险基金的支出项中包括丧葬补助金、抚恤金、病残津贴和个人账户继承支出等几项。在实际执行中，丧葬补助金、抚恤金、病残津贴的标准在各地区存在差异，死亡抚恤金一般为一次性支付死者本人 2~6 个月的工资，病残津贴一般为正常退休养老金的一定比例。

6.1.8　长期精算平衡

我国基本养老保险基金的收入包括缴费收入、财政补贴和利息收入三部分。其中，财政补贴承担补缺口的责任，即年支出大于缴费收入的部分由财政补贴承担。在精算模型中，我们将年度缺口视作所需的财政补贴，财政补贴不直接纳入模型考虑。

长期精算平衡是未来长期内收入现值与支出现值差。为了表述方便，这里设养老保险第 t 年的年缴费收入为 C_t，年待遇支出为 B_t，折现利率为 i，在年利率 i 下的 t 年复利 1 元折现系数为 v^t，n 年内每年缴费收入在评估初年的现值为 $\mathrm{PV_0C}$，每年待遇支出在评估初年的现值为 $\mathrm{PV_0B}$，n 为长期精算评估的年数，有

$$\mathrm{PV_0C} = \sum_{t=0}^{n-1} C_t \times v^t \tag{6-11}$$

$$\mathrm{PV_0B} = \sum_{t=0}^{n-1} B_t \times v^t \tag{6-12}$$

其中，$\mathrm{PV_0B}$ 表示养老保险基金在未来 n 年内的总支付责任，即总负债；$\mathrm{PV_0C}$ 表示养老保险基金在未来 n 年持续运行中的应收款价值。$\mathrm{PV_0B}-\mathrm{PV_0C}$ 表示养老保险基金的净负债。如果评估初期的结余基金为 F_0，则没有基金支持的净负债为

$$\mathrm{UL_0} = \mathrm{PV_0B} - F_0 - \mathrm{PV_0C} \tag{6-13}$$

净负债的水平通常采用净负债占 GDP 的比例表示。

我们可以借用基金制偿付能力的评估方法，采用偿付能力比率衡量现收现付制养老保险在长期内的偿付能力水平，以 $\mathrm{SR_0}$ 表示评估期内的偿付能力比率，有

$$\mathrm{SR_0} = \frac{F_0 + \mathrm{PV_0C}}{\mathrm{PV_0B}} \times 100\% \tag{6-14}$$

$\mathrm{SR_0}$ 大于或等于 100%，表明养老保险基金在评估期内具备偿付能力；$\mathrm{SR_0}$ 小于 100%，表明养老保险基金偿付能力不足。

对于持续运行的养老保险制度，通常要求评估期末的基金率不小于 1。基金

率是结余基金与下年度支出的比例，以 F_{n-1} 表示评估期末的目标基金额，当基金率为 1 时，F_{n-1} 等于 n 年的年度支出 B_n。这时，偿付能力比率为

$$SR_0 = \frac{F_0 + PV_0C}{PV_0B + F_{n-1} \times v^{n-1}} \times 100\% \qquad (6-15)$$

长期精算平衡也可以用相对于缴费工资总额的比例表示，以 SCR_0 表示评估期内的综合收入率，SBR_0 表示评估期内的综合支出率，年缴费工资总额为 S_t，缴费工资现值为 PV_0S，则：

$$SCR_0 = \frac{F_0 + PV_0C}{PV_0S} \qquad (6-16)$$

$$SBR_0 = \frac{PV_0B + F_nv^n}{PV_0S} \qquad (6-17)$$

$$PV_0S = \sum_{t=0}^{n-1} S_t \times v^t \qquad (6-18)$$

长期精算平衡率是长期收入率与支出率之差，以 AB_0 表示，有

$$AB_0 = SCR_0 - SBR_0 \qquad (6-19)$$

长期精算平衡率的数额和方向分别表示长期平衡的大小和方向。AB_0 为正数时表明存在精算结余，AB_0 为负值时表明存在精算赤字。

6.2 精 算 假 设

对养老保险基金的未来收支做出估计，需要对影响收支的参数做出假设，这些参数包括影响养老保险未来收支的人口、经济和制度等方面因素。其中，人口假设包括死亡率、生育率、迁移率和出生性别比等，经济假设包括就业率、工资增长率、利息率、缴费工资模式等，参保假设包括制度覆盖率、缴费基数占工资的比例、参保者续保比例、新增参保年龄分布、退休年龄、养老金调整指数、个人账户记账利率、个人账户计发系数等。

6.2.1 人口假设

人口假设包括死亡率、生育率、迁移率和出生性别比。随着社会经济的发展和人民生活水平的提高，我国人口死亡率不断降低，寿命不断延长。在过去的 10 年里，我国男性平均寿命提高 2.8 岁，平均每年提高 3.4 个月，女性平均寿命提高 4.2 岁，平均每年提高 5 个月。在未来，按照国际人口死亡率改善的一般经验，随

着死亡率的降低，寿命的延长，死亡率改善的速度将会下降，未来寿命延长的速度将会减缓。

对于人口死亡率，我们采用联合国 5 岁组分年龄死亡率，并对 1~4 岁组采用 Negative Gompertz 模型，其他年龄采用 Gompertz 模型模拟出每组的分性别、年龄死亡率。在人口预期寿命上，采用联合国对中国人口预测的假设。

对于生育率，我国妇女总和生育率从 1970 年的 5.81% 迅速下降到 1979 年的 2.75%，进入 1990 年后，生育率低于人口更替水平，进入低生育率时期（郭志刚，2010）。2010 年人口普查显示，妇女总和生育率只有 1.18%，考虑到出生数据可能的漏报，有人依据 2010 年"六普"数据估计，2000~2010 年妇女总和生育率大约在 1.4%~1.6%（陈友华和胡小武，2011）。考虑到当前生育政策的调整，我们假设到 2085~2090 年妇女总和生育率提高到 1.8%，这与联合国对中国人口预测的假设一致。对于生育模式，我们采用联合国给出的 5 岁组生育模式，通过线性插值给出每年的分年龄生育率。

对于净迁移，依据联合国给出的 5 年数据插值估计每年的数据。出生性别比采用联合国的假设。因此，人口预测结果采用联合国 2017 年居中假设下的结果，并采用前面给出的分年龄生育率、死亡率和迁移率假设，分解出每个单岁年龄的人口数。

6.2.2　经济假设

对于 GDP 增长率，依据世界银行对中国养老金隐性债务测算给出的假设（Sin and Yu，2005），世界银行和国务院发展研究中心联合课题组（2013）发布的《2030 年的中国：建设现代化和谐有创造力的社会》及美联储国际金融部 Haltmaier（2013）的预测，考虑到未来人口老龄化趋势等，我们假设未来中国的 GDP 增长率在基准情况下，2015~2020 年为 7%，2021~2025 年为 6%，2026~2030 年为 5%，2031~2060 年为 4%，2061~2090 年为 3%。

对于工资增长率，考虑到我国的劳动报酬在 GDP 中的占比相对较低，当前的水平大约为 40%（陆学艺等，2012），而世界各国的劳动报酬占 GDP 份额大多集中于 60%~85%（Gollin，2002），因此在未来的发展中，我国劳动报酬在 GDP 中的份额应该会逐步提高。2000~2020 年，除个别调整年份外，我国的工资增长率一直快于 GDP 的增长，由此假定未来一定时期内工资增长率仍保持高出 GDP 增长率 1 个百分点，到 2050 年提高约 16 个百分点，劳动报酬 GDP 份额可以达到 50%~60%，基本达到国际一般水平。为此，假设工资增长率在 2050 年前高于 GDP 增长率 1 个百分点，之后与 GDP 增长率相同。

对于利息率，2010~2020 年我国基本养老保险结余利率均值为 4%，标准差为 1%。这里设利息率为 4%，假设折现率和个人账户的记账利率与利息率相同。

6.2.3　参保假设

对于参保人口，基于数据限制，以及我们关注的问题是人口老龄化和人口长寿对未来收支与长期平衡的影响，同时考虑到我国养老保险全覆盖的目标，这里假设不同时期的参保人口结构与总体人口分布相同，从而可以忽略就业率、覆盖率、新增参保年龄分布等假设。

对于缴费工资模式，缴费工资模式是分年龄、性别缴费工资的分布模式，这里假设同时期每个工龄工资增长率为 1%。

对于缴费基数占工资的比例，我国城镇职工基本养老保险单位和个人合计的法定缴费率是 28%，法定的缴费基数上下限是社会平均工资的 60%~300%。在实际执行中，存在缴费基数不实等逃避缴费的情况。依据国家统计局公布的数据，2002~2015 年，城镇职工基本养老保险人均缴费占人均社会平均工资的比例从 18.5%逐年下降到 14.2%，从而缴费基数占社会平均工资的比例从 2002 年的 67% 下降到 51%。这里假设该比例在未来保持在 51%的水平上。

对于参保者续保率，在基准假设下假设参保者在退休前连续缴费。

对于退休年龄，假设男女的退休年龄分别为 60 岁和 55 岁。

对于养老金调整指数，从历史数据看，我国的养老金调整基本上与工资保持同步，假设未来的养老金依据工资增长率的 100%调整，在敏感性分析中，假设养老金按工资的 60%调整。

6.3　城镇职工基本养老保险未来收支估计

在长期精算平衡模拟分析中，我们重点关注人口老龄化和人口寿命延长对养老保险基金收支的长期影响趋势，这里以 2015 年为评估基年，对我国城镇职工基本养老保险的未来精算平衡状况进行模拟测算。依据人力资源和社会保障部公布的数据[1]，2015 年末城镇职工基本养老保险的参保职工为 26 219 万人，参保离退休人数为 9142 万人，年末累计结存 35 345 亿元，其中年度财政补贴为 4716 亿元，占年度支出的 18%。在未来精算平衡分析中，我们在 2015 年累计结存的基础上，

---

[1] 人力资源和社会保障部网站数据。

测算由缴费筹资的精算平衡状况，不考虑在实际运行中承担补缺口职责的财政补贴。

6.3.1 人口和参保人口预测

对于人口预测，依据假设，我们采用联合国给出的结果，并采用前面精算假设中设定的生育率、死亡率和迁移率水平，将联合国给出的 5 岁组分年龄性别人口数分解成分性别的单岁组人口数。本书第 2 章给出了基于联合国人口预测的人口年龄结构，如表 2-4 和图 2-4 所示。数据显示，中国人口年龄结构逐步老化，2020 年 60 岁及以上的老年抚养比接近 30%，到 2070 年老年抚养比达到 80.0%。

对于参保人口结构，我们假设在全覆盖的养老保险目标下，参保人口年龄结构与人口年龄结构相同。图 6-1 展示了 2020 年和 2070 年参保人口年龄结构。可见，2020 年多数参保人口集中在 30~55 岁年龄段。到 2070 年，老龄参保人口几乎占 20 岁以上人口的一半，参保人口的年龄结构严重老化。

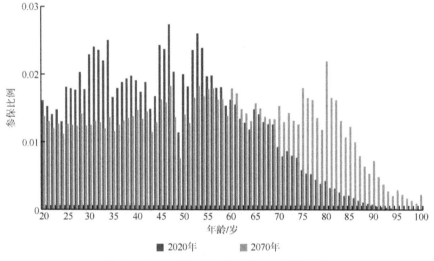

图 6-1　2020 年和 2070 年参保人口年龄结构

资料来源：联合国《2019 年世界人口展望》. https://esa.un.org/unpd/wpp/[2021-10-10]

图 6-2 给出了制度内相对人口总量与老年人口抚养比。相对人口总量是以 2020 年人口总量为基准的相对数，老年人口抚养比是 65 岁及以上老年人口数与 20~64 岁人口数的比例。可见，未来制度内相对人口总量将经历先上升后下降的过程，在 2038 年达到顶峰。老年人口抚养比将从 2020 年的 18.8%上升至 2061 年的 60.3%，之后 10 年老年人口抚养比略有下降趋势，但整体维持在较高水平。

可见，随着人口结构和制度内人口结构的老化，依赖代际抚养的现收现付制养老保险的负担将越来越重。

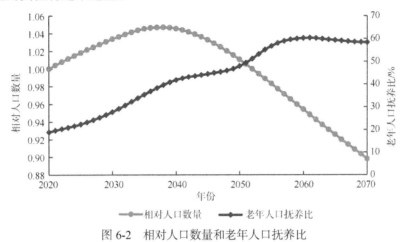

图 6-2　相对人口数量和老年人口抚养比

资料来源：联合国《2019 年世界人口展望》. https://esa.un.org/unpd/wpp/[2021-10-10]

值得注意的是，在实践中，我国的城镇职工基本养老保险只覆盖城镇就业人口和退休人口。20 世纪 90 年代，制度首先覆盖国有企业和集体企业，之后随着改革的深化，覆盖面逐步扩大到城镇所有类型就业者。在养老保险扩大覆盖面的早期，新增参保缴费人数迅速增加，使制度内抚养比维持在较低的水平上。本书第 4 章表 4-1 的数据显示，城镇职工基本养老保险的制度内抚养比从 1990 年的 19%逐步上升到 2015 年的 35%，其中 1998~2013 年的 15 年间，在制度扩大覆盖面的作用下，制度内抚养比大部分维持在 32%~33%的水平上。相比老年人口抚养比，假设男性退休年龄为 60 岁，劳动人口年龄为 20~59 岁；女性退休年龄为 55 岁，劳动人口年龄为 20~54 岁，在这一口径下，老年人口抚养比从 1990 年的 20%逐步提高到 2015 年的 31%。可见，在 1990~2015 年，城镇职工基本养老保险的制度内抚养比高于人口抚养比。在未来发展中，随着新增参保者陆续进入退休期，退休人口以更快的速度增加，制度内人口老龄化程度将高于人口老龄化程度。因此，本章的测算中假设制度内人口年龄结构与人口年龄结构相同，将低估制度的未来支出和财务压力。

6.3.2　城镇职工基本养老保险的精算平衡

基于前面给出的模型和假设，采用 EXCEL VBA 编程建模，在基准精算假设下，测算出未来不同时期内的精算平衡相关结果，如表 6-1 所示。

表 6-1   城镇职工基本养老保险基金的净缺口、偿付能力比率和综合精算平衡率

评估时间	评估时期/年	PVB	PVC	UL	UL/GDP	SR	AB
2015~2025	10	27	34	−10	−15%	124%	6%
2015~2035	20	62	78	−19	−28%	122%	5%
2015~2045	30	111	127	−19	−28%	111%	3%
2015~2055	40	186	178	5	8%	93%	−2%
2015~2065	50	277	227	47	68%	81%	−7%
2015~2075	60	364	269	92	134%	73%	−11%
2015~2085	70	450	304	142	207%	67%	−14%

从表中结果可见，在基准假设下，我国城镇职工基本养老保险在 2015~2055 年的评估期内将出现精算缺口，精算缺口随评估时期的延长而增大。2015~2055 年的精算缺口占 GDP 的 8%，偿付能力比率降低到 93%，精算平衡为−2%。在 2015~2085 年的评估期内，精算缺口将增加到占 GDP 的 207%，偿付能力比率降低到 67%，精算平衡降为−14%。可见，如果制度按现行假设的基础运行，在未来长期内将会面临严重的偿付能力问题，制度在未来长期内是精算不平衡的。如果在未来仍然由财政承担补缺口职责，精算缺口和偿付能力不足的水平正是所需的财政补贴额度。这样，在 2015~2085 年，财政补贴累计额将超过 2015 年 GDP 的 2 倍，或者平均每年的财政补贴额必须达到缴费基数的 14%才能实现长期的精算平衡，即平均要为每个参保者每年补贴缴费工资的 14%才能实现精算平衡。由此可见现行制度在当前假设下运行的巨大财政压力。

6.3.3   敏感性分析

上述评估结果受精算假设的影响，依据已有的研究，对长期精算平衡最敏感的精算假设是缴费基数、利息率、折现率、养老金增长率与工资增长率的相对关系，表 6-2 给出了利息率为 3%、养老金增长率按工资的 60%调整、缴费基数提高到 85%三种情况下的测算结果。

表 6-2   城镇职工基本养老保险精算平衡的敏感性分析

评估时间	评估期/年	利息率=3%			养老金增长率按工资的 60%调整			缴费基数		
		UL/GDP	SR	AB	UL/GDP	SR	AB	UL/GDP	SR	AB
2015~2025	10	−16%	124%	6%	−22%	150%	10%	−47%	192%	14%

续表

评估时间	评估期/年	利息率=3%			养老金增长率按工资的60%调整			缴费基数		
		UL/GDP	SR	AB	UL/GDP	SR	AB	UL/GDP	SR	AB
2015~2035	20	−31%	122%	5%	−46%	150%	10%	−95%	183%	13%
2015~2045	30	−33%	111%	3%	−62%	140%	8%	−126%	158%	10%
2015~2055	40	13%	91%	−3%	−46%	120%	4%	−105%	125%	6%
2015~2065	50	99%	79%	−8%	−10%	100%	0%	−47%	106%	2%
2015~2075	60	203%	71%	−12%	32%	90%	−3%	23%	94%	−2%
2015~2085	70	330%	64%	−16%	85%	80%	−6%	108%	86%	−5%

如表 6-2 所示，如果利息率从基准假设 4%的水平降为 3%，养老保险的偿付能力状况有所恶化，2015~2085 年的累积精算缺口超过 2015 年 GDP 的 3 倍，偿付能力比率下降到 64%，精算平衡达到−16%，但利息率调整 1 个百分点对基金长期精算平衡的影响效果不大。

如果将养老金的调整指数从基准假设下按工资增长率的 100%降低到 60%，将大大削减养老金的整体待遇水平，这时出现精算缺口的时间推迟 20 年，精算缺口的水平大大降低。2015~2085 年精算缺口占 2015 年 GDP 的比例为 85%，偿付能力比率为 80%，精算缺口为缴费工资的 6%。可见，降低养老金的待遇调整指数，将会明显提升制度的偿付能力水平，推迟出现基金缺口的时间，并在更长时期内保持精算平衡。当然，降低养老金调整指数必然以相对甚至绝对降低养老金待遇为代价。

如果能够将养老保险费的征缴基数从基准假设下占社会平均工资的 51%逐步提高到 85%，将会显著增加缴费收入，从而改善制度的偿付能力状况。这时，制度在 2015~2085 年累积精算缺口占 2015 年 GDP 的 108%，精算平衡为−5%。可见，如果在未来能够做实缴费基数，做到应交尽交，同时能采取降低养老金调整指数的办法，将可能在 2015~2085 年实现精算平衡。

需要说明的是，在我们的测算中，年度收入只包括缴费收入和利息收入，不包括实际中可能存在的对一些地区的财政补贴收入和其他收入。由于缺乏实际参保数据，在年度支出中没有区分"老人"养老金支出、"中人"过渡性养老金支出、死亡抚恤金支出、个人死亡后个人账户余额的继承性支出及个人账户用尽后由统筹基金支付的个人账户长寿者养老金支出。依据我们过去承担我国基本养老保险精算评估的测算经验，养老保险基金支出主要是养老金支出，统筹账户补贴个人账户的长寿支出在年支出中的占比会随着时间的延续有逐步提高的趋势，死亡抚恤金和个人账户继承支出的占比很小。

养老金调整指数对养老保险基金支出有较大的影响,养老金调整指数的提高,使年度支付缺口出现的时间更早,缺口的规模更大,累计结余基金全部耗尽的时间提前。相反,如果降低养老金的调整指数,将会推迟年度缺口出现的时间和累计结余基金耗尽的时间,却以平均替代率降低为代价。

做实缴费基数,将会有效增加缴费收入,降低出现支付缺口的可能性,却以实际缴费负担的上升为代价。推迟退休年龄可以在一定程度上改善年度收支状况和累计结余基金的偿付能力,但由于中国的养老金待遇与缴费年数挂钩,推迟退休年龄使养老金待遇相应增加,从而使养老金待遇支出增加。因此,从长远看,推迟退休年龄对养老基金长期收支平衡的贡献有限(Wang and Shan,2016)。

当前我国公布的基本养老保险个人账户计发系数 60 岁为 139,55 岁为 170,这一计发系数依据 2005 年的预期寿命计算,自公布以来一直没有调整。实际上,人口死亡率不断下降,退休后的预期寿命不断延长,计发系数应做相应的调整,才能实现账户的纵向收支平衡。表 6-3 给出了依据现行制度、测算时点的时期生命表和队列生命表在 4%折现率下计算的个人账户年金系数。其中,时期生命表和队列生命表依据联合国模型生命表调整计算。采用时期生命表和队列生命表计算的年金系数差别不大,但都明显高于当前规定的计发系数。可见,如果依据退休年的时期生命表计算年金系数,2015 年 60 岁退休的年金系数应该是 161,55 岁退休的年金系数应该是 194。如果依据退休年的队列生命表计算,2015 年 60 岁和55 岁退休的年金系数分别为 166 和 201。也就是说,对于 2015 年 60 岁的退休者队列,按当前制度规定的计发系数发放的个人账户养老金数额比按其退休队列对应寿命(队列生命表计发系数)计算的养老金多出 19%(166/139=1.19),如果 2025年 60 岁退休队列仍按现行计发系数发放个人账户养老金,则比按其实际寿命计算的养老金多出 23%(171/139=1.23)。

表 6-3　不同生命表在 4%折现率下的个人账户年金系数

年份	现行制度		时期生命表		队列生命表	
	60 岁	55 岁	60 岁	55 岁	60 岁	55 岁
2015	139	170	161	194	166	201
2025	139	170	166	198	171	205
2035	139	170	170	202	175	208
2045	139	170	174	206	180	212
2055	139	170	178	209	184	215
2065	139	170	182	213	188	219
2075	139	170	186	216	192	222

　　此外，如果将社会统筹基金和个人账户基金分离，实行独立的运行，结余基金进行市场化投资运营，将有助于增加年度利息收入，但由于我国基本养老保险结余基金的规模较小，结余基金利息收入对长期收支的影响不大。

6.4　小　　结

　　本章针对我国城镇职工基本养老保险，构建了养老保险基金长期收支精算平衡模型，给出了模型中涉及的人口、经济和制度参数的精算假设，对未来参保人口的规模和结构做出预测，对 2015~2085 年养老保险基金的收入、支出和精算平衡做出预测，得出在基准假设下，城镇职工基本养老保险在 2015~2055 年将出现精算缺口，并且精算缺口随着评估时期的延长而扩大的基本结论。2015~2055 年精算缺口占 GDP 的 8%，偿付能力比率降低到 93%，精算平衡为−2%。在 2015~2085 年，精算缺口将增加到占 GDP 的 207%，偿付能力比率降低到 67%，精算平衡降为−14%。从而如果制度按现行假设基础持续运行，不实施适当的改革，在未来长期内将会面临严重的偿付能力问题。如果在未来仍然由财政承担补缺口职责，在 2015~2085 年，财政补贴累计额将超过 2015 年 GDP 的 2 倍，或者平均每年的财政补贴额必须达到缴费基数的 14%才能实现长期的精算平衡，即平均要为每个参保者每年补贴缴费工资的 14%才能实现精算平衡。由此可见，现行制度在当前假设下运行的巨大财政压力。

　　参数的敏感性测试表明：降低养老金的增长指数有助于削减养老金成本、推迟精算缺口出现的时间；提高养老保险费的征缴基数，将会显著增加缴费收入，改善制度的偿付能力；利率的调整对基金长期精算平衡的影响效果不大。

参　考　文　献

陈友华, 胡小武. 2011. 低生育率是中国的福音？——从第六次人口普查数据看中国人口发展现
　　状与前景[J]. 南京社会科学，（8）：53-59.
郭志刚. 2010. 中国的低生育率与被忽略的人口风险[J]. 国际经济评论，（6）：112-126.
陆学艺，李培林，陈光金. 2012. 社会蓝皮书：2013 年中国社会形势分析与预测[M]. 北京：社
　　会科学文献出版社.
世界银行和国务院发展研究中心联合课题组. 2013. 2030 年的中国：建设现代化和谐有创造力的
　　社会[M]. 北京：中国财政经济出版社.

王晓军. 2011. 社会保险精算管理：理论、模型与应用[M]. 北京：科学出版社.

Gollin D. 2002. Getting income shares right[J]. Journal of Political Economy，110（2）：458-474.

Haltmaier J. 2013. Challenges for the future of Chinese economic growth[R]. International Finance Discussion Paper No. 1072.

Sin Y，Yu X Q. 2005. China-Pension liabilities and reform options for old age insurance[R]. World Bank Working Paper Series No. 2005-1.

Wang X J，Shan G. 2016. Raising the retirement age：the impact on the individual and actuarial balance for Chinese urban workers' basic pensions[J]. Economic and Political Studies，4（4）：397-413.

第7章 长寿风险对我国基本养老保险的冲击效应

健康长寿是人类社会共同的美好追求和发展趋势，却对养老金体系产生不利影响。当前，长寿风险已成为全球养老金体系面临的重要系统性风险。本章借助国际金融机构偿付能力资本需求的思想，首先将长寿风险对我国城镇职工基本养老保险的冲击效应进行界定，并通过联立有限数据双随机 Lee-Carter 死亡率模型的预测值与城镇职工养老金领取水平的预测值，评估长寿风险对我国城镇职工基本养老保险的冲击效应，最后进行不同改革政策的模拟和敏感性分析。结果显示：长寿风险对我国城镇职工基本养老保险的冲击效应十分明显，且这种冲击效应受延迟退休年龄和养老金调整指数的影响显著，受城镇化率等其他因素的影响相对有限。

7.1 引　言

随着全球经济、科技及医疗卫生事业的发展，人口死亡率出现持续性的改善，人口预期寿命不断延长。根据联合国 2019 年的研究报告[①]，全球人口平均预期寿命由 1950~1955 年的 46.81 岁，增加到 1980~1985 年的 61.99 岁，2010~2015 年达到了 70.48 岁。相比全球的平均水平，我国面临着更加严重的长寿风险，根据王晓军和米海杰（2013a）的测算，2000~2007 年我国 65 岁以上人口死亡率改善水平显著高于基准国家，高出美国、英国、日本等发达国家 2~4 个百分点。《中国统计年鉴》的数据显示，我国男性、女性人口平均预期寿命分别由 1950 年的 53.9 岁和 50.2 岁，上升至 1980 年的 67.9 岁和 70.2 岁，在 2010 年达到 72.4 岁和 77.4

---

①资料来源：World Population Prospects：The 2019 Revision. https://esa.un.org/unpd/wpp/.

岁，人口寿命延长趋势明显。长寿风险已经成为我国养老金体系面临的主要风险之一，这将给基本养老保险基金带来冲击。

国内外对长寿风险的相关研究，主要集中在如何对其进行量化和风险管理。本书第 3 章梳理了死亡率建模和长寿风险管理的相关研究。通过梳理文献可以发现，对长寿风险的研究偏重如何量化长寿风险和商业机构如何规避长寿风险两个方面，很少有对政府主办的基本养老保险的长寿风险进行度量及应对策略的讨论。但长寿风险必然是公共养老保险面临的重要系统性风险。依据国际货币基金组织的研究报告（International Monetary Fund，2020），如果从 2010~2050 年人口寿命比预期超出 3 岁，不同国家平均每年需要额外增加的养老金支出占当年 GDP 的 1%~2%。如果这些支出用 2010 年的现值表示，发达国家大约需要储备 GDP 的 50%，新型经济体需要储备 GDP 的 25% 才能应对这一风险。可见，长寿风险对公共养老金体系的冲击不可小觑。

当前，我国的公共养老金体系已覆盖到绝大多数城镇就业者和城乡居民，建立了城镇职工基本养老保险和城乡居民基本养老保险，机关事业单位基本养老保险实现了与城镇职工基本养老保险的并轨改革。考虑到当前城乡居民基本养老保险的筹资主要来源于各级财政，养老金待遇与缴费的关联性不高，待遇水平不高，制度建设尚处于不断调整改革之中。而城镇职工基本养老保险历经约 30 年的改革与发展，制度建设相对成熟。这里将针对城镇职工基本养老保险，度量和探讨长寿风险对其冲击程度及应对策略。在研究方法上，我们借助国际金融机构偿付能力资本需求 VaR 的思想，并参考 Alho 等（2008）、Bisetti 和 Favero（2014）的做法，将长寿风险对我国城镇职工基本养老保险的冲击效应界定为：在一定概率[①]下长寿风险上界对应的养老金支出与预期的平均养老金支出之差。然后，在构建有限数据双随机 Lee-Carter 模型的基础上，对我国未来分性别人口死亡率的均值和一定概率下的下界进行预测，并据此测算未来 36 年城镇职工分性别养老金领取人口的均值和上界。再结合城镇职工养老金领取水平预测模型，测度未来 36 年即 2015~2050 年长寿风险对我国城镇职工基本养老保险的冲击效应，最后进行不同改革政策的模拟和敏感性分析，并给出相关结论。王晓军和姜增明（2016）对城镇职工基本养老保险面临的长寿风险冲击进行了测算分析。

---

① 长寿风险度量对应的一定概率通常取 95% 或 99.5%，本文取值为 95%，即对长寿风险的不确定性，有 95% 的概率包含在预测区间中。95% 的概率包含了预期寿命不利变动的绝大部分。

7.2　长寿风险对基本养老保险冲击效应的测算模型

为了测算长寿风险对我国城镇职工基本养老保险的冲击效应，需要构建我国分性别人口死亡率预测随机模型，并据此给出城镇职工基本养老保险待遇领取人口的均值和一定概率下领取人口上界的预测值。

7.2.1　分性别、年龄人口死亡率预测模型

对人口死亡率的预测，这里采用 Lee-Carter 随机死亡率模型。鉴于我国人口死亡率数据时间序列较短，数据质量较差的情况，这里借鉴王晓军和任文东（2012）有限数据下死亡率建模的思想，采用有限数据的双随机 Lee-Carter 模型对我国人口死亡率进行预测。假定收集到并不连续的时间 T_1，T_2，…，T_N 共 N 年分年龄死亡率数据 m_{x,T_1}，m_{x,T_2}，…，m_{x,T_N}，根据 Lee-Carter 经典模型对 α_x 的定义，得到 α_x 的估计值为

$$\hat{\alpha}_x = \frac{1}{N}\sum_{i=1}^{N}\ln m_{x,T_i} \tag{7-1}$$

年龄改善效应 β_x 及时间效应 k_{T_i} 的估计值 $\hat{\beta}_x$，$\hat{k}_{T_1}$，$\hat{k}_{T_2}$，…，$\hat{k}_{T_N}$ 可通过对死亡率残差矩阵 $\ln m_{x,T_i} - \hat{\alpha}_x$ 进行奇异值分解得到。时间效应 k_{T_i} 的拟合则采用带漂移项 d 的随机游走模型，即

$$\hat{k}_{T_i} - \hat{k}_{T_{i-1}} = d(T_i - T_{i-1}) + (\varepsilon_{T_{i-1}+1} + \varepsilon_{T_{i-1}+2} + \cdots + \varepsilon_{T_i}),\quad i = 1,2,\cdots,N \tag{7-2}$$

其中，$\varepsilon \sim N(0,\sigma^2)$，$\sigma$ 表示常数。再由式（7-2）可得漂移项 d 的无偏估计量为

$$\hat{d} = \frac{\sum\limits_{i=2}^{N}(\hat{k}_{T_i} - \hat{k}_{T_{i-1}})}{\sum\limits_{i=2}^{N}(T_i - T_{i-1})} = \frac{\hat{k}_{T_N} - \hat{k}_{T_1}}{T_N - T_1} \tag{7-3}$$

联立式（7-2）和式（7-3），即得 ε 方差 σ^2 的估计量为

$$\hat{\sigma}^2 = \frac{\sum\limits_{i=2}^{N}\left((\hat{k}_{T_i} - \hat{k}_{T_{i-1}}) - d(T_i - T_{i-1})\right)^2}{T_N - T_1 - \left(\sum\limits_{i=2}^{N}(T_i - T_{i-1})^2\right)\Big/(T_N - T_1)} \approx \frac{\sum\limits_{i=2}^{N}\left((\hat{k}_{T_i} - \hat{k}_{T_{i-1}}) - \hat{d}(T_i - T_{i-1})\right)^2}{T_N - T_1 - \left(\sum\limits_{i=2}^{N}(T_i - T_{i-1})^2\right)\Big/(T_N - T_1)}$$

$$\tag{7-4}$$

进一步得出漂移项 d 标准误的估计量为

$$\sqrt{\mathrm{var}(\hat{d})} = \sqrt{\frac{\mathrm{var}\left(\sum_{i=1}^{N}(\varepsilon_{T_{i-1}+1}+\varepsilon_{T_{i-1}+2}+\cdots+\varepsilon_{T_i})\right)}{(T_N-T_1)^2}} = \sqrt{\frac{\sigma^2}{T_N-T_1}} \approx \frac{\hat{\sigma}}{\sqrt{T_N-T_1}} \quad (7\text{-}5)$$

当 $t=T_N+n$ 时，k_t 外推的表达式为

$$\dot{k}_{T_N+n} = \hat{k}_{T_N+n-1}+d+\varepsilon_{T_N+n} = \hat{k}_{T_N}+nd+\sum_{j=1}^{n}\varepsilon_{T_N+j} \quad (7\text{-}6)$$

由于 d 本身也是一个随机变量，因此需要引入 d 的随机波动项 η_i，$d=\hat{d}+\eta_i$，其中 $\eta_i \sim N(0,\mathrm{var}(\hat{d}))$。当样本量足够大时，可以忽略 d 的随机波动项 η_i；但考虑到我国分性别、年龄死亡率样本量较少，d 的随机波动项 η_i 不能被忽略，要将其包含在随机游走模型中，通过双随机过程来预测 k_t 的变动趋势。将 $d=\hat{d}+\eta_i$ 代入式（7-6），并通过随机模拟的办法，可外推得到 k_{T_N+n} 均值（0.5 分位数数值）和下界（0.05 分位数值）的估计值。

为了得到 m_{x,T_N+n} 的更优估计值，本章采用 Bell（1997）提出的以最新死亡率观测值 m_{x,T_N} 进行外推的方法：

$$\ln \dot{m}_{x,T_N+n} = \ln m_{x,T_N}+\hat{\beta}_x(\dot{k}_{T_N+n}-\hat{k}_{T_N}) \quad (7\text{-}7)$$

联合式（7-6）和式（7-7），即得未来人口死亡率均值（0.5 分位数数值）和下界（0.05 分位数值）的估计值。

7.2.2 城镇职工养老金领取人口预测

城镇职工养老金待遇领取人口取决于人口基数、城镇化率、城镇就业率、城镇职工基本养老保险覆盖率和参保者续费比例等因素。在已知评估年城镇职工养老金领取总人口的基础上，根据退休性别、年龄分布假设，即可对评估年城镇职工养老金领取总人口进行分性别、年龄分割。再结合上节对人口死亡率模型的预测值，通过年龄移算法计算下一年的分性别、年龄养老金领取人口数。对分性别新增养老金领取人口数，需要根据人口预测值，并通过城镇化率、城镇就业率、城镇职工基本养老保险覆盖率和参保者续费比例等进行估计。

评估年城镇职工养老金领取人口分性别、年龄分割和未来分性别新增养老金领取人口数的预测，需要用到评估年达到退休年龄的分性别、年龄人口数及未来分性别退休年龄前一岁的人口数。由于我们以 2010 年全国人口普查数据为基础，预测时间段为 2011~2050 年，且 2010 年以后出生的婴儿对城镇职工养老金领取人

口的预测没有影响，因此无须考虑人口出生率问题。在假定未来人口净迁移率为零的条件下，结合人口死亡率预测模型的均值和下界，采用年龄移算法即可获得城镇职工养老金领取人口数的均值和上界。其中，城镇职工养老金待遇领取人口数预测均值（0.5 分位数值）与人口死亡率预测均值（0.5 分位数值）相对应；城镇职工养老金待遇领取人口数预测上界（0.95 分位数值）则与人口死亡率预测下界（0.05 分位数值）相对应。

7.2.3　城镇职工养老金领取水平预测模型

根据我国实际运行的基本养老金发放和调整方案，在预测未来基本养老金领取水平时，以历史人均基本养老金为基础，在设定的未来人均养老金增长率的条件下，预测未来基本养老金领取水平[①]。因此，在预测 2015~2050 年城镇职工养老金领取水平时，我们以 2014 年城镇职工人均养老金领取水平为基础，未来人均养老金待遇增长率按照未来工资增长率的一定比例进行调整，即可得城镇职工养老金领取水平预测模型：

$$\text{UAPE}_{2015+t} = \text{UAPE}_{2015+t-1} \times (1 + \text{wg}_{2015+t-1} \cdot \delta) = \text{UAPE}_{2014} \times \prod_{i=2014}^{2014+t} (1 + \text{wg}_i \times \delta),$$

$$\text{UAPE}_{2014} = \text{TUPE}_{2014} / \text{POPU}_{2014}, \quad t = 0, 1, \cdots, 35$$

$$(7\text{-}8)$$

其中，UAPE_{2015+t} 表示第 2015+t 年城镇职工养老金领取水平；$\text{wg}_{2015+t-1}$ 表示第（2015+t−1）年的工资增长率；δ 表示养老金调整指数；TUPE_{2014} 表示 2014 年城镇职工基本养老保险基金总支出[②]；POPU_{2014} 表示 2014 年城镇职工基本养老保险领取人口数[③]。

7.2.4　长寿风险对城镇职工基本养老保险的冲击效应测算模型

这里借助国际金融机构偿付能力资本需求 VaR 的思想，将长寿风险对我国城镇职工基本养老保险的冲击效应界定为在一定概率下长寿风险上界对应的养老金支出与预期的平均养老金支出之差。偿付能力资本需求度量中常用的 VaR 是指在

---

① 虽然《国务院关于完善企业职工基本养老保险制度的决定》（国发〔2005〕38 号）对城镇职工基本养老金的发放标准有明确的规定，但实际操作中并不是严格按照规定执行的，而是在假定未来人均增长率的条件下，以历史人均养老金领取水平为基础对未来进行调整。

②资料来源：人力资源和社会保障部《2014 年度人力资源和社会保障事业发展统计公报》。

③资料来源：人力资源和社会保障部《2014 年度人力资源和社会保障事业发展统计公报》。

一定的置信水平下，某一金融资产（或证券组合）在未来特定的一段时间内，可能发生的最大损失。其数学表达式为 $\text{Prob}(\text{Loss} > \text{VaR}) = 1 - \alpha$。其中，Loss 表示某一金融资产（或证券组合）发生的损失，α 为置信水平。本文取 $\alpha = 0.95$，因为 95% 的置信水平已经包含了预期寿命不利变动的绝大部分。

参考 Alho 等（2008）、Bisetti 和 Favero（2014）的做法，并结合上文中长寿风险对城镇职工基本养老保险冲击效应的界定，可得长寿风险对城镇职工基本养老保险冲击效应的测算模型为

$$\begin{aligned} \text{UPELR}_{2015+t} &= \text{TUPE}_{2015+t}^{0.95} - \text{TUPE}_{2015+t}^{0.5} \\ &= \text{UAPE}_{2015+t} \times \text{POPU}_{2015+t}^{0.95} - \text{UAPE}_{2015+t} \times \text{POPU}_{2015+t}^{0.5} \\ &= \text{UAPE}_{2015+t} \times (\text{POPU}_{2015+t}^{0.95} - \text{POPU}_{2015+t}^{0.5}), \quad t = 0, 1, \cdots, 35 \end{aligned}$$

（7-9）

其中，UPELR_{2015+t} 表示第 2015+t 年长寿风险对城镇职工基本养老保险的冲击效应；$\text{TUPE}_{2015+t}^{0.95}$ 和 $\text{TUPE}_{2015+t}^{0.5}$ 分别表示第 2015+t 年城镇职工基本养老保险支出的上界和均值；UAPE_{2015+t} 表示第 2015+t 年城镇职工养老金领取水平；$\text{POPU}_{2015+t}^{0.95}$ 和 $\text{POPU}_{2015+t}^{0.5}$ 则分别表示第 2015+t 年城镇职工基本养老保险领取人口的上界和均值。

为了更客观反映未来 36 年长寿风险对我国城镇职工基本养老保险造成的总冲击效应，我们将 2015~2050 年测算的长寿风险对我国城镇职工基本养老保险的冲击效应折现到 2014 年，即有

$$\text{TUPELR}_{2014} = \sum_{t=0}^{35} \text{UPELR}_{2015+t} \times v^{t+1} = \sum_{t=0}^{35} \text{UPELR}_{2015+t} \times \frac{1}{(1+ir)^{t+1}} \quad （7-10）$$

其中，TUPELR_{2014} 表示 2015~2050 年长寿风险对我国城镇职工基本养老保险造成的总冲击效应；UPELR_{2015+t} 表示第 2015+t 年长寿风险对城镇职工基本养老保险的冲击效应；v^{t+1} 表示 2015+t 年的折现系数；ir 表示折现率。

7.3　数据选取、参数设定与测算结果

在前面构建的城镇职工养老金领取人口数与领取水平预测模型及长寿风险对城镇职工基本养老保险冲击效应模型的基础上，选取合适的数据，并对相关参数做合理假定，可以得到长寿风险对我国城镇职工基本养老保险冲击效应的测算结果。

7.3.1　数据选取与参数设定

截至 2019 年,我国有六次全国人口普查,但 1953 年和 1964 年的人口普查并没有给出分年龄死亡率数据,1986 年、1995 年和 2005 年有三次 1% 的人口抽样调查,1990 年后的其他年份进行了人口变动抽样。考虑到人口变动抽样样本量过小,很多年龄段的死亡率为零,数据质量较差。因此,本节选取 1981 年、1989 年、2000 年、2010 年四个年份的人口普查数据和 1986 年、1995 年、2005 年三个年份 1% 的抽样调查数据,采用有限数据双随机 Lee-Carter 模型对分性别、年龄人口死亡率进行建模。这些数据均来源于《中国人口统计年鉴》和国家统计局公布的人口普查资料。对于分年龄、性别人口基数,我们采用 2010 年的全国人口普查数据。本节所选取的年龄段为 10~100 岁[①]。

参考王晓军和米海杰(2013b)、马俊等(2012)、王亚男等(2012)、刘学良(2014)等文献,本节对模型参数做如下设定。

(1)退休年龄假定:男性城镇职工退休年龄为 60 岁,女性城镇职工退休年龄为 55 岁。

(2)城镇化率假定:国务院发展研究中心(国务院发展研究中心课题组,2010)通过国际比较研究认为,我国城镇化率的峰值在 75%~80%。王亚男等(2012)则认为我国的城镇化率峰值在 70%~75%。本节基准假定,我国城镇化率从 2015 年的 55% 提高到 2050 年的峰值 75%[②]。

(3)城镇就业率假定:根据国家统计局的数据,我国历年的城镇登记失业率基本保持在 4%~4.3%,2014 年城镇登记失业率为 4.09%。基准设定,该数值在以后年份保持不变,即城镇就业率一直维持在 95.91%。

(4)城镇职工基本养老保险覆盖率假定:2014 年末,我国城镇职工基本养老保险在职参保人数为 2.55 亿人,制度覆盖率为 65%,假设我国城镇职工基本养老保险覆盖率在 2030 年达到 90%,之后保持不变。

(5)城镇职工参保者续费比例假定:根据调查数据显示,当前我国城镇职工参保者续费比例大约为 84%,基准假定,该比例在 2040 年提高到 95%,之后保持不变。

(6)GDP 增长率假定:根据世界银行和国务院发展研究中心课题组的《2030年的中国:建设现代化和谐有创造力的社会》,未来中国 GDP 增长率,2014~2020

---

① 低年龄 10 岁的设定充分保证了 2050 年之前测算中所用到的人口基数均可被预测,并对超过 100 岁的年龄组进行合并,对不足 100 岁的年龄组进行扩展。

② 2015~2050 年中间年份的数据采用线性插值法处理。

年为 7%，2021~2025 年为 5.9%，2026~2030 年为 5%。基准假定，中国 GDP 增长率 2015~2020 年为 7%，2021~2025 年为 6%，2026~2030 年为 5%，2031~2050 年为 4%。

（7）工资增长率假定：2000~2015 年，我国工资增长率一直快于 GDP 增长率，且当前劳动报酬在 GDP 中所占比例偏低。基准假定，2015~2050 年工资增长率保持高出 GDP 增长率 1 个百分点。

（8）养老金调整指数假定：参考王晓军和米海杰（2013b）的设定，基准假定，养老金调整指数为工资增长率的 80%。

（9）折现率假定：参考马俊等（2012）、刘学良（2014）的假设，基准假定，折现率为 3%。

7.3.2　长寿风险对城镇职工基本养老保险的冲击效应

基于历史分性别、年龄人口死亡率数据，应用有限数据的双随机 Lee-Carter 模型，可以预测未来年份分性别、年龄人口死亡率；依据城镇职工养老金领取人口与领取水平预测模型，可以预测长寿风险对城镇职工基本养老保险的冲击效应。

1. 分性别、年龄人口死亡率预测结果

基于本节选取的 1981 年、1986 年、1989 年、1995 年、2000 年、2005 年和 2010 年共七年分性别、年龄死亡率数据，建立有限数据双随机 Lee-Carter 模型，先对年龄效应参数 α_x 进行估计，然后再将死亡率残差矩阵 $\ln m_{x,T_i} - \hat{\alpha}_x$ 进行奇异值分解，可得年龄改善效应 β_x 及时间效应 k_{T_i} 的估计值 $\hat{\beta}_x$、$\hat{k}_{T_1}$、$\hat{k}_{T_2}$、$\cdots$、$\hat{k}_{T_N}$。分性别、年龄的人口死亡率相关参数估计结果，如图 7-1~图 7-3 所示。

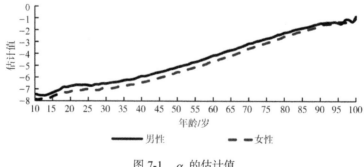

图 7-1　α_x 的估计值

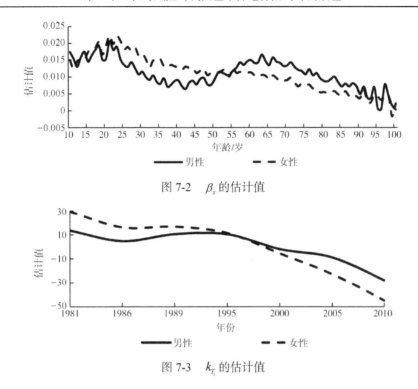

图 7-2　β_x 的估计值

图 7-3　k_{T_i} 的估计值

在得到分性别年份 k_{T_i} 的估计值后，结合含漂移项的双随机游走模型，并通过 R 软件编程，随机模拟 1000 次，可以外推得到 k_{T_N+n} 的均值（0.5 分位点）和下界（0.05 分位点）估计值，结合上文式（7-9）即可得出 2011~2050 年分性别、年龄人口死亡率均值（0.5 分位点）和下界（0.05 分位点）的预测值。

2. 城镇职工养老金领取人口数预测结果

按照前面城镇职工养老金领取人口数的预测思路，结合预测所得的人口基数，在城镇化率、城镇就业率、城镇职工基本养老保险覆盖率和城镇职工参保者续费比例等参数假定的基础上，可得城镇职工养老金领取人口数的均值和上界的预测结果，如图 7-4 所示。

由图 7-4 可知，在当前退休年龄假定下，由于人口基数、城镇化率、城镇就业率、城镇职工基本养老保险覆盖率和城镇职工参保者续费比例等多方面因素的影响，2015~2050 年我国城镇职工养老金领取人口数会额外增加，增加的人口数等于预测的领取人口数上界与预测的领取人口数均值之差。表 7-1 列出了不同年份因长寿风险增加的领取人口数。可见，随着时间延续，因长寿风险增加的领取人口数不断扩大。

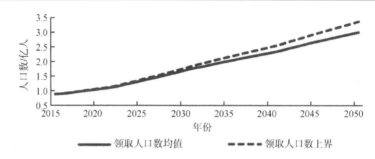

图 7-4　城镇职工养老金领取人口数预测的均值和上界

表 7-1　2015~2050 年因长寿风险增加的城镇职工养老金领取人口数

年份	人口数差/万人	年份	人口数差/万人	年份	人口数差/万人	年份	人口数差/万人
2015	17.7	2024	355.7	2033	1199.4	2042	2275.0
2016	38.8	2025	415.9	2034	1296.2	2043	2420.4
2017	63.8	2026	483.7	2035	1397.5	2044	2570.9
2018	94.4	2027	552.6	2036	1504.4	2045	2727.4
2019	129.3	2028	625.9	2037	1616.4	2046	2894.1
2020	166.4	2029	704.4	2038	1728.6	2047	3071.1
2021	204.1	2030	785.6	2039	1855.4	2048	3259.6
2022	249.5	2031	875.0	2040	1991.1	2049	3449.1
2023	301.7	2032	1099.9	2041	2135.0	2050	3634.5

表 7-1 的数据结果显示，2015~2050 年因长寿风险增加的养老金领取人数从 2015 年的 17.7 万人上升到 2050 年的 3634.5 万人，35 年的时间内增加了 204 倍，平均每年增长 16.43%。这说明在当前的退休年龄假定下，长寿风险对我国城镇职工基本养老保险的冲击效应将越来越显著。

3. 长寿风险对城镇职工基本养老保险冲击效应的测度

根据表 7-1 的测算结果，并结合式（7-8）和式（7-9），即可得 2015~2050 年长寿风险对我国城镇职工基本养老保险冲击效应的测度结果，如表 7-2 所示。

表 7-2　2015~2050 年长寿风险对城镇职工基本养老保险冲击效应的测度

年份	数值/亿元	年份	数值/亿元	年份	数值/亿元	年份	数值/亿元
2015	48	2017	195	2019	446	2021	792
2016	111	2018	306	2020	611	2022	1 022

续表

年份	数值/亿元	年份	数值/亿元	年份	数值/亿元	年份	数值/亿元
2023	1 305	2030	4 791	2037	12 971	2044	27 149
2024	1 625	2031	5 549	2038	14 426	2045	29 953
2025	2 006	2032	7 254	2039	16 103	2046	33 055
2026	2 445	2033	8 227	2040	17 973	2047	36 479
2027	2 928	2034	9 247	2041	20 043	2048	40 268
2028	3 464	2035	10 369	2042	22 211	2049	44 313
2029	4 099	2036	11 608	2043	24 576	2050	48 562

表 7-2 的数据显示，长寿风险对我国城镇职工基本养老保险的冲击效应随时间的延续将越来越大。2015 年长寿风险对我国城镇职工基本养老保险的冲击效应仅为 48 亿元，但随着人口预期寿命延长及处于第二次生育高峰期的人们进入退休年龄，这一数值迅速增加，到 2050 年长寿风险对我国城镇职工基本养老保险的冲击效应上升至 48 562 亿元，年均增长率高达 21.86%。为了更客观地反映长寿风险对我国城镇职工基本养老保险造成的总冲击效应，我们按照式(7-10)将 2015~2050 年的值折现到 2014 年，得到 2014~2050 年长寿风险对我国城镇职工基本养老保险造成的总冲击效应为 20.31 万亿元，占 2014 年我国 GDP 的 31.93%，是 2014 年我国公共财政支出的 1.34 倍。

7.4　政策模拟和敏感性分析

前文的测度结果均基于基准假定，但未来经济和制度因素变动是无法准确预测的，退休年龄、养老金调整指数、城镇化率、城镇职工基本养老保险覆盖率及城镇职工参保者续费比例等的变动均会影响测算结果。为了更好地度量和管理长寿风险对城镇职工基本养老保险造成的冲击效应，下面进行延迟退休年龄的政策模拟和经济与制度因素变动的敏感性分析。

7.4.1　延迟退休年龄的影响

根据联合国人口司的数据，2010 年德国、日本、加拿大、瑞典、丹麦等大部分发达国家法定退休年龄都在 65 岁及以上，而我国男性城镇职工的法定退休年龄为 60 岁，女性仅为 55 岁，相比而言，我国的法定退休年龄明显偏低。

中共十八届三中全会通过的《中共中央关于全面深化改革若干重大问题的决定》有关社会保障制度部分指出，要"坚持精算平衡原则""研究制定渐进式延迟退休年龄政策"。基于此，本节选取中国社会科学院提出的渐进式延迟退休年龄的方案和建议，从 2017 年起，男性城镇职工退休年龄每 6 年延迟一岁，女性城镇职工退休年龄每 3 年延迟一岁，至 2044 年男性、女性城镇职工退休年龄均达到 65 岁为止。图 7-5 给出了基准情形和延迟退休情形下长寿风险对城镇职工基本养老保险的冲击效应。

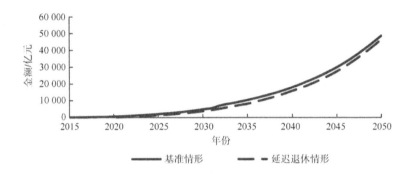

图 7-5   基准情形和延迟退休情形下长寿风险对城镇职工基本养老保险的冲击效应

图 7-5 显示，在延迟退休情形下，长寿风险对城镇职工基本养老保险的冲击效应明显小于基准情形，两者之间的差距从 2017 年的 6.29 亿元上升至 2050 年的 2288.79 亿元。为了更进一步分析，我们将 2015~2050 年延迟退休年龄下的政策模拟结果折现到 2014 年，得出在延迟退休年龄方案下，2014~2050 年长寿风险对我国城镇职工基本养老保险总的冲击效应为 17.77 万亿元，占 2014 年 GDP 比重的 27.93%，相比基准情形下的 20.31 万亿元，减少了 12.51%。因此，长寿风险对城镇职工基本养老保险的冲击效应受延迟退休年龄的影响较为突出，延迟退休年龄能较好地缓解长寿风险对城镇职工基本养老保险的冲击效应。

7.4.2   经济与制度因素变动的影响

为了进一步考察长寿风险对我国城镇职工基本养老保险的冲击效应受不同经济与制度因素变动的敏感性，我们分别分析养老金调整指数、城镇化率、城镇职工基本养老保险制度覆盖率及城镇职工参保者续费比例变动的影响。高速变动方案假定养老金调整指数按工资增长率的 100%进行调整，城镇化率从 2015 年的 55%提高到 2050 年的 80%，城镇职工基本养老保险制度覆盖率由 2014 年的 65%

上升至 2030 年的 90%，城镇职工参保者续费比例从 2013 年的 84%提高到 2040 年的 95%，之后均保持不变。低速变动方案假定养老金调整指数按工资增长率的 60%进行调整，城镇化率、城镇职工基本养老保险制度覆盖率和城镇职工参保者续费比例则分别提高到 2050 年的 70%、2040 年的 90%和 2050 年的 95%。为了便于与基准情形进行比较，我们将两种变动方案下的结果折现到 2014 年，得出不同经济和制度因素变动条件下长寿风险对我国城镇职工基本养老保险总的冲击效应，具体的敏感性分析结果，如表 7-3 所示。

表 7-3　经济和制度因素变动下的长寿风险冲击效应的分析结果

经济和制度变动因素	基准值/亿元	高速值/亿元	高速变动率	低速值/亿元	低速变动率
养老金调整指数	203 140	280 670	38.17%	147 180	−27.55%
城镇化率	203 140	204 280	0.56%	194 240	−4.38%
制度覆盖率	203 140	207 240	2.02%	193 380	−4.80%
参保者续费比例	203 140	204 880	0.86%	196 310	−3.36%

注：变动率=（变动值–基准值）/基准值

　　表 7-3 的分析结果显示，长寿风险对我国城镇职工基本养老保险的冲击效应受养老金调整指数的影响较大。相比基准情形，高速变动方案下，长寿风险对我国城镇职工基本养老保险的总冲击效应增加了约 7.75 万亿元，提高了 38.17%，而在低速变动方案下，这一数值则减少了约 5.60 万亿元，降低了 27.55%。长寿风险对我国城镇职工基本养老保险的冲击效应受城镇化率、城镇职工基本养老保险制度覆盖率及城镇职工参保者续费比例的影响则相对较小。对比基准情形，城镇化率在高速和低速方案下的变动率分别为 0.56%和–4.38%，城镇职工基本养老保险制度覆盖率造成的变动率分别为 2.02%和–4.80%，城镇职工参保者续费比例的影响同样有限，变动率分别为 0.86%和–3.36%。

7.5　小　　结

　　借助金融机构偿付能力资本需求 VaR 的思想，本章将长寿风险对我国城镇职工基本养老保险的影响界定为在 95%概率下长寿风险的上界对应的养老金支出与预期的平均养老金支出之差。通过联立有限数据双随机 Lee-Carter 死亡率模型的预测值与城镇职工养老金领取水平的预测值，评估了 2015~2050 年长寿风险对我国城镇职工基本养老保险的冲击效应，得出如下结论。

（1）在基准假定下，长寿风险对我国城镇职工基本养老保险的冲击效应十分明显。随着人口预期寿命不断延长及处于第二次生育高峰期的人们陆续进入退休年龄期，2050 年长寿风险对我国城镇职工基本养老保险的冲击效应高达 48 562亿元。将 2015~2050 年的值折现到 2014 年，得到 2014~2050 年长寿风险对我国城镇职工基本养老保险总的冲击效应为 20.31 万亿元，占 2014 年 GDP 的 31.93%，是 2014 年公共财政支出的 1.34 倍。考虑到这部分支出增加主要由公共财政进行补贴，长寿风险在未来将会对我国公共财政造成不小的支付压力。

（2）长寿风险对城镇职工基本养老保险冲击效应的政策模拟和敏感性分析结果显示，延迟退休年龄和养老金调整指数的作用较为显著，城镇化率、城镇职工基本养老保险制度覆盖率和城镇职工参保者续费比例的调整作用则相对有限。在延迟退休年龄的政策模拟方案下，长寿风险对城镇职工基本养老保险的冲击效应相比基准情形减少 12.51%，由高、低养老金调整指数造成的长寿风险对城镇职工基本养老保险冲击效应的变动率分别为 38.17%和−27.55%，而城镇化率、城镇职工基本养老保险制度覆盖率和城镇职工参保者续费比例造成的绝对变动率均不足 5%。

应对长寿风险对城镇职工基本养老保险的冲击效应，需要采取综合改革措施。包括建立应对长寿风险的资本积累准备，鼓励推迟退休和渐进退休，鼓励推迟养老金领取年龄，建立多层次和多渠道的养老金体系，以及探索长寿风险证券化的创新性解决方案，等等，这些应对措施值得下一步更深入的研究。

参 考 文 献

国务院发展研究中心课题组. 2010. 中国城镇化：前景、战略与政策[M]. 北京：中国发展出版社.

刘学良. 2014. 中国养老保险的收支缺口和可持续性研究[J]. 中国工业经济，（9）：25-37.

马俊，张晓蓉，李治国. 2012. 中国国家资产负债表研究[M]. 北京：社会科学文献出版社.

世界银行和国务院发展研究中心联合课题组. 2013. 2030 年的中国：建设现代化和谐有创造力的社会[M]. 北京：中国财政经济出版社.

王晓军，姜增明. 2016. 长寿风险对城镇职工养老保险的冲击效应研究[J]. 统计研究，33（5）：43-50.

王晓军，米海杰. 2013a. 中国人口死亡率改善水平比较分析[J]. 统计研究，30（2）：58-63.

王晓军，米海杰. 2013b. 养老金支付缺口：口径、方法与测算分析[J]. 数量经济技术经济研究，30（10）：49-62，78.

王晓军，任文东. 2012. 有限数据下 Lee-Carter 模型在人口死亡率预测中的应用[J]. 统计研究，29（6）：87-94.

王亚男，冯奎，郑明媚. 2012. 中国城镇化未来发展趋势——2012 年中国城镇化高层国际论坛会议综述[J]. 城市发展研究，19（6）：1-3.

Alho J M，Jensen S E H，Lassila J. 2008. Uncertain Demographics and Fiscal Sustainability[M]. Cambridge：Cambridge University Press.

Bell W R. 1997. Comparing and assessing time series methods for forecasting age-specific fertility and mortality rates[J]. Journal of Official Statistics，13（3）：279-303.

Bisetti E，Favero C A. 2014. Measuring the impact of longevity risk on pension systems：the case of Italy[J]. North American Actuarial Journal，18（1）：87-103.

International Monetary Fund. 2020. Global Financial Stability Report：Bridge to Recovery[R]. Washington，D.C.：International Monetary Fund.

Lee R D，Carter L R. 1992. Modeling and forecasting U.S. mortality[J]. Journal of the American Statistical Association，87（419）：659-671.

第8章 我国基本养老保险多参数改革最优路径模拟研究

在人口老龄化和人口长寿趋势下,基本养老保险的长期可持续发展面临挑战,利用前面几章给出的养老保险长期精算模型,可以分别对扩大养老保险覆盖面、提高参保率、推迟退休年龄、做实养老保险缴费基数、改变养老保险缴费率、改变养老金待遇调整等参数式改革的长期财务效果进行测算分析,但精算分析往往单独考察单参数改革的效果,很少同时考虑不同参数之间的关联性和多个参数同时改革的综合效应。本章针对我国的城镇职工基本养老保险,构建了多参数改革的最优化模型,在参数边界和参数连续调整平滑性约束下,通过CRG求解制度的缴费率、退休年龄、待遇调整指数的最优连续调整路径,目标是使制度在2020~2070年实现精算平衡。在此基础上,对替代率、工资增长率、利率等因素做敏感性分析,测算它们对多参数最优调整路径和结果的影响,最后给出相关建议。

8.1 基本养老保险多参数改革的非线性最优化模型

关于基本养老保险多参数综合改革的优化模型,国外学者有不少相关研究,如Haberman和Zimbidis(2002)针对现收现付制养老保险参数式改革,提出采用缓冲基金吸收人口结构变动的冲击,采用连续调整缴费率与退休年龄的方式使养老基金保持年度偿付能力,并在缴费率和退休年龄最小调整的线性目标函数下,得到关于缴费率与退休年龄最优调整的显示解。Pantelous 和 Zimbidis(2008)将养老金待遇水平、养老基金资产投资比例纳入决策变量,在目标函数中增加了反映调整期末养老基金积累目标的指标,采用标准线性和随机优化技术,得出关于缴费率、退休年龄、养老金待遇和投资策略等控制变量的解析公式。Godínez-Olivares 等(2016a,2016b)综合考虑了缴费率、退休年龄与待遇调整指数三个参数，在不同目标函数下分别在 20 年和 75 年的调整期内求解出使养老金保持年度偿付能力与长期可持续性的最优策略，并基于全欧洲人口预测数据进行实证检验，得出该最优策略满足连续小幅调整缴费率、退休年龄和待遇指数的约束，最终使现收现付制养老保险实现长期收支平衡。

王晓军等（2019）借鉴 Godínez-Olivares 等（2016a，2016b）中的优化思想，通过控制养老保险基金在未来一定时期内的精算平衡，即养老保险基金的收入现值与支出现值之差，使养老保险基金在未来长期内保持财务可持续性。其中，控制变量包括缴费率、退休年龄、养老金待遇调整指数。

目标函数为

$$f = \left(\sum_{n=0}^{N} \frac{c_n W_n(g_n, x_n^{(r)})}{(1+i)^n} - \sum_{n=1}^{N} \frac{B_n(g_n, x_n^{(r)}, \lambda_n)}{(1+i)^n} \right)^2 \tag{8-1}$$

这里，我们将目标函数设为养老保险基金的收支现值之差的平方。在这一设定下，通过最小化目标函数能够得到最接近养老保险基金长期精算平衡的多参数改革路径。在目标函数中，N 表示时期长度，c_n、λ_n、$x_n^{(r)}$、g_n 分别表示 N 期内每年的缴费率、养老金待遇调整指数、法定退休年龄、工资增长率；W_n 与 B_n 分别表示每年的养老保险缴费基数总额和养老金待遇总额；i 表示折现率。

W_n 与 B_n 可以表示为关于 c_n、λ_n、$x_n^{(r)}$、g_n 的函数。设参加养老保险的最低年龄为 x_e，第 n 年 x 岁的参保人数为 $l_{x,n}$，x 岁参保者的平均工资为 wage(x)，有

$$W_1 = \sum_{x=x_e}^{x_1^{(r)}-1} l_{x,1} \text{wage}(x)$$

对 $W_n(n>1)$，有

$$W_n = \left(\sum_{x=x_e}^{\lfloor x_n^{(r)} \rfloor - 1} l_{x,n} \text{wage}(x) \prod_{k=1}^{n-1}(1+g_k) \right) + \left(x_n^{(r)} \bmod \lfloor x_n^{(r)} \rfloor \right) l_{\lfloor x_n^{(r)} \rfloor, n} \text{wage}\left(\lfloor x_n^{(r)} \rfloor \right) \prod_{k=1}^{n-1}(1+g_k) \tag{8-2}$$

其中，$\lfloor x_n^{(r)} \rfloor$ 表示不大于 $x_n^{(r)}$ 的最大整数；$x_n^{(r)} \bmod \lfloor x_n^{(r)} \rfloor$ 表示 $x_n^{(r)}$ 除以 $\lfloor x_n^{(r)} \rfloor$ 之后的余数。公式（8-3）的后半部分反映了推迟退休年龄期间的延续缴费。

设第 n 年 x 岁退休者的养老金待遇为 $P_{x,n}$，人口寿命上限为 w，有

$$B_1 = \sum_{x=x_1^{(r)}}^{w} P_{x,1} l_{x,1} \tag{8-3}$$

当 $n>1$ 时，

$$B_n = \left(1 - x_n^{(r)} \bmod \lfloor x_n^{(r)} \rfloor \right) l_{\lfloor x_n^{(r)} \rfloor, n} P_{\lfloor x_n^{(r)} \rfloor, n} + \sum_{x=\lceil x_n^{(r)} \rceil}^{w} P_{x,n} l_{x,n} \tag{8-4}$$

$$P_{x,n} = P_{x-1,n-1}(1 + \lambda_{n-1}) \tag{8-5}$$

公式（8-5）考虑了退休年龄调整对养老保险基金支出的影响。公式（8-6）反映了养老金待遇的调整。

对于第 n 年新退休者，设养老金待遇由退休时的工资与养老金的目标替代率决定，有

$$P_{\lfloor x_n^{(r)} \rfloor, n} = \begin{cases} k_n \mathrm{wage}(x_n^{(r)} - 1)\prod_{k=1}^{n-1}(1 + g_k) & , \quad x_n^{(r)} \in Z \\ k_n \mathrm{wage}\left(\lfloor x_n^{(r)} \rfloor\right)\prod_{k=1}^{n-1}(1 + g_k), & \quad \text{otherwise} \end{cases} \tag{8-6}$$

其中，k_n 表示养老金初始替代率。

对于缴费率、退休年龄、养老金待遇调整指数三个控制变量，约束条件是在一定的调整范围内每次做小幅的调整，并使目标函数 f 达到最小。目标函数和约束条件如下：

$$\min_{c_n, x_n^{(r)}, \lambda_n} f \tag{8-7}$$

$$\mathrm{s.t.} = \begin{cases} c_{\min} \leqslant c_n \leqslant c_{\max}, \lambda_{\min} \leqslant \lambda_n \leqslant \lambda_{\max}, x_{\min} \leqslant x_n^{(r)} \leqslant x_{\max} \tag{8-8a} \\ 0 \leqslant c_{n+1} - c_n \leqslant c_\Delta, 0 \leqslant \lambda_n - \lambda_{n+1} \leqslant \lambda_\Delta, 0 \leqslant x_n^{(r)} - x_{n+1}^{(r)} \leqslant x_\Delta \tag{8-8b} \end{cases}$$

最小化目标函数 f 能够使养老保险基金在未来观察期内保持收支平衡。在约束条件（8-8a）中，$c_{\min}$、$\lambda_{\min}$、$x_{\min} \in R$ 及 $c_{\max}$、$\lambda_{\max}$、$x_{\max} \in R$ 分别为控制变量缴费率、待遇指数、退休年龄的下界和上界。为控制变量设定上下界的目的在于避免出现违背实际的调整策略。

Godínez-Olivares 等（2016a）将约束条件（8-8b）称为平滑性约束，平滑性约束能够避免控制变量超过一定幅度的调整。另外，为了应对人口老龄化下不断增加的支付压力，我们对三个控制变量采用了非对称调整设计，即只允许缴费率和退休年龄向上调整（提高），待遇指数向下调整（下降），这也是国际养老金参数改革的通行做法。

8.2　最优化问题求解

Godínez-Olivares 等（2016a，2016b）在处理这种非线性最优化问题时使用了广义既约梯度法。广义既约梯度法由 Abadie 和 Carpentier（1992）提出，是梯度方法的一种拓展，是处理非线性最优化问题的重要方法。唐焕文和秦学志（2000）将广义既约梯度法的基本思想概括为：利用约束条件将部分变量用其他的独立变

量表示，利用既约梯度直接构造独立变量的改进方向 d，之后沿着方向 d 进行搜索求得新点，通过不断地重复这一过程来逼近原问题的最优解。

依据公式（8-8）所设定的特定约束，可构造三组自由变量 u_n、y_n、z_n，它们的定义如下：

$$u_n = c_{n+1} - c_n$$
$$y_n = \lambda_n - \lambda_{n+1}$$
$$z_n = x_n^{(r)} - x_{n+1}^{(r)}$$

将优化问题改写为

$$\min_{u_n, y_n, z_n} f$$

$$\text{s.t.} = \begin{cases} c_n = c_1 + u_1 + u_2 + \cdots + u_{n-1} \leqslant c_{\max}, \\ \lambda_n = \lambda_1 - y_1 - y_2 - \cdots - y_{n-1} \geqslant \lambda_{\min}, \\ x_n^{(r)} = x_1^{(r)} + z_1 + z_2 + \cdots + z_{n-1} \leqslant x_{\max}; \\ 0 \leqslant u_n \leqslant c_\Delta, 0 \leqslant y_n \leqslant \lambda_\Delta, \\ 0 \leqslant z_n \leqslant x_\Delta; \end{cases} \quad （8\text{-}9）$$

使用以下算法可以求解这一最优化问题。

步骤 1：给定计算精度 $\varepsilon > 0$，选取满足约束条件的初始可行解 $M^{(0)} = \left\{ u_n^{(0)}, y_n^{(0)}, z_n^{(0)} \right\}$，令 $k=0$。

步骤 2：计算既约梯度，在本优化问题下，自由变量的既约梯度正好等于目标函数对自由变量的偏导，因此既约梯度可以写成：$r_N^{(k)} = r\left(M^{(k)} \right) = \nabla f\left(M^{(k)} \right)$。

按照以下公式来计算改进方向 $d^{(k)}$ 的各个分量。

若自由变量 $M_j^{(k)}$ 此时正好等于其约束最小值，且 $r_j^{(k)} > 0$，或者 $M_j^{(k)}$ 此时正好等于其约束最大值，且 $r_j^{(k)} < 0$，令 $d_j^{(k)} = 0$；否则令 $d_j^{(k)} = -r_j^{(k)}$。

步骤 3：若 $\left\| d^{(k)} \right\| < \varepsilon$，计算结束，否则转向步骤 4。

步骤 4：试取步长 $\alpha_k > 0$，计算 $\bar{M}^{(k)}$，其中 $\bar{M}^{(k)}$ 的各分量由式（8-10）确定。

$$\bar{M}_j^{(k)} = \begin{cases} \text{the lower bound of } M_j^{(k)}, & M_j^{(k)} + \alpha_k d_j^{(k)} < \text{the lower bound of } M_j^{(k)} \\ \text{the upper bound of } M_j^{(k)}, & M_j^{(k)} + \alpha_k d_j^{(k)} > \text{the upper bound of } M_j^{(k)} \\ M_j^{(k)} + \alpha_k d_j^{(k)}, & \text{otherwise} \end{cases}$$

$$（8\text{-}10）$$

根据 $\bar{M}^{(k)}$ 计算 $\bar{c}_N$、$\bar{\lambda}_N$、$\bar{x}_N^{(r)}$ 的值，判断其是否满足约束条件（8-10），若满足，令 $M^{(k+1)} = \bar{M}^{(k)}$，$k=k+1$，并返回步骤 2；否则令 $\alpha_k = \alpha_k / 2$，并重复步骤 4。

使用以上算法，通过设定合适的计算精度及迭代求解的次数上限，就能够快速求解出本节所设定的优化问题。

8.3　参　数　假　设

我国的社会养老保险包括机关事业单位基本养老保险、城镇企业职工基本养老保险和城乡居民基本养老保险。2015 年，机关事业单位基本养老保险采取了与城镇企业职工养老保险相同的制度模式和参数设定改革，从而在统计口径上合并为城镇职工基本养老保险。按照制度规定，城镇职工基本养老保险的法定缴费率为单位缴纳工资总额的 20%，个人缴纳个人缴费工资的 8%，缴费上限是上年在岗职工平均工资的 300%，下限是上年在岗职工平均工资的 60%。灵活就业人员按当地上年在岗职工平均工资的 20%缴费，其中 8%计入个人账户。与城镇职工基本养老保险相比，城乡居民基本养老保险起步较晚，当前全国各地在缴费标准、政府补贴和待遇水平上差距较大，很难做全国统一的优化分析。本节仅对全国城镇职工基本养老保险的参数改革进行优化建模分析。

参数改革优化建模，涉及对替代率、缴费率、退休年龄、养老金待遇调整指数、改革期等参数的水平和范围的设定。对于制度和人口参数，这里假设养老保险参数改革优化的时间范围 N 为 2020~2070 年；养老保险的初始替代率设为 2016 年城镇职工基本养老保险的社会平均工资替代率水平，即 $k_n=46.66\%$，男女平均的初始退休年龄为 57 岁[①]；参保最低年龄为 20 岁，即 $x_e=20$；按社会平均工资计算的初始实际缴费率为 14%[②]，实际缴费率远远低于法定水平的主要原因是当前的实际缴费基数低于社会平均工资；养老金初始待遇调整指数为 5%[③]。假设在 2020~2070 年，缴费率的调整区间为 14%~25%[④]，退休年龄的调整区间为 57~65 岁，待遇调整指数区间为 2%~5%[⑤]。这样，$c_{min}=14\%$、$\lambda_{min}=2\%$、$x_{min}=57$，$c_{max}=25\%$、$\lambda_{max}=5\%$、$x_{max}=65$。对于缴费率、待遇指数、退休年龄的调整幅度，分别假设为 0.5%、0.5%、0.25 岁，即 $c_\Delta=0.5\%$、$\lambda_\Delta=0.5\%$、$x_\Delta=0.25$，即每年缴费率最多比上年增加 0.5%，待遇指数最多比上年下降 0.5%，退休年龄

[①] 当前法定退休年龄为男 60 岁，女干部 55 岁，女工人 50 岁，男女加权平均的退休年龄约为 57 岁。

[②] 依据国家统计局公布的 2016 年城镇职工基本养老保险在职参保人数、在岗职工平均工资和征缴收入估计的人均实际平均工资缴费率为 14%。

[③] 2017 年我国养老金的实际待遇调整指数为 5%。

[④] 当前城镇职工基本养老保险的法定缴费率为单位 20%，个人 8%，合计 28%；灵活就业者的法定缴费率为 20%，灵活就业参保比例约为 1/3，加权平均后的法定最高缴费率约为 25%，这里将 25%设定为缴费上限。

[⑤] 国家统计局公布的历年通货膨胀率水平基本维持在 2%左右，假设待遇调整指数的下限为通货膨胀指数，上限为 2017 年的实际水平。

最多每 4 年延迟 1 岁。另外，2020~2070 年的人口结构采用联合国的预测数据[①]，假设城镇职工基本养老保险的制度内人口结构与人口结构相同[②]。为了简化，优化模拟不考虑失业率、提前退休和退休后继续工作与继续缴费等情况对制度内人口结构的影响，也不考虑财政补贴收入，假设 2020 年后，制度依靠累计结余和缴费收入满足对待遇的支出。

对于折现率、工资增长率、GDP 增长率等经济因素。假设未来长期内的折现率和利率均为 4%[③]。对于工资，假设 $x+1$ 岁的平均工资是 x 岁平均工资的 1.01 倍（Sin and Yu，2005）。考虑到我国未来经济增长放缓的趋势，参考世界银行的报告，假设 GDP 增长率在 2020~2025 年为 6%，2026~2030 年为 5%，2031~2060 年为 4%，2061~2070 年为 3%（世界银行和国务院发展研究中心联合课题组，2013）。考虑到当前劳动报酬在 GDP 中的占比较低，约为 40%（李培林等，2013），而世界各国的劳动报酬在 GDP 中的份额集中于 60%~85%（Gollin，2002）。假设未来我国的劳动报酬在 GDP 中的份额将逐步提高，工资增长快于 GDP 增长 1 个百分点，这样，到 2050 年劳动报酬在 GDP 的份额可以达到 50%~60%。由此假设工资增长率在 2050 年前高于 GDP 增长率 1 个百分点，之后与 GDP 增长率相同。

8.4 基本养老保险多参数改革模拟结果

8.4.1 现行养老保险制度持续运行下的财务结果

首先对养老保险制度不实行参数改革假设下的财务结果进行模拟。这里我们采用年度收支比、基金率、长期精算平衡三个指标进行财务结果的描述，同时采用养老金平均替代率描述养老金的待遇水平。年度收支比是年度保费收入与年度待遇支出之比，用于反映年度征缴收入对年度待遇的支付能力。基金率是上年累计结余与当年待遇支出的比例，用于反映年初结余基金对当年待遇的支付能力，可以体现年末累计结余基金的偿付能力。长期精算平衡是观察期内期初结余与未来征缴收入现值之和与未来待遇支出现值及观察期末目标结余的差，用于反映未

---

① 资料来源：https://esa.un.org/unpd/wpp/[2020-10-10]. 联合国的预测结果涵盖了全面实施二孩政策对中国人口结构带来的影响。

② 由于参保人员年龄结构没有公开的数据来源，这里假设其与人口年龄结构相同，在该假设下的模拟结果关注年龄结构老化的财务影响趋势，不注重对每年财务结果的影响数值，可以视为合理假设。

③ 依据中央国债登记结算有限责任公司 2018 年 6 月公布的中国国债收益率曲线，50 年期的国债到期收益率为 4.0889%。

来长期内期初结余和未来收入现值满足未来支出并实现期末结余目标的情况。

假设养老保险制度在未来不做任何参数改革，待遇指数为工资增长率的70%，假定2020年养老保险的期初结余基金正好等于2020年度的待遇支出[①]。这样，养老保险长期运行下的年度收支比、平均替代率和基金率，如图8-1和图8-2所示。

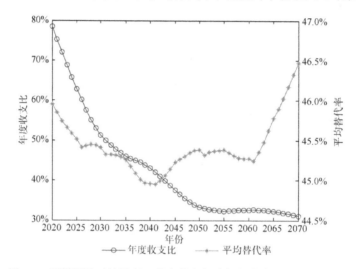

图8-1　不做调整时城镇职工基本养老保险年度收支比及平均替代率

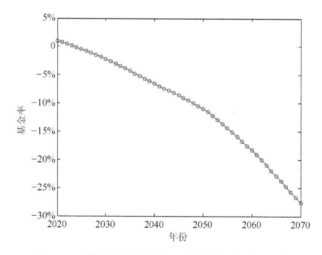

图8-2　不做调整时城镇职工基本养老保险基金率

可见，如果养老保险的制度参数不做任何调整改革，制度的年度偿付能力

---

① 依据人力资源和社会保障部的年度报告数据，2007~2016年的十年间，城镇职工基本养老保险年度累计结余与下年支出的比例一直维持在1~1.2。

将迅速恶化。如图 8-1 所示,2020 年年度收支比为 78.52%,到 2070 年只有 31.09%,意味着 2070 年保费收入只能支撑 31% 的待遇支出,存在巨额的收支缺口。与此同时,待遇调整指数低于工资增长率,这使平均替代率在 2020 年至 2040 年不断下降,到 2040 年平均替代率降为 44.96%。2040 年后,老年抚养比加速上升,人口老龄化的进程加快,使平均替代率逐步回升。2060 年后,老年抚养比稳中有降,同时我们假设的工资增长率降低一个台阶,这使待遇调整指数与工资增长率之间的差距同步减小,使平均替代率的上升速度加快。但总体看,平均替代率在整个运行期间内的变化幅度不大,基本上落在 45% 至 46.5% 这个区间内。

如图 8-2 所示,在不改革的情况下,自 2024 年起,养老保险的累积资产将被消耗殆尽,基金率开始变为负值,到 2070 年,养老保险的债务存量达到该年待遇支出的 27 倍,如此巨大的缺口无法通过财政补贴的方式进行填补,养老保险将难以为继,面临破产。如果养老保险不进行改革,其 2020~2070 年的长期资产现值为 758 万单位,长期负债现值为 1898 万单位,长期精算平衡值为 –1140 万单位。这表明如果保持现行制度不变,必须在 2020~2070 年使总缴费收入增加 150% 或者使总的待遇支出减少 60%,才能实现养老保险长期的收支平衡。

8.4.2　养老保险优化约束下的参数改革路径

基于前面给出的相关假设和参数改革约束,使用 Matlab 求解出缴费率、退休年龄和待遇指数调整的最优路径,并实现了最优调整路径下目标函数 f 最终值为 0 的目标,这表明这一最优调整路径可以使养老保险在 2020~2070 年维持精算平衡和长期的可持续发展。

图 8-3 给出了缴费率、待遇指数、退休年龄的最优调整路径,可见,依据优化目标和约束条件,缴费率应逐步从 2020 年的 14% 提高到 2042 年的 24.08%,平均每年的缴费率上调 0.46 个百分点。2042 年后的缴费率维持在 24.08% 的水平上不变。依据退休年龄的最优调整路径,从 2020 年起,退休年龄将会以每年增加 0.25 岁的速度持续提高,最终提高到 2052 年的 65 岁。待遇指数的最优调整方案则显示,待遇指数将从 2020 年的 5%,平均每年向下调整 0.40 个百分点,经过 6 年后稳定在 2.58% 的水平上。

在多参数最优调整路径下,2020~2070 年的制度内收支比不断改善。图 8-4 给出了养老保险年度收支比,2020 年年度收支比为 0.7851,意味着当年保费收入不能支撑当年的待遇支出,需要额外 21% 的补贴才能实现收支平衡。随着缴费率、退休年龄和待遇指数的不断调整,年度收支比不断上升,在 2035 年达到 1.0151,

养老保险首次实现年度收入大于年度支出。随后制度内收支比继续上升，并在2042~2051 年，年度收支比维持在 1.2 之上。2052 年后，缴费率、待遇指数、退休年龄已结束调整，使得年度收支比逐步回落，最终在 2070 年下降至 0.8273 的水平。在整个模拟期内，2035~2054 年，年度保费收入大于年度支出，其他年份的年度支出大于年度保费收入。经过对缴费率、待遇指数、退休年龄三个参数的调节，养老保险实现了在 2020~2070 年的长期精算平衡，养老保险总保费收入的现值等于总待遇支出的现值。

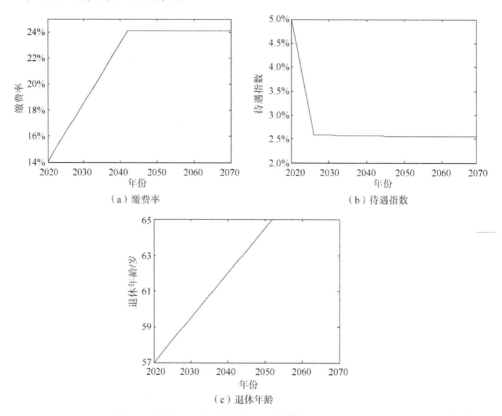

（a）缴费率　　　　　　　　　　　　　（b）待遇指数

（c）退休年龄

图 8-3　缴费率、待遇指数、退休年龄的最优调整路径

图 8-4 同样给出了 2020~2070 年的基金率，可见，2020~2035 年，基金率持续下降，并且 2035 年达到了最低水平−0.5672，这是持续多年收不抵支的后果。2035 年后，由于年度收入大于年度支出，年度收支比大于 1，基金率逐步回升，并在 2054 年达到最大值 2.4823，以后年份，随着收支比的下降，基金率同步下降，最终在 2070 年维持在 0.6857 的水平，即 2070 年仅依靠养老保险的累计结余就能够覆盖 2070 年年度支出的 68.57%。

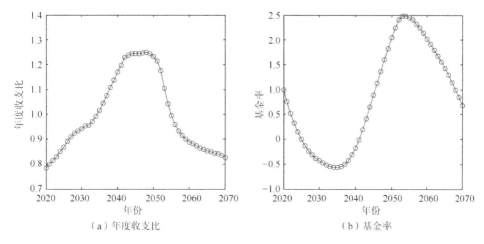

（a）年度收支比　　　　　　　　　（b）基金率

图 8-4　多参数最优调整路径下的年度收支比、基金率

图 8-5 给出了 2020~2070 年的养老保险的平均替代率，可以看出在参数调整期间
（2020~2051 年）养老保险的平均替代率有不断降低的趋势。随着退休年龄不断延迟、
待遇指数不断降低，平均替代率由 2020 年的 45.95% 下降至 2051 年的 39.38%。此后，
由于人口结构进一步老化和工资增长率持续下降，平均替代率逐渐回升。最终，在 2070
年平均替代率达到了 49.92%。

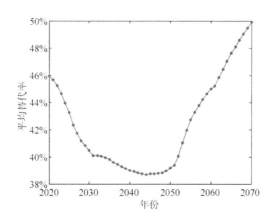

图 8-5　多参数最优调整路径下的平均替代率

8.4.3　对结果的进一步讨论

依据本节设定的缴费率、待遇指数、退休年龄的变化区间约束和平滑性约束，
本文得到了如图 8-3 所示的最优调整路径。从图 8-3 中可以看到，缴费率的调整

期为 2020 年至 2042 年，待遇指数的调整期为 2020 年至 2026 年，退休年龄的调整期为 2020 年至 2052 年，这三者的调整速度、调整进程并未保持一致。由于养老保险的长期平衡受这三者的共同影响，因此本节所求解出的最优调整路径并非唯一的最优解。如果想要获得三个参数的调整速度、调整进程相近的最优解，可以通过改变约束条件来获得。比如，在平滑性约束中可以适当地降低每年的缴费率、待遇指数调整幅度上限，提高退休年龄的调整幅度上限等。甚至可以通过事先设定好一个或多个参数在若干年的调整计划，仅调整非事先设定的参数来寻求实现精算平衡的最优解。

除此之外，无论在图 8-3 还是图 8-5 中，都可以观察到随着参数调整力度的减弱或者参数调整的中止，平均替代率呈现上升的趋势，这既有工资增长率进一步放缓的原因，也有优化目标是实现 2020~2070 年精算平衡的原因。由于工资增长率不断降低，以及待遇调整指数与工资增长率之间的绝对差距不断缩小，甚至为实现 2020~2070 年的精算平衡优化目标，待遇调整会在一定时期后停止，这些都导致了平均替代率在调整后期呈现快速上升的结果。在改革实践中，通过改变优化目标和约束条件，也可以同时实现平均替代率的稳定和长期精算平衡。

8.5 敏感性分析

养老保险多参数改革的最优调整路径受我们对初始替代率、工资增长率和折现率假设的影响，为了分析这些假设对结果的影响，这里对这些假设的敏感性进行测算分析。

8.5.1 初始替代率的敏感性分析

分别在初始替代率为 50%和 40%的设定下重新求解最优调整路径，得出不同初始替代率下的最优调整路径，如图 8-6 所示。

由图 8-6 可见，当初始替代率提升后，缴费率的上调速度会随之提升，并且缴费率的最终稳定水平与初始替代率成正比，当初始替代率为 50%时，缴费率最终稳定在 24.83%；当初始替代率为 40%时，缴费率最终维持在 22.32%上，比初始替代率为 50%时低了 2.51 个百分点。待遇指数的调整与此类似，初始替代率较高时，待遇指数的下降速度更快，最终的稳定的待遇指数水平也越低。当初始替代率从 40%增加至 50%后，最终稳定的待遇指数从 3.46%下降至 2.10%。

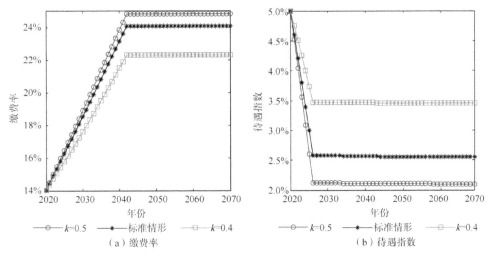

图 8-6　初始替代率对缴费率、待遇指数最优调整路径的影响

不同的初始替代率对应着不同的最优调整路径，两者共同影响着养老保险运行中的年度收支比。由图 8-7 可见，初始替代率对养老保险流动性的影响在 2035 年之前较为明显，在 2035 年之后逐步减弱。在 2035 年前，不同初始替代率设定下的养老保险，无论是年度收支比还是基金率都存在较大的差异，在这一时期较低的初始替代率将会带来较高的年度偿付能力。而在 2035 年之后，年度收支比及基金率之间的差异不断缩小，甚至趋于一致。值得注意的是，初始替代率设为 40%之后，整个考察期间内养老保险的基金率均大于 0，这说明在整个运行期间内养老保险并未出现账面上的负债。

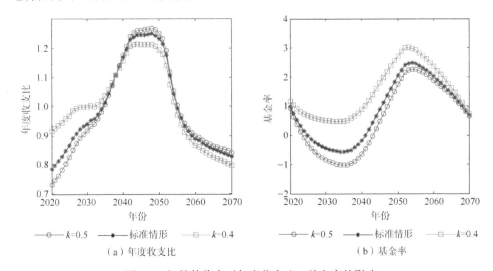

图 8-7　初始替代率对年度收支比、基金率的影响

由图 8-8 可以看出，三个最优调整路径下的平均替代率具有相类似的演变轨迹，在 2051 年之前，平均替代率都呈现整体下降的趋势，而在此后则呈现稳步上升的趋势。同时可以看到，初始替代率对最优调整路径下的平均替代率的影响是正向的，初始替代率越高在同一年份对应的平均替代率也越高。

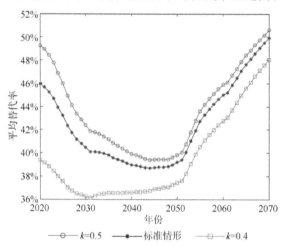

图 8-8　初始替代率对最优调整路径下平均替代率的影响

8.5.2　工资增长率的敏感性分析

工资增长率的提高会使养老保险的保费收入增加，进而有利于缓解养老保险的支付压力。图 8-9 给出了不同工资增长率下缴费率与待遇指数的最优调整策略，工资增长率的改变不会改变退休年龄的最优调整策略。

当 2020~2070 年每年的工资增长率比标准假设下多 1 个百分点时，缴费率的上调速度和上调幅度会有明显的减缓与下降。在标准假设下，2020~2042 年平均每年将缴费率上调 0.46 个百分点，并最终调整到 24.08%的水平上；当工资增长率提高后，在同一期间缴费率上调的速度变为每年 0.29 个百分点，缴费率最终维持在 22.37%左右。

在不同的工资增长率设定下，待遇指数的调整也不尽相同。当工资增长率增加 1%后，待遇指数在整个调整期内缓慢持续下降，最终会降至 2.37%。

图 8-10 展示了工资增长率改变后，最优调整策略下年度收支比及基金率的变化情况。可以看出，当工资增长率上升 1%后，在 2050 年之前，年度收支比将会略低于标准情形下的结果，这与其缴费率上调速度较慢、上调幅度较小有关。然而更高工资增长率的优势将在 2050 年之后逐渐显现出来，在此之后的年度收支比将会略高于标准情形。在这样的年度收支结构下，较高工资增长率对应的基金率

曲线将会落在标准情形曲线的下方。

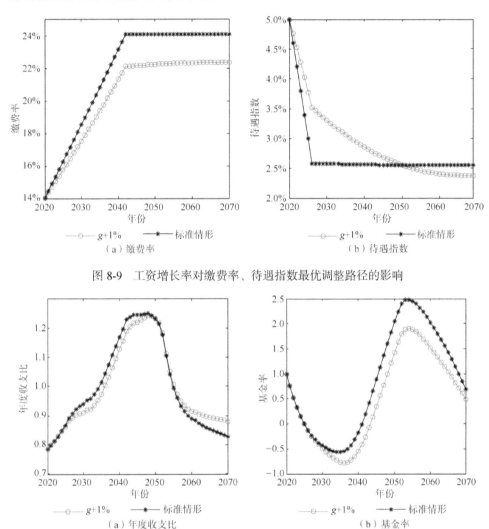

图 8-9　工资增长率对缴费率、待遇指数最优调整路径的影响

图 8-10　工资增长率对年度收支比、基金率的影响

工资增长率对最优调整路径下平均替代率的影响，如图 8-11 所示。不同工资增长率下平均替代率的演进轨迹类似，都具有先升后降的趋势，并且较高的工资增长率将会带来较低的平均替代率。在 2030 年之前，两组平均替代率较为接近，而在 2030 年之后，平均替代率的差距逐渐扩大。在 2045 年标准情形的平均替代率达到最低值 38.76%，此时高工资增长率下的平均替代率为 36.35%，并且仍在处于不断下降的进程中。在 2070 年标准情形和高工资增长率下的平均替代率分别

达到最大值 49.92% 和 43.64%，两者的差距也达到最大，为 6.28 个百分点。

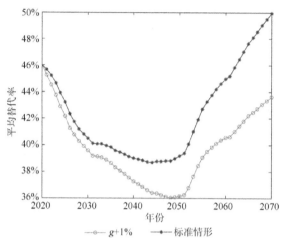

图 8-11　工资增长率对最优调整路径下平均替代率的影响

8.5.3　利率和折现率的敏感性分析

图 8-12、图 8-13 分别展示了不同利率和折现率下，最优调整策略下的财务结果。与之前的敏感性分析一样，利率的变化仍旧没有改变退休年龄的最优调整策略。从图中看出，利率及折现率的变动对最优调整策略的影响较为有限。在利率、

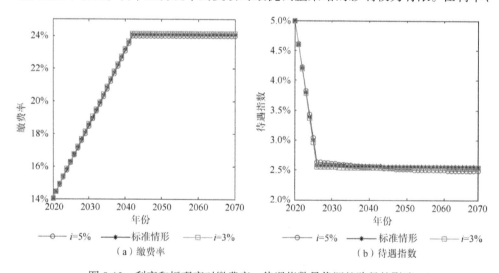

图 8-12　利率和折现率对缴费率、待遇指数最优调整路径的影响

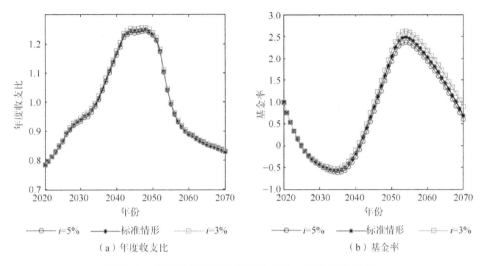

（a）年度收支比　　　　　　　　　　　（b）基金率

图 8-13　利率和折现率对年度收支比、基金率的影响

折现率分别为 3%、4%、5% 的假设下，得到的最优调整策略十分相近。因而三种
情形下的年度收支比曲线基本重叠在一起。同时，由于养老保险现收现付的制度
设计，利率与折现率对基金率的影响有限，因而在图中，在不同的利率、折现率
设定下，养老保险运行期间的基金率虽然略有差异，但差异并不明显。

通过图 8-14 我们可以看出，不同的利率及折现率设定，对最优调整路径下平
均替代率的演进影响甚微。三种利率及替代率设定下，平均替代率曲线几乎重合
在一起。

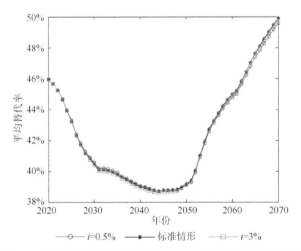

图 8-14　利率和折现率对最优调整路径下平均替代率的影响

8.6 小　　结

基于对未来人口和经济发展的假设，我们计算求解了我国城镇职工基本养老保险 2020 年至 2070 年的缴费率、退休年龄、待遇指数的最优调整策略。研究发现，依照现行的制度设计，城镇职工基本养老保险每年都处于收不抵支的状态。随着时间的推移，制度内人口不断老化，收支缺口将会越来越大，养老保险的可持续性将面临越来越大的挑战。

通过对缴费率、退休年龄、待遇指数持续的调整，在制度内人口老化的背景下，仍能实现城镇职工基本养老保险的收支平衡。依据测算，未来的实际缴费率需要逐步上调，待遇指数需要逐步下调，退休年龄需要持续推迟，三个参数的综合改革才能在 2020~2070 年实现精算平衡。同时，敏感性分析进一步给出了在不同的初始替代率、工资增长率和利率假设下，最优调整策略的变化路径。

需要指出的是，本章所研究的最优策略并不唯一。另外，受基础数据的限制，我们假设养老保险制度内参保人口结构与人口结构相同，同时没有考虑失业率等因素的影响，这使研究结果可能与现实存在一定的差距。但本章所反映的养老保险亟待改革的问题值得引起政府部门足够的重视。同时，本章所构建的多参数综合改革优化模型及所采用的优化求解方法，可以为养老保险多参数综合改革方案的选择提供有用的分析思路和改革模拟工具，可以为养老保险改革决策提供重要参考。

参 考 文 献

李培林，陈光金，张翼. 2013. 社会蓝皮书：2014 年中国社会形势分析与预测[M]. 北京：社会科学文献出版社.

世界银行和国务院发展研究中心联合课题组. 2013. 2030 年的中国：建设现代化和谐有创造力的社会[M]. 北京：中国财政经济出版社.

唐焕文，秦学志. 2000. 实用最优化方法[M]. 2 版. 大连：大连理工大学出版社.

王晓军，詹家煊，王琪琦. 2019. 最优控制下养老保险多参数改革路径研究[J]. 社会保障研究，（5）：3-16.

Abadie J, Carpentier J. 1992. Generalization of the Wolfe reduced gradient method to the case of nonlinear constraints in optimization[J]. Science，117(3049):640-641.

Godínez-Olivares H, Boado-Penas M D C, Pantelous A A. 2016a. How to finance pensions：optimal strategies for pay-as-you-go pension systems[J]. Journal of Forecasting，35（1）：13-33.

Godínez-Olivares H, Boado-Penas M D C, Haberman S. 2016b. Optimal strategies for pay-as-you-go pension finance: a sustainability framework[J]. Insurance: Mathematics and Economics, 69: 117-126.

Gollin D. 2002. Getting income shares right[J]. Journal of Political Economy, 110 (2): 458-474.

Haberman S, Zimbidis A. 2002. An investigation of the pay-as-you-go financing method using a contingency fund and optimal control techniques[J]. North American Actuarial Journal, 6 (2): 60-75.

Pantelous A A, Zimbidis A A. 2008. Dynamic reforming of a quasi pay-as-you-go social security system within a discrete stochastic multidimensional framework using optimal control methods[J]. Applicationes Mathematicae, 35 (2): 121-144.

Sin Y, Yu X Q. 2005. China-Pension liabilities and reform options for old age insurance[R]. World Bank Working Paper Series No. 2005-1.

第三篇 职业年金的设计和风险管理

职业年金是由用人单位建立的、为其员工提供退休后养老待遇的计划，包括由政府为公务员和其他公职人员建立的公共职业年金（public occupational pension plan）、由企业或其他类型市场化运营单位或团体为员工建立的私人职业年金（private occupational pension plan）。在我国，前者被称为职业年金，后者被称为企业年金。本篇梳理职业年金的发展、类型和变化趋势，不同类型职业年金面临的风险和风险管理，我国职业年金和企业年金发展中面临的问题与挑战，职业年金的资产配置、负债度量和偿付能力风险模型与应用等。主要结论如下：在人口老化、经济下行背景下，企业的劳动力成本上升，导致企业年金发展缓慢；企业年金领取期以生存年金方式发放将不断积聚长寿风险；采取更加激进的资产配置策略可以在一定程度上应对长寿风险，但随着投资股票比例的增大，企业年金的偿付能力风险随之增大。

第9章　职业年金的类型和发展

本章将梳理职业年金的发展、类型和变化趋势，不同类型职业年金面临的风险和风险管理，我国职业年金和企业年金发展中面临的问题和挑战等。

9.1　职业年金的建立与发展

在工业化和城市化之前，家庭承担着养老的责任。在传统大家庭，父辈承担着抚养子女的责任，子女承担着赡养父辈的责任和义务。传统的家庭养老是以农业经济及与此相适应的大家庭为基础的。在传统家庭，老年人具有绝对的财产分配权，享有最高的声望，同时大家庭的年轻人比例高，为家庭养老提供了人口基础，家庭中的几个子女共同承担赡养他们父辈的责任，每个人的赡养负担较轻，而且，在较低的经济发展水平下，人口的寿命较低，老年人在失去工作能力后平均存活时间不长，这些都使家庭养老成为可能。

随着工业革命的到来，大批人口开始向城市迁移，促使以家庭为主的传统生产和生存方式解体。城市的社会经济给人们带来了新的不确定性，市场的产生为人们经济独立提供了基本条件，家庭财产不再主要通过代际继承，而是需要通过年轻时的不断积累。老年人拥有的家庭财产分配权开始弱化和消失，家庭开始向小型化发展，家庭养老的功能开始减弱。在工业化早期，铁路运输业的劳动环境十分危险，雇员伤残比例较高。为了给终身残疾的雇员提供老年收入保障，1875年，世界上第一份正式的职业年金计划由美国运通公司（American Express Company）建立。这一职业年金计划只针对本公司的永久残疾工人，并要求伤残雇员至少在公司工作满 20 年，并达到 60 岁才能获得定期养老金。1880 年，美国的巴尔的摩与俄亥俄铁路公司也建立了职业年金计划。之后建立职业年金在行业领域上逐步扩展到其他工业领域、公共事业和服务业等。早期的职业年金由雇主缴费建立，参加者个人不缴费，养老金主要来源于企业的当期收入，有的企业通过专门建立的内部储蓄账户进行管理，有的企业建立专门的信托基金进行管理。

职业年金发展的主要动因一般归纳以下三个方面。

第一，雇主出于提高生产效率的考虑，为老年员工提供退休待遇，从而促进新老员工的更替，促进生产效率的提高。同时，职业年金作为员工福利计划的重要组成部分，有利于吸引和留住优秀员工，增加企业在人力资源方面的竞争力。在美国，第二次世界大战期间的"工资稳定计划"（wage stabilization program）作为当时控制物价的手段，也刺激了养老金计划的发展。因为在稳定工资计划下，雇主很难通过提高工资来吸引优秀的劳动力，从而转向建立养老金计划。

第二，政府税收政策的鼓励促进了职业年金计划的发展。政府为减轻社会保障的支付压力，分散老年风险，鼓励雇主建立职业年金，为员工提供一定收入替代的养老金。政府的税收政策通常是对建立职业年金计划的缴费和养老基金投资收益免税或减税，对退休后养老金领取征税。由于大多数人在退休后的收入会低于在职期间的工资收入，从而这种征税模式使参加人一生的征税减少、收入增加。政府在职业年金上的税收优惠，也促使工会与雇主谈判的重点从直接提高工资到建立职业年金计划。

第三，从国际职业年金的发展历程看，职业年金可以看作是工会与雇主集体谈判的结果。在美国，1948年，工会在争取养老金福利方面的行动得到国家劳资关系委员会（National Labor Relations Board）的支持。该委员会规定，雇主有义务和工会协商职业年金计划的条款，如果没有经过正式谈判，雇主不得擅自添加、删除或是修改年金计划的条款。工会在养老金计划建立和设计中的重要地位，促进了职业年金计划的发展。

9.2　职业年金的类型和特点

9.2.1　职业年金的分类

职业年金按缴费和待遇之间关系分为待遇预定型计划（defined benefit pension plan，以下简称DB计划）和缴费预定型计划（defined contribution pension plan，以下简称DC计划）两大类。DB计划预先规定雇员退休后可领取的养老金标准，缴费水平根据待遇标准、基金实际运营情况、雇员参加计划年数、工资增长率等决定。DC计划则预先规定缴费水平，缴费额通常为雇员工资的一个比例，缴费不断积累并获得投资收益，当参加计划的雇员退休时，以缴费及其投资收益在退休时的累积额为基础发放养老金。由于投资收益的不确定性，DC 计划的未来养老金水平是不确定的。在传统的 DB 计划和 DC 计划之外，有一类计划同时具备 DB 计划和 DC 计划的特征，被称为混合计划（mixture plan and hybrid plan）。

　　除了 DB 计划和 DC 计划，按计划是否强制建立分为强制的职业年金和自愿的职业年金两类。强制的职业年金依法强制建立，法律对职业年金的覆盖范围、缴费水平、基金投资管理和养老金待遇等有明确规定，雇员一般自动加入计划，不需要做出是否加入的选择。从国际经验看，一般公职人员的职业年金都是强制的，我国的职业年金也不例外。由企业建立的职业年金一般是自愿的，但澳大利亚职业年金的雇主缴费是强制的。

9.2.2　DB 计划

　　DB 计划预先规定参加者退休后的养老金计算公式和获得养老金权益的公式。一般情况下，已积累的养老金权益与参加计划的年数、计算养老金权益前的过去工资等有关，退休后的养老金待遇与参加者退休前的工资和工龄有关。

　　DB 计划预先规定退休后养老金待遇，可以为雇员退休后提供稳定的收入替代。同时，DB 计划通常由雇主缴费，投资风险也由雇主承担，当投资收益低于预期时，雇主需要多缴费以补偿不足，雇员无须承担因资本市场波动带来的养老金价值损失的风险。由于 DB 计划并不建立独立的个人养老金权益账户，从而计划权益的携带性较差，当参加人从一个计划转移到另一个计划时，很难转移其既得养老金权益，即使可以依据预先设定的公式计算出养老金既得权益，也很难将其合并到另一个新的 DB 计划中。另外，从风险管理的角度来看，DB 计划承诺了终身的养老金待遇，并且待遇通常与退休前的工资挂钩，从而计划的长寿风险、通货膨胀风险和利率风险较大，这些风险均由雇主承担。

　　DB 计划对待遇的设定分为两种，一种是固定给付计划（flat benefit plan），一种是单位权益计划（unit benefit plan）。固定给付计划的养老金待遇与过去工龄和工资水平无关，参加人在退休后可以得到固定数额的养老金，但一般会规定可以领取养老金的最低工作年限，对没有达到最低工作年数的职工，待遇一般按比例减少。这类计划常用于对所有参加人的无差异补贴。我国当前的城乡居民基本养老保险对基础养老金的支付采取了固定给付类型。单位权益计划对每一单位时间所能累积的养老金权益做出规定，单位时间可能是 1 年、1 月或 1 周，通常与工资和养老金的领取间隔相同。一定数额的养老金权益可以是规定的固定数额（specified dollar benefit），或者是退休前最后平均工资（final average earning）或工作期间平均工资（career average earning）的一个比例。退休后可以得到的养老金等于在计划下积累的养老金总权益。另外，为抵御通货膨胀对养老金购买力的影响，有些 DB 计划在待遇水平设计上采取指数化方法，将养老金待遇与某指数挂钩，如与价格指数、工资指数或预先规定的固定指数等挂钩，这类计划被称为可变待遇职业年金计划（flexible pension plans）。可变待遇职业年金计划的成本很高，在实践中采用的不多，荷兰的职业年金采取了指数化调整的待遇设计，这种设计在一定程度上保证了养老金的充足性，同时也带来了计划的高成本。

对于筹资，DB 计划通常由雇主缴费，也有少数 DB 计划要求雇主和雇员共同缴费，缴费及其投资收入用于待遇的支付。无论是雇主缴费还是雇主和雇员共同缴费，都由雇主承担缴费不足的最终责任，即当养老基金的积累不足以支付养老金时，雇主需要额外增加缴费。在 DB 计划下，待遇水平预先规定，养老金计划的成本、债务和偿付能力由专业精算师评估，定期的缴费水平依据计划的偿付能力状况进行调整。

在职业年金建立的早期，DB 计划大多采取现收现付模式，即由当期收入支付当期养老金支出。美国在 20 世纪 70 年代前，DB 计划普遍采取现收现付制。在这种模式下，由于没有建立起负债与资产的对应管理，从而一旦企业出现亏损甚至破产，其养老金权益就无法保证。为此，美国政府于 1974 年出台了《雇员退休收入保障法案》（Employee Retirement Income Security Act，ERISA），明确规定职业年金计划要建立基金积累，并且基金的积累规模至少等于计划成员积累的养老金权益，也就是要求建立完全基金积累。同时，养老基金要与雇主的资产严格分离，以保证养老基金的独立性。世界各国在养老金计划的融资模式上普遍要求建立基金制，从而，DB 计划的资产负债管理成为 DB 计划风险管理的重要内容。对于 DB 计划的风险管理，有些国家还建立了类似再保险的保证机制。例如，美国在《雇员退休收入保障法案》下建立了 DB 计划养老金待遇担保机构（Pension Benefit Guaranty Corporation，PBGC），要求建立 DB 计划的企业向 PBGC 缴费，当养老金计划终止时，如果出现计划的资产不足偿付负债的情况，PBGC 有责任提供相应的补贴，以保证计划参加者的应有权益。英国在 2004 年养老金法案下建立了与美国 PBGC 类似的养老金担保基金，为 DB 养老金计划提供担保。

9.2.3　DC 计划

DC 计划预先规定缴费水平，缴费及其投资收益以个人账户的方式记录和管理，个人具有投资选择权和决策权，并承担投资风险，个人账户在退休时的累计额一次性领取或者转换为退休年金领取，转化为退休年金的数额取决于个人账户的累计额及其转化为年金的价格。

　　DC 计划预先规定的缴费水平可能是固定数额也可能是某一基数的固定比例，这一基数可能是工资的一部分，也可能是企业利润或股权的一部分。按照缴费的不同规定，可以将 DC 计划分为定期缴费计划、利润分享计划和雇员股权计划等几类。

　　定期缴费计划是按照规定的数额或工资的比例，由雇主或（和）雇员，定期向计划缴费，缴费额或缴费比例一旦确定，一般会保持相对稳定，除非有特别的理由需要对缴费做出调整，并经过规定的审批程序后才能调整缴费。在美国，货币购买计划（money purchase pension plan）是典型的定期缴费计划。在货币购买计划下，雇主定期为雇员个人账户缴纳固定数额或工资的固定比例。雇主缴费在规定的费率或缴费上限下，可以享受税收减免；如果雇员缴费，只能按税后收入，不允许从雇员工资中直接扣除。雇主和雇员的缴费计入雇员养老金个人账户。在参加者达到计划规定的退休年龄时，个人账户累计额一般用于购买生存年金，为参加者提供退休后的定期养老金收入，这也正是货币购买计划名称的由来。如果在参加者退休前发生雇佣关系中止或者养老金计划中止，参加者可以一次性领取个人账户的累计额。如果参加者在退休前死亡或者发生永久性伤残，也可以一次性领取个人账户的累计额。

　　利润分享计划（profit sharing pension plan）是指雇主将利润的一部分作为员工个人账户缴款的养老金计划。雇主建立利润分享计划的目标是将缴费与企业的经营绩效挂钩，从而达到激励雇员的积极性、提高企业劳动生产率的目的。利润分享计划一般不要求雇员缴费，但雇员可以自愿缴费。利润分享计划通常按雇员工资的比例将雇主缴费分配到每个雇员的账户，有些计划也会同时考虑雇员工龄和工资两个因素来分配缴费。由于利润的波动性及养老金计划分享利润比例的变动，这类计划的缴费并不固定。

　　在美国，雇员股票红利计划（employee stock bonus plans，ESBPs）和雇员股权计划（employee stock ownership plans，ESOPs）是主要投资于雇主公司股票并以公司股权形式分配的养老金计划。在雇主缴费的分配上，雇员股票红利计划和雇员股权计划与利润分享计划类似，都是按参加者工资在所有参加者工资总额中的比例进行分配。为了保证以股权形式存在的养老金权益的价值，美国的法规规定，雇员退休后得到的公司股票，如果因某种原因不能在资本市场上进行交易，雇员有权将股票反卖给雇主，交易价格为当前的市场价格。股权计划对雇主具有很强的吸引力，一方面其股票可以得到稳定的支持者，另一方面可以避免为养老金缴费出售股票而带来的费用。但这种计划的投资相对集中，不能很好地分散投资风险。

　　DC 计划预先规定缴费，缴费和投资收益以个人账户的方式记录，从而养老金权益透明，易于被雇员理解和接受，也便于携带和转移。但 DC 计划提供的待遇无法保证，待遇水平取决于缴费、投资回报和退休后对账户基金的领取方式。即使缴费预先规定，投资回报也会受金融市场波动的影响。在金融危机下，养老基金将面临严重缩水，退休待遇将大大降低。对于在退休后选择转化为年金方式领取的计划，也面临长寿风险和利率变动风险，从而面临养老金待遇下降的风险。

DC 计划采用完全基金积累的个人账户方式管理，雇主和雇员的缴费计入个人账户。一般情况下，DC 计划对雇主缴费归属（vesting）个人账户有专门的规定，一般要求达到一定的工作年限后才能实现 100% 既得权益，也就是完全得到由雇主缴费形成的个人账户余额，否则只能按规定得到一定比例。例如，规定雇员每工作 1 年可以获得 20% 的既得权益，工作 5 年后可以得到 100% 的既得权益。对于因未获既得权益而被收回的缴费和投资收入，可以在其他参加计划成员中重新分配，也可以用于冲减下年度的雇主缴费。

大多数 DC 计划可以享受税收优惠。以美国为例，政府实行税收优惠的基本做法是税收延迟，雇主和雇员可以用税前收入向个人账户缴费，个人账户投资积累所得收益也可以享受减税或免税，到最终领取养老金时再征收个人所得税。通常政府会规定税收优惠的最高限额。

9.2.4　DB 计划和 DC 计划的比较

DB 计划和 DC 计划有各自鲜明的特点，他们在待遇水平、成本大小、风险分担等方面存在差异，但它们在分散和化解老年退休收入风险并提供相应的经济保障方面的作用是一致的。

一般认为，在相同条件下，DB 计划比 DC 计划的养老金待遇水平更高。在 DB 计划下，养老金待遇按照预先设定的公式给付，通常养老金待遇取决于工龄和退休前工资。从而，无论在职期间工资如何增长，金融市场如何波动，退休后寿命如何延长，都会按预先做出的养老金待遇承诺提供养老金。工资增长风险、投资风险和长寿风险等都由雇主承担。在 DC 计划下，雇主只负责向个人账户缴费，雇员的养老金水平受缴费水平、缴费年限、投资回报率及退休时转换为年金的价格等的影响，养老金待遇是不确定的。金融风险会直接影响个人账户的价值，人口寿命的延长会使退休后的待遇降低。另外，由于投资风险由参加人个人承担，而多数情况下，大多数个人缺乏投资知识和投资信息，为避免投资失败，多数参加者会选择比较保守的投资。有研究表明，DC 计划的投资回报率平均低于 DB 计划（Anderson and Brainard，2004）。根据美国政府会计署（U.S. Government Accountability Office，GAO）的分析，一个 DB 计划下的雇员在为一家企业工作到退休时，其所获得的退休金数额大于相同条件的在 DC 计划下的金额（Bodie，1989）。此外，大多数 DB 计划可以为雇员及其家属提供包括死亡、失能、医疗等方面的辅助给付，而 DC 计划则不提供这种额外给付。

对于流动频繁的雇员，DB 计划提供的待遇可能低于 DC 计划，这是因为大多数 DB 计划在养老金权益积累上有滞后性和后置性。滞后性指大多数 DB 计划对获得养老金权益的最低工作年限有明确规定，通常为 5~10 年，如果雇员在最低工作年限前离开计划，则没有资格获得养老金权益，或者只能获得部分已积累的养老金权益；后置性指养老金权益的积累在各年的分布上呈上升趋势，越接近退休，工作 1 年积累的养老金权益越多。养老金权益积累的后置性在最后平均工资 DB 计划中很明显。DB 计划的滞后性和后置性设计，有利于保留优秀员工、稳定员工队伍。但对于流动频繁的员工则会损失养老金权益。同时，DB 计划严格的既得权益规定，即滞后性设计，会使流动员工在转出时的既得养老金权益打折扣。但在 DC 计划下，每年获得的养老金相对稳定，同时，既得条款的规定也比较宽松，从而对流动员工更有利。

从管理成本角度看，DB 计划需要依据预定待遇定期测算成本和负债，需要较强的资产负债管理技术，从而精算成本较高。DC 计划尽管在设计上也需要依据精算技术定期评估养老基金实现养老金目标的情况，但并没有严格的养老金待遇目标，从而精算成本较低。但从账户管理成本和投资成本角度看，DC 计划由于分别建立个人账户，并由雇主提供专门的投资咨询服务后由雇员个人做出投资决策，相对来说 DC 计划的管理成本和投资成本更高。

从风险管理的角度看，DB 计划因工资增长、利率波动、寿命延长等增加的负债由雇主承担，由投资风险和利率下降导致的资产损失由雇主承担。为了保持计划的偿付能力，雇主需要对增加的负债额外缴费。一些国家还要求建立强制的 DB 计划待遇保证机构，这一机构类似再保险，如前面提到的美国的 PBGC 和英国的养老金担保基金，雇主需要向待遇保证机构缴费。从投资管理角度看，由于 DB 计划是一个集体账户，投资决策由计划委托的专业机构做出，从而可以更好地实现规模效益。

DC 计划下的投资决策和投资风险由雇员承担，同时，通货膨胀风险、长寿风险也由个人承担。由于个人选择投资一般会趋于保守，从而可能出现因投资收益低于通货膨胀而面临的账户基金贬值风险（崔少敏等，2003）。另外，在个人账户转换为年金时，会面临长寿风险和转换为年金时年金价格上升的风险等（Lee，2005）。

9.2.5　混合计划

混合计划将 DC 计划和 DB 计划的特点结合起来，吸取两类计划的优点，使计划同时具备 DB 计划提供待遇担保与 DC 计划养老金权益透明、便于携带的特点。比较有代表性的混合型计划是出现于 20 世纪 80 年代的美国现金余额计划和养老金权益计划。至 2004 年，美国有约 26%的大型雇主①都开始向雇员提供混合型计划，其中现金余额计划所占比例达到 22%。在监管和税收政策上，混合型计划依据其内在特征，被归类在 DB 计划和 DC 计划中。

DB 型混合计划有 DB 计划的基本特征，养老金待遇预先承诺，养老金计划资产通过混合基金（commingled funds）进行投资，投资风险由计划发起人承担。在监管上执行与传统 DB 计划相同的规定，包括领取养老金的最低要求、既得权益积累和归属、最低融资要求等，并要求定期向 PBGC 缴费。但混合型 DB 计划同时具备 DC 计划的特征，包括提供退休时一次性领取选择权、中途退出一次性领取已积累的养老金权益，以及定期公布养老金权益积累情况等，从而，计划权益积累的透明性、可携带性与 DC 计划类似。常见的 DB 型混合计划包括现金余额计划（cash balance plans）、养老金权益计划（pension equity plans）等。

DC 型混合计划具备 DB 计划的某些特征，如提供担保待遇，在确定的待遇目标下计算缴费，为某些雇员提供有倾向性的待遇，等等。但计划采取个人账户方式记录缴费和投资收益，计划的投资由参加者决策，投资风险由参加者承担，计划最终待遇由账户的实际价值确定。在实践中常见的 DC 型混合计划有目标待遇计划（target benefit plans）和最低保证计划（floor-offset plan）等。以下介绍几种典型的混合计划。

9.2.6　现金余额计划

现金余额计划表面上看类似于一个 DC 计划，雇主的缴费和利息收入计入一个用于记录与结算权益累积的个人账户，计划参加者会定期收到个人账户余额报告，积累的养老金权益等于个人账户余额。当参加者退出计划或退休时，可以选择一次性领取个人账户余额，也可以选择将其转换为生存年金领取。如果选择转换为年金发放，可以转换为生存年金的数额取决于退休时个人账户余额和转换时的年金价格。在实践中，大多数现金余额计划只提供一次性领取方式。与 DC 计

---

① 资料来源：Hewitt Bacon & Woodrow 咨询公司 2004 年报告。其中，大型雇主为员工人数超过 5000 名员工的公司。

划不同的是，现金余额计划的个人账户是名义账户，雇主并不需要对每一个账户进行缴费；账户的记账利率也不是计划资产的实际投资收益率，而是一个预先承诺的名义利率；个人账户余额并不一定等于计划的实际资产。现金余额计划最突出的特点是名义账户。名义账户余额也被称为现金余额，这也正是现金余额计划名称的由来。在现金余额计划下，名义利率可以是预先规定的固定利率，可以与某指数挂钩，如价格指数、国债回报率等，也可以依据经济环境的变化而调整。名义缴费通常与参加者个人工资有关，表现为工资的一定比例。另外，现金余额计划也可以提供类似 DC 计划的贷款条款。但从本质上看，现金余额计划是一种预先承诺待遇的 DB 计划，这种计划在设定的待遇目标下，依据名义利率测算名义缴费并计入名义个人账户，退休时积累的养老金权益等于个人账户余额，并要与预先设定的待遇目标保持一致。

与传统 DB 计划不同的是，现金余额计划的养老金权益以名义个人账户方式记录，参加人退出计划时，可以一次性领取与个人账户余额相等的养老金权益，从而克服了传统 DB 计划养老金权益不透明和难携带的缺点。因此，这类计划广受年轻雇员和流动性较大雇员的欢迎。从养老金权益的累积模式看，现金余额计划的权益积累分布均匀，不像传统的 DB 计划，权益积累具有"后置性"。通过模拟可以发现（McMonagle，2001），在 DB 计划下，如果雇员更换多次工作，最终获得的养老金给付远远少于坚持一份工作的雇员。而在现金余额计划下，更换工作不会减少雇员最终可获得的养老金权益。因此，一般认为，在传统 DB 计划下，长期服务于一个雇主会使雇员的养老金权益最大化，如果雇员在同样的 DB 计划下转换工作，将会使其养老金权益减少。从另一个角度看，由于现金余额计划在权益积累上分布均匀，如果将一个在权益积累上有后置性的传统 DB 计划转化为现金余额计划，则会相应节约养老金计划的成本。另外，现金余额计划可以采用低于预期投资回报率的记账利率，从而实际利率与记账利率的差额也可以帮助减少计划的成本。

从雇主和精算管理的角度看，现金余额计划在设定的待遇目标下，需要运用精算技术对计划的成本和负债进行评估。在评估中涉及名义账户余额、计划精算负债和计划资产三个方面的平衡与衔接。在计划的运行中，名义账户余额（cash balance）与计划资产价值不一定相等，但在雇员退出计划时，携带的养老金权益价值等于名义账户余额。因此，在对计划成员未来养老权益进行预测时，需要按照预期的名义账户价值进行计算。在现金余额计划中，精算负债代表计划的筹资目标，计划积累的资产要与精算负债对应，从而保证计划的偿付能力。如果参加人在退休前离开计划，计划按精算负债等额积累的资产可能小于现金余额账户价值，这时，计划会产生财务缺口。

在实践中，有一些计划具备现金余额计划的基本特征，但在风险和收益分配上，又做了一些调整。比如，美国的最低余额养老金计划（minimum balance pension plan）为参加者提供的待遇是现金余额计划与传统 DB 计划待遇中的较大者。有些现金余额计划将养老金权益积累与某股票指数挂钩，从而给参加者带来更高的收益预期和更大的风险。还有一些现金余额计划的变形计划，将计划积累的资产价值超出账户价值差额的部分定期分摊到个人的累积权益中，从而在余额账户中体现由实际投资收益大于记账利率而增加的额外权益。

当一个传统的 DB 计划转向现金余额计划时，如果传统计划采取最后平均工资确定待遇，即参加者在后期积累的权益大于前期，这种计划转向现金余额计划后，会均衡积累权益，从而对服务期较长的参加者来说是一种养老金损失（pension wear away），也就是他们在退休后得到的养老金权益小于在传统 DB 计划下的数额。同样的原因，有时雇主选择从传统 DB 计划转向现金余额计划，也是为了节约未来的养老金成本。实践中，为了保护由计划转换给参加者带来的损失，可以在计划转换中设计相应的选择权。例如，在计划转移时，允许雇主选择转向新计划还是保留在原计划中，或者允许养老金权益受到不利影响的雇员选择留在原计划中，或者调整他们现金余额计划的账户余额，或者在雇员的其他养老金计划下增加缴费，等等。

9.2.7　养老金权益计划

养老金权益计划是一种 DB 型混合计划，与现金余额计划类似，都是依据预先设定的待遇水平确定缴费，但预先设定的待遇水平是一个在退休时的一次性领取额，而不像传统 DB 计划那样规定退休后的年金给付水平。另外，如果在参加者退休前退出计划，可以一次性领取已积累的养老金权益。与现金余额计划不同的是，养老金权益计划以最后工资为基础设定退休时养老金权益。其中，最后工资可以是退休前一年或几年工资的平均数，而现金余额计划以职业平均工资为基础设定养老金权益。也就是说，在现金余额计划下，每年积累的养老金权益是当年工资的一个比例，从而在退休时积累的养老金总权益是职业平均工资的一个比例。在权益计划下，每年积累的养老金权益是退休前工资与一个比例系数之积，在退休时积累的总权益也是退休前工资与一个比例系数之积，但计算总权益的比例系数等于退休前各年积累的比例系数之和。在退休前退出计划积累的养老金权益是退出前工资与退出前积累的总权益比例的乘积。另外，养老金权益计划不设名义个人账户，但权益的积累采用与现金余额计划类似的利率设定方式，或者是一个规定的利率，或者与某指数挂钩。

与传统 DB 计划的养老金权益积累模式类似，养老金权益计划每年积累的可获得退休前工资的比例系数可以是恒定的，或者在一定时期内是恒定的，也可以随工作年数或年龄的增加而增加。后者会产生与传统 DB 计划类似的权益积累后置。但由于一般情况在一段时期内不会调整权益系数，从而权益积累在后期不如传统 DB 计划那么快。但无论如何，在权益设计上的后置性有利于稳定职工队伍，对年老的雇员具有更大的优惠。

与传统 DB 计划相比，现金余额计划和养老金权益计划提供了透明的、可携带的养老金权益，有利于劳动力流动。当然，这两种混合型 DB 计划一般也提供在退休时或中途退出时一次性领取和按年金领取两种选择权。对于选择一次性领取的参加者来说，很难保证他们的一次性领取能够转换为退休后一定水平的定期收入，从而与只提供一次性给付的 DC 计划一样，可能不能实现养老金计划预先设定的待遇目标。

9.2.8 目标待遇计划

目标待遇计划的基本特征是设定一个待遇目标。这个目标采取与 DB 计划类似的待遇公式，如按工作年数和最后平均工资的比例或者工作期间平均工资的比例计算年养老金待遇，并依据精算方法评估成本确定缴费水平。缴费计入个人账户，投资决策由个人做出，投资收益或损失计入个人账户。每个参加人在目标待遇上可能存在差异，使同一计划下不同参加人的缴费存在差异。养老金的最终待遇取决于个人账户余额及其转换为生存年金的价格，因此，实际养老金水平可能偏离预先设定的目标。与 DC 计划相同的是，雇主在目标待遇计划下只有缴费责任，当计划的资产价值低于获得目标待遇的预期资产水平时，雇主并不负责补充额外的缴费。

9.2.9 最低保证待遇计划

最低保证待遇计划实际上由两个有联系但独立的计划组成，一个是提供最低待遇的 DB 计划，另一个是提供基础养老金的 DC 计划，这两个计划组合在一起构成一个养老金计划。其中，DB 计划的待遇设计可能考虑参加人的年龄、工作年数和工资水平等因素，采用标准的 DB 计划待遇设定公式，目标是提供雇主设定的最低待遇保证。DC 计划按个人账户模式管理和运行，待遇在退休时一次性领取或者转换成年金领取。当 DC 计划提供的待遇大于等于 DB 计划提供的最低待遇时，参加者按 DC 计划提供的待遇从 DC 计划中领取，DB 计划没有任何支出。

当 DC 计划提供的待遇小于 DB 计划承诺的最低待遇时，参加者除了领取 DC 计划提供的待遇外，还可以从 DB 计划中领取最低待遇与 DC 计划提供的待遇的差额部分。

最低保证待遇计划，实际上是在 DC 计划的基础上，按 DB 计划的规定，设定一个最低的目标待遇水平，并由雇主对最低目标待遇提供担保。从而，这一计划既有 DC 计划权益透明、携带方便的优点，又能够保护参加人免受市场风险对养老待遇的影响，同时，允许计划参加者自己做出投资决策。参加者至少可以获得 DB 计划设定的最低待遇，当 DC 计划的投资收益更高时，还可以获得高出最低待遇的额外给付。因而该计划既可以满足流动频繁的年轻雇员对计划可携带的要求，也可以为年老的和工作年限较长的雇员提供最低的收入保证，使计划对不同年龄段的参加者都有一定的吸引力。

从管理的角度看，由于最低保证待遇计划包含 DB 计划和 DC 计划两种类型，从而既要遵守法律法规对 DB 计划的相关规定，如在美国，要求该计划向 PBGC 缴费，同时也要承担 DC 计划的各种管理责任，包括账户管理、提供不同的投资组合策略供参加者选择等，此外还需要向参加者解释 DB 计划和 DC 计划的相互关系等，从而管理成本相对较高。

9.3　职业年金的发展趋势

从各国职业年金的发展趋势看，20 世纪 80 年代以前，DB 计划是公共部门和私人部门为雇员提供退休收入保障的主要形式，在第二层次的养老金计划中占主导地位。DB 计划盛行时期，很多大型公司为其雇员提供的退休金计划都是 DB 计划，DC 计划只是保险公司为小型公司或自营业者提供的保险计划。20 世纪 80 年代以后，DC 计划一方面可以使雇主摆脱经济波动和人口寿命改善带来的债务增加，将风险转移给雇员，另一方面 DC 计划个人账户的灵活携带和转移方式，适应劳动力市场流动的特点，使 DC 计划开始受到青睐，并逐步发展成职业年金计划的主要类型。

9.3.1　职业年金类型选择的基本状况

表 9-1 列出了 2015 年 OECD 国家私人职业年金资产在 DB 计划和 DC 计划中的分配比例。总体上看，OECD 多数国家的 DB 计划资产仍然超过 DC 计划，比利时、加拿大、芬兰、卢森堡、墨西哥、葡萄牙、土耳其、英国等国家的 DB 计

划资产规模维持在私人职业年金计划总资产的 80% 以上。澳大利亚、丹麦、法国、意大利、新西兰和瑞典等国家的 DC 计划资产规模超过了 DB 计划。从覆盖人数看，在加拿大、韩国、卢森堡、墨西哥、葡萄牙、西班牙、土耳其、英国等几个国家 DB 计划的覆盖人数超过了 DC 计划，其余国家的 DC 计划覆盖人数超过了 DB 计划。如果加入个人年金计划，DC 计划的覆盖人数远远超过了 DB 计划。

表 9-1　2015 年部分 OECD 国家两类职业年金的资产比例和覆盖人数比例

国家	资产比例		覆盖人数比例	
	DB 计划	DC 计划	DB 计划	DC 计划
澳大利亚	24%	76%	—	—
比利时	83%	17%	38%	62%
加拿大	93%	7%	82%	18%
丹麦	2%	98%	0	100%
芬兰	99%	1%	—	—
法国	19%	81%	8%	92%
冰岛	27%	73%	18%	82%
爱尔兰	62%	38%	31%	69%
意大利	9%	91%	4%	96%
韩国	69%	31%	60%	40%
卢森堡	86%	14%	73%	27%
墨西哥	94%	6%	81%	19%
新西兰	41%	59%	38%	62%
葡萄牙	85%	15%	56%	44%
西班牙	88%	12%	84%	16%
瑞典	26%	74%	—	—
土耳其	91%	9%	66%	34%
英国	97%	3%	61%	39%
美国	56%	44%	43%	57%

资料来源：依据 OECD Pension Statistics and Other National Sources 数据计算．（http://dx.doi.org/10.1787/888933430319[2021-10-10]）

从部门来看，多数国家的公共部门养老金计划为 DB 计划。表 9-2 列出了 OECD 国家公共部门养老金计划的类型。

表 9-2　OECD 国家公共部门养老金计划的类型

国家	基本计划	辅助计划
澳大利亚	DB	DC
奥地利	DB	DC（合同制工人）
比利时	DB	—
丹麦	DB	—
芬兰	DB	—
法国	DB	DC
德国	DB 或 DC	DB 或 DC
希腊	DB	—
匈牙利	DB	DC
爱尔兰	DB	—
日本	DB	—
荷兰	DB	—
新西兰	DB	DC
挪威	DB	DB
波兰	DB	DC
葡萄牙	DB	DC
西班牙	DB	—
瑞典	DB	—
英国	—	DC

资料来源：依据 Palacios 和 Whitehouse（2006）整理

　　职业年金逐步从 DB 计划类型转向 DC 计划类型，其中主要原因是职业年金面临的投资风险、利率风险和长寿风险等由雇主承担，20 世纪 80 年代后，不少国家的养老金体系面临经济波动、利率下降和人口寿命延长使偿付能力下降的挑战，从而纷纷转向各类风险都由雇员承担的 DC 计划，特别是在职业年金之外针对个人建立的个人年金，一般都采取 DC 模式。另外，一些国家的法律法规对 DB 计划设定的种种限制和对 DC 计划的种种激励，促进了 DB 计划的逐步消亡和 DC 计划的蓬勃发展。

　　职业年金从 DB 计划转向 DC 计划一般有几种路径。第一种是直接关闭 DB 计划，不仅新员工不再加入企业原有的 DB 计划，已在计划下的员工也不再积累新的养老金权益；第二种是只对未来的新员工关闭 DB 计划，已在计划下的员工继续在原计划下积累新的养老金权益；第三种是对未来新员工关闭 DB 计划，对已在计划下的员工的未来新增养老金权益进行调整，以降低未来养老金负债的增加速度。依据美国政府问责局（ Government Accountability Office，GAO）2008年的调查显示，美国 23% 的 DB 计划采取第一种方式直接关闭，仅保留原计划参加者的既得养老金权益，12% 的 DB 计划对新人关闭，对已参加者继续运行原有的 DB 计划，6% 的 DB 计划不仅对新人关闭，对已参加者的未来养老金权益也做了一定的削减。下面以美国和加拿大职业年金发展为例，进一步探讨不同国家职业年金的发展路径。

9.3.2　美国职业年金的发展

美国是从 DB 计划转向 DC 计划趋势最为明显的国家之一。在美国，DB 计划的历史可以追溯到 19 世纪 70 年代。早在 1875 年美国运通公司就建立了世界上第一份正式的 DB 职业年金计划。随后，不少大型公司相继建立了 DB 型养老金计划。例如，美国 AT&T 公司于 1906 年建立了 DB 计划；1925 年，美国主要的铁路公司、煤气电气公司、银行、煤矿公司及石油公司等都建立了正式的 DB 养老金计划。第二次世界大战后，出于重建战后经济秩序的需要，政府开始重建养老金体系。从 1940 年到 1970 年的 30 年间，美国职业年金覆盖人数从 410 万人增至2630 万人，年均增长 6.39%。同期养老基金的资产总额从 24 亿美元增至 1371 亿美元，年均增长 14.44%（Munnell，1982）。这一时期，DB 计划占美国所有类型养老金计划的 95% 以上（艾伦等，2003）。1974 年，美国政府颁布了《雇员退休收入保障法案》，这一法案对 DB 计划下的雇主责任做出了严格的规定。此后，DB 计划在职业年金中所占的比重开始下滑，DC 计划的数量开始增加。1978 年前后，一些公司开始为其雇员提供诸如利润分享计划等的延期补偿计划。1981 年，美国税务局（Internal Revenue Service，IRS）正式批准通过了 401（k）计划，允许雇员用税前收入为养老金计划缴费。同年，强生公司为其雇员设计出第一份 401（k）计划。之后，401（k）计划迅速发展，成为新建立计划的主要类型。

DB 计划的衰减和 DC 计划的快速发展，与 1974 年美国《雇员退休收入保障法案》颁布以来在政策上对 DB 计划的严格限制有关，也与 DC 计划能够转移雇主风险并顺应劳动力市场发展的特点有关。《雇员退休收入保障法案》中对 DB 计划的诸多约束条款，使 DB 计划对雇主的吸引力锐减。1987 年通过的《综合预算协调法案》（Omnibus Budget Reconciliation Act，OBRA）对 DB 计划的终止与筹资做出了复杂和严格的规定，1994 年在日内瓦签订的《关税和贸易总协定》又加强了这一规定，从而使建立和管理 DB 计划更为复杂，成本也更高，使人们更倾向于相对自由的 DC 计划（崔少敏等，2003）。针对 DB 计划偿付能力问题，政府为 DB 计划建立了再保险担保机构 PBGC，要求 DB 计划以参保人为基础并依据计划规模和偿付能力状况每年向 PBGC 缴费，但 PBGC 自 1974 年建立以来，要求 DB 计划向 PBGC 的缴费不断上升，这无疑增大了 DB 计划的成本。在政策方面，政府税收导向对不同类型养老金计划的发展也有重要作用。政府通常对两类计划在一定限度内的雇主缴费不征税，也就是雇主缴费可以在税前列支。税法要求 DC 计划必须覆盖到一定数量的员工才能享受税优，但自 1997 年以来，DC 计划不受这项条款的限制。另外，对于雇员缴费，DB 计划只允许在税后缴费，而依据 1978 年美国《国内税收法》（Internal Revenue Code，IRC）中 401（k）条款的规定，雇员可以在税前为 401（k）计划缴费。可见，政府通过向 DC 计划，特别是 401（k）计划提供税收优惠政策，鼓励了更多的雇主建立 DC 计划。

DC 计划将雇主在 DB 计划中必须承担的工资增长风险、投资风险、长寿风险等都转移给雇员，雇主只需定期为计划缴费，就可以很好地履行在养老金上的责任，从而更加青睐 DC 计划。随着市场经济的发展、金融工具的创新，金融和经济的波动性增大，建立 DB 计划的雇主将面临更大的养老基金投资风险。另外，随着经济发展和医疗技术的进步，人口寿命不断延长，长寿风险使建立 DB 计划的雇主不堪重负。DC 计划可以将这些风险转移给雇员，对雇主来说必然是一种更优的选择。

在计划设计上，DB 计划一般由雇主单方缴费，雇员不缴费。DC 计划要求雇主和雇员共同缴费。因此，为实现一定的目标替代，雇主在 DC 计划下的缴费更低。例如，英国 DB 计划下的雇主缴费率为 15%，而 DC 计划的缴费率为 5%，DB 计划的缴费水平是 DC 计划的 3 倍（黄勤，2003）。DB 计划较高的缴费水平，使一些财务负担较重的小规模企业难以承受，这就是小型企业纷纷放弃 DB 计划的原因所在。

DC 计划的个人账户管理方式，使养老金权益积累更透明，更容易被参加人理解和接受，也更好地适应了劳动力流动的特点。例如，前面已指出的，在计划设计上，DB 计划对养老金权益积累有明显的后置性，并且对既得权益有严格的规定，从而使流动员工的养老权益受到损失。而 DC 计划却能够很好地保护更换工作员工的权益。在英国，一项调查显示平均每人在一生中至少要换 6 次工作。这样，相对于工作稳定不变的雇员而言，他们可能要损失掉 25%~30% 的养老金收入，即使一生只更换 1 次工作，也要损失将近 16% 的养老金收入（Blake，2000）。而随着高新技术产业的迅猛发展及经济全球化的不断深入，世界产业结构正在向高科技化和服务化的方向发展。欧盟的一项研究表明，服务业现在已占发达国家工业活动的 50%~70%。现代服务业和高新技术产业的蓬勃发展，瓦解了传统的长期雇佣关系。雇佣关系的变革加速了 DB 计划的衰退（Kruse，1995）。另外，与 DB 计划相比，很多 DC 计划都设立了贷款条款，当雇员出现经济困难时可以向个人账户贷款，同时，个人账户贷款通常不需要交纳税款和罚金，并可以通过扣减薪金的方式自动偿还贷款及利息（郑秉文，2006）。这些灵活的设计，使 DC 计划有更大的市场需求。

9.3.3　加拿大职业年金的发展

与美国相比，加拿大职业年金并未出现由 DB 计划转向 DC 计划的明显动向，尽管 DC 计划数和参保人数都呈上升趋势，但总体上看，DB 计划仍然占据主导地位。

对于加拿大职业年金没有表现出明显的转向 DC 计划的原因，加拿大滑铁卢大学的罗伯特教授（Mitchell，1998）认为，这与政府在养老金设计和改革方面的相关法规及政府提供的税收优惠有关。在加拿大，DB 计划的设计和运行，并不像美国《雇员退休收入保障法案》那样具有严厉和苛刻的限制性条款，在养老金计划设计和管理上，养老金相关法规给予雇主更多的灵活性和自主性，没有对计划覆盖人数和既得养老金权益有严格的规定，从而给 DB 计划的正常发展提供了相对宽松的平台。在税收政策方面，美国为促进 DC 计划的发展，给 DC 计划中的个人缴费以特别的税收优惠鼓励，而 DB 计划的个人缴费必须在税后缴付。在加拿大，DB 计划和 DC 计划这两类计划上的税收政策完全一致，加拿大 70%以上的养老金计划都是雇主和雇员共同缴费的，所有的公共养老金计划都要求雇员和雇主共同缴费，无论是 DB 计划还是 DC 计划，个人缴费都享有同样的税收优惠，从而为两类计划的发展搭建了相对公平的竞争平台。另外，加拿大规定 DB 计划和 DC 计划都必须以年金方式领取，任何计划都不允许一次性支付全额养老金，从而可以直接比较两类计划提供的待遇水平，使 DB 计划的优势更容易显现。此外，在计划设计上，DB 计划能够提供退休前死亡和伤残给付及退休后年金指数化等的附加待遇设计，这一设计更有利于为雇员提供全面的保障。

在加拿大，促进 DC 计划发展的更多原因是 DC 计划在转移和管理成本方面的优势。但总体来说，政策方面的作用是巨大的，加拿大养老金计划中 DB 计划仍然占主要地位，政府政策的支持是主要的原因。

可见，受社会经济政治和发展历史等多方面因素的影响，不同国家在职业年金模式选择上表现出不同的特点。因此很难简单评价哪种类型的职业年金更好。OECD 等国际组织在对全球职业年金发展的定期研究报告中，也逐步从对职业年金类型的关注转向对职业年金待遇充足性、缴费可负担性、资产配置优化和风险管理等方面的关注。

9.3.4　中国职业年金/企业年金的发展

20 世纪 90 年代初，中国确立了多层次养老金体系的发展方向，明确提出要发展企业补充养老保险，并作为养老金体系的第二层次。2000 年，《国务院关于印发完善城镇社会保障体系试点方案的通知》（国发〔2000〕42 号）将企业补充养老保险正式更名为"企业年金"，并指出"有条件的企业可为职工建立企业年金，并实行市场化运营和管理。企业年金实行基金完全积累，采用个人账户方式进行管理，费用由企业和职工个人缴纳，企业缴费在工资总额 4%以内的部分，可从成本中列支"。2004 年 1 月，劳动和社会保障部发布《企业年金试行办法》，规定企业年金基金实行完全积累，采用个人账户方式进行管理，企业年金基金可以按照国家规定投资运营，受托人应当选择具有资格的商业银行或专业托管机构，负责托管企业年金基金。2004 年 2 月，劳动和社会保障部、银监会、证监会和保监会等四部门联合发布《企业年金基金管理试行办法》，对企业年金基金的受托管理、账户管理、托管及投资管理进行了规范。2004 年 8 月，劳动和社会保障部发布的《企业年金管理指引》，对各类金融机构从事年金业务操作的全流程和全方位进行了规范，勾勒出了中国企业年金的制度特点和运作方式。之后，劳动和社会保障部相继出台了若干关于企业年金基金投资、运营机构资格认定、账户管理等相关文件，对企业年金运作中的相关问题进行了规范。

随着一系列政策的相继出台，企业年金的市场化运营逐渐拉开帷幕。从 2005 年起，劳动和社会保障部陆续公布了获得企业年金基金管理资格的市场化运营机构，并对原有企业年金基金的移交和市场化运作做出规范。2006 年劳动和社会保障部发布《关于进一步加强社会保险基金管理监督工作的通知》（劳社部发〔2006〕34 号），规定社会保险经办机构不再接收新的企业年金计划，新建立的企业年金计划要由具备企业年金基金管理资格的机构管理运营。

2009 年 6 月，财政部和中华人民共和国国家税务总局（以下简称国家税务总局）联合发布了《关于补充养老保险费　补充医疗保险费有关企业所得税政策问题的通知》（财税〔2009〕27 号），规定为在本企业任职或者受雇的全体员工支付的补充养老保险费在不超过职工工资总额 5%标准内的部分，在计算应纳税所得额时准予扣除。

2011 年 2 月，人力资源和社会保障部、银监会、证监会、保监会联合发布《企业年金基金管理办法》，规定"建立企业年金计划的企业及其职工作为委托人，与企业年金理事会或者法人受托机构（以下简称受托人）签订受托管理合同""受托人与企业年金基金账户管理机构（以下简称账户管理人）、企业年金基金托管机构（以下简称托管人）和企业年金基金投资管理机构（以下简称投资管理人）分别签订委托管理合同""企业年金基金投资管理应当遵循谨慎、分散风险的原则，充分考虑企业年金基金财产的安全性、收益性和流动性，实行专业化管理""企业年金基金财产限于境内投资，投资范围包括银行存款、国债、中央银行票据、债券回购、万能保险产品、投资连结保险产品、证券投资基金、股票，以及信用等级在投资级以上的金融债、企业（公司）债、可转换债（含分离交易可转换债）、短期融资券和中期票据等金融产品"。

2013 年 12 月，《财政部 人力资源社会保障部 国家税务总局关于企业年金 职业年金个人所得税有关问题的通知》（财税〔2013〕103 号），明确指出"企业和事业单位（以下统称单位）根据国家有关政策规定的办法和标准，为在本单位任职或者受雇的全体职工缴付的企业年金或职业年金（以下统称年金）单位缴费部分，在计入个人账户时，个人暂不缴纳个人所得税""个人根据国家有关政策规定缴付的年金个人缴费部分，在不超过本人缴费工资计税基数的 4%标准内的部分，暂从个人当期的应纳税所得额中扣除""企业年金个人缴费工资计税基数为本人上一年度月平均工资""月平均工资超过职工工作地所在设区城市上一年度职工月平均工资 300%以上的部分，不计入个人缴费工资计税基数""年金基金投资运营收益分配计入个人账户时，个人暂不缴纳个人所得税""个人达到国家规定的退休年龄，在本通知实施之后按月领取的年金，全额按照'工资、薪金所得'项目适用的税率，计征个人所得税；在本通知实施之后按年或按季领取的年金，平均分摊计入各月，每月领取额全额按照'工资、薪金所得'项目适用的税率，计征个人所得税"。

2016 年 12 月，人力资源和社会保障部、财政部联合发布了《企业年金办法》，废止了 2004 年颁布的《企业年金试行办法》，规定"企业缴费每年不超过本企业职工工资总额的 8%。企业和职工个人缴费合计不超过本企业职工工资总额的12%""职工在达到国家规定的退休年龄或者完全丧失劳动能力时，可以从本人企业年金个人账户中按月、分次或者一次性领取企业年金，也可以将本人企业年金个人账户资金全部或者部分购买商业养老保险产品，依据保险合同领取待遇并享受相应的继承权"。

中国的企业年金制度自 2004 年建立以来逐步完善，覆盖人数和资产规模逐步增加，但发展速度十分缓慢。表 9-3 给出了 2006~2020 年中国企业年金个数、参保人数和基金累积额情况。可见，企业年金的覆盖人数增长缓慢，到 2020 年，只有 10.50 万家的企业为员工建立了企业年金，覆盖员工数为 2718 万人，占 2020 年参加城镇职工基本养老保险缴费人数的 8.3%，占城镇就业的 5.9%。2020 年企业年金基金累积额为 22 497 亿元，占当年 GDP 的 2.2%。对比国际一般水平，我国企业年金的资产规模非常小。

表 9-3　2006~2020 年中国企业年金个数、参保人数和基金累积额

年份	企业数/万家	参加职工数/万人	基金累积额/亿元
2006	2.40	964	910
2007	3.10	929	1 519
2008	3.31	1 038	1 911
2009	3.35	1 179	2 533
2010	3.71	1 335	2 809
2011	4.49	1 577	3 570
2012	5.47	1 847	4 821
2013	6.61	2 056	6 035
2014	7.33	2 293	7 689
2015	7.55	2 316	9 526
2016	7.63	2 325	11 075
2017	8.04	2 331	12 880
2018	8.74	2 388	14 770
2019	9.60	2 548	17 985
2020	10.50	2 718	22 497

资料来源：依据 2006~2020 年《人力资源和社会保障事业发展统计公报》整理

　　我国企业年金发展缓慢的原因可以概括为以下几点：①企业年金作为企业人力资源管理战略，是企业依据经营情况和市场竞争，自愿为员工建立的福利计划，政府的税收优惠政策可以在一定程度上激励企业年金的建立和发展。当前我国经济下行压力较大，企业的经营效益下降，特别是中小企业经营面临种种困难，这是企业年金发展缓慢的根本原因。当前建立企业年金的主要是大型国有企业，中小企业特别是小微企业在巨大的发展压力下，很难再通过建立企业年金提升其市场竞争力。②社会保险较高的缴费负担，增加了企业的人工成本，抑制了对企业年金的需求。在《中华人民共和国社会保险法》下，企业必须为员工缴纳的法定养老、医疗、失业、工伤和生育保险的保险费已占工资总额的 30% 以上，很难再有空间为员工建立企业年金。郭磊（2018）通过实证分析得出，我国的基本养老保险剥夺了企业的经济资源，抑制了企业年金参保。③企业年金的市场主体复杂，运营成本较高，投资风险难以控制等也是企业年金发展的不利因素。企业年金通

过法人受托机构或企业年金理事会受托管理，由受托人委托具有企业年金管理资格的账户管理人、投资管理人和托管人对企业年金基金进行账户管理、投资运营和托管管理。这种多主体参与的管理模式，使企业年金运作流程复杂烦琐，管理成本上升。另外，企业年金实行市场化投资运作，资本市场的风险直接影响企业年金基金的安全。我国的资本市场仍不健全也是企业年金发展的不利因素。

相比企业年金，在机关事业单位基本养老保险改革中，明确了机关事业单位的职业年金制度。2015 年 3 月，《国务院办公厅关于印发机关事业单位职业年金办法的通知》(国办发〔2015〕18 号）明确规定：职业年金是指"机关事业单位及其工作人员在参加机关事业单位基本养老保险的基础上，建立的补充养老保险制度""职业年金所需费用由单位和工作人员个人共同承担；单位缴纳职业年金费用的比例为本单位工资总额的 8%，个人缴费比例为本人缴费工资的 4%，由单位代扣""职业年金基金采用个人账户方式管理，个人缴费实行实账积累。对财政全额供款的单位，单位缴费根据单位提供的信息采取记账方式，每年按照国家统一公布的记账利率计算利息，工作人员退休前，本人职业年金账户的累计储存额由同级财政拨付资金记实；对非财政全额供款的单位，单位缴费实行实账积累。实账积累形成的职业年金基金，实行市场化投资运营，按实际收益计息"。可见，对由财政拨款的公职人员的企业年金，实际上采取了名义记账的方式，养老金待遇与预先设定的记账利率密切相关，实际上是一种现收现付制。

9.4　小　　结

伴随着工业化的发展，美国运通公司建立了世界上第一个职业年金计划，之后职业年金作为员工福利计划逐步在不同类型的企业中建立和发展起来。政府对职业年金的税收激励政策促进了职业年金的发展。

职业年金分为待遇预定型 DB 计划和缴费预定型 DC 计划及兼具 DB 计划和 DC 计划特征的混合计划。DB 计划预先规定参加者退休后的养老金待遇，投资风险、利率风险和长寿风险由雇主承担。DC 计划预先规定参加者的缴费水平，养老待遇不足的风险由参加人承担。从各国职业年金的发展趋势看，20 世纪 80 年代以前，DB 计划是公共部门和私人部门为雇员提供退休收入保障的主要形式。之后 DC 计划由于其设计特点，一方面可以使雇主摆脱经济波动和人口寿命延长带来的债务增加，将风险转移给雇员；另一方面个人账户可以灵活携带和转移，更适应劳动力市场流动的特点，因此 DC 计划更受到青睐，从而逐步发展成职业年金计划的主要类型。我国的企业年金采取了 DC 计划的类型。

参 考 文 献

艾伦 A T，梅隆 J J，罗森布鲁姆 J S，等. 2003. 退休金计划：退休金、利润分享和其他延期
　　支付[M]. 杨燕绥，费朝晖，李卫东，等译. 北京：经济科学出版社.

崔少敏，文武，等. 2003. 补充养老保险——原理、运营与管理[M]. 北京：中国劳动社会保障
　　出版社.

郭磊. 2018. 基本养老保险挤出了企业年金吗——基于政策反馈理论的实证研究[J]. 社会保障
　　评论，2（1）：65-81.

黄勤. 2003. 美国的企业年金制度及其对我国的启示[J]. 产业经济研究，（3）：65-71.

郑秉文. 2006. 中国企业年金何去何从：从《养老保险管理办法（草案）》谈起[J]. 中国人口科
　　学，（2）：2-19，95.

Anderson G W，Brainard K. 2004. Profitable prudence：the case for public employer defined benefit
　　plans[R]. Pension Research Council Working Paper PRC WP 2004-6.

Blake D. 2000. Does it matter what type of pension scheme you have?[J]. The Economic Journal，110
　　（461）：46-81.

Bodie Z. 1989. Pensions as retirement income insurance[R]. NBER Working Paper No.2917.

Kruse D L. 1995. Pension substitution in the 1980s：why the shift toward defined contribution?[J].
　　Industrial Relations：A Journal of Economy and Society，34（2）：218-241.

Lee P. 2005. Shifting risk：workers today near retirement more vulnerable and with lower
　　pensions[R]. EPI Issue Brief No. 213.

McMonagle D R. 2001. Cash balance plans in a traditional defined benefit world[R]. SOA.

Mitchell O S. 1998. International models for pension reform[R]. Pension Research Council Working
　　Paper PRC WP98-5.

Munnell A H. 1982. The Economics of Private Pensions[M]. Washington，D.C.：Brookings Institution
　　Press.

Palacios R，Whitehouse E. 2006. Civil-service pension schemes around the world[R]. World Bank
　　Social Protection and Labor Discussion Paper No. 602.

第 10 章   职业年金的风险管理

职业年金是由雇主为员工建立的养老金计划，目的是为雇员退休后提供定期养老金收入保障。DB 型职业年金提供预先承诺的待遇水平，偿付能力不足的风险由雇主承担；DC 型职业年金预先承诺雇主的缴费水平，雇主和雇员的缴费积累在雇员退休时归属雇员个人，缴费积累期间的投资风险、长寿风险和利率风险由雇员承担，一般没有对退休后养老金领取的安排和承诺；混合型职业年金综合了 DB 计划提供退休后收入保障和 DC 计划的个人账户透明等优点，可以实现不同类型风险在雇主和雇员之间的分担。本章研究职业年金的资产配置、资产和负债评估、风险度量和管理等问题。

10.1   职业年金的资产配置

无论是 DB 计划、DC 计划还是混合型职业年金，职业年金基金的资产配置一般包括货币类、债券类、股票类和其他类等。货币类投资主要包括银行存款、货币市场投资工具及短期债券类等，具有低风险和低收益特点，其主要作用是应付养老基金日常费用支付和增加基金的流动性。债券是发行人依照法定程序发行，并按约定还本付息的有价证券，其收益相对稳定，波动性较小。债券一般用于调整资产组合的期限结构，是养老基金最核心的投资工具。按照发行主体划分，债券可分为国家债券、地方债券、金融债券、公司债券和国际债券等。股票是一种有价证券，是指股份有限公司在筹集资本时向出资人公开发行的、用于证明出资人的股本身份和权利，并据以获得股息和红利的凭证。股票是一种潜在的、高收益和高风险的投资工具。

在世界各国，由于金融经济和法律背景的差异，各国对养老基金投资的规定存在较大差异。在投资监管模式上，一些国家奉行"谨慎人"的监管原则，要求受托人谨慎进行资产管理；一些国家奉行严格限量监管原则，对基金的投资范围、投资比例、集中度等都有严格的规定,对资产管理者的投资行为实施严格的监管,从而形成了各国不同的养老基金资产配置实践。

表 10-1 列出了 2016 年 OECD 国家养老基金的资产配置,从表中可见,债券和股票在大部分国家养老基金投资中占最重要的地位,货币和其他的投资比重较小,其中,16 个国家在债券和股票上的投资比例超过 80%。投资在债券上的比例平均达到 35.4%,投资在股票上的比例平均达到 40.3%。其中,波兰和澳大利亚投资在股票上的比例超过 50%,美国、比利时、瑞典、荷兰、芬兰、挪威等国家私人养老基金投资在股票上的比例超过 35%,德国投资股票的比例较低,投资债券的比例较高。

表 10-1　2016 年 OECD 国家养老基金资产的配置

国家	股票	债券	货币	其他
波兰	82.8%	9.7%	7.3%	0.1%
澳大利亚	51.1%	10.2%	16.7%	22.1%
美国	46.4%	35.2%	4.1%	14.3%
比利时	42.6%	44.8%	4.9%	7.6%
瑞典	40.6%	45.7%	2.7%	10.9%
荷兰	39.2%	44.7%	1.8%	14.4%
芬兰	37.1%	30.6%	2.6%	29.8%
挪威	35.7%	55.4%	2.2%	6.7%
爱沙尼亚	33.8%	42.6%	23.3%	0.3%
智利	33.6%	65.6%	0.3%	0.5%
奥地利	33.4%	45.7%	8.9%	11.9%
爱尔兰	32.7%	42.2%	3.4%	21.6%
冰岛	31.5%	49.5%	8.5%	10.6%
瑞士	30.4%	32.0%	4.8%	32.7%
新西兰	30.1%	26.3%	10.3%	33.3%
加拿大	28.9%	33.6%	4.4%	33.0%
卢森堡	25.3%	64.0%	3.3%	7.3%
丹麦	23.8%	33.8%	1.1%	41.3%
拉脱维亚	20.6%	63.3%	12.7%	3.4%
墨西哥	20.3%	77.1%	0.9%	1.7%
意大利	19.3%	47.5%	5.1%	28.1%

续表

国家	股票	债券	货币	其他
葡萄牙	19.1%	56.0%	7.3%	17.6%
英国	18.8%	34.2%	2.6%	44.3%
西班牙	13.6%	61.6%	15.1%	9.8%
土耳其	11.9%	54.1%	24.5%	9.6%
匈牙利	10.2%	81.7%	5.6%	2.5%
以色列	10.1%	66.7%	6.4%	16.8%
希腊	9.8%	81.6%	5.9%	2.7%
日本	9.5%	32.3%	7.5%	50.8%
德国	5.0%	53.5%	3.8%	37.8%
韩国	3.3%	47.3%	19.0%	30.4%
斯洛伐克	2.6%	79.9%	12.4%	5.1%
斯洛文尼亚	1.6%	78.9%	17.2%	2.3%
捷克	0.4%	90.0%	8.3%	1.4%

资料来源：OECD，Pensions at a Glance 2017. http://dx.doi.org/10.1787/888933634705[2021-10-10]

在我国，2011 年人力资源和社会保障部联合证监会、银监会、保监会发布了《企业年金基金管理办法》，在此基础上，2013 年这四个部门联合发布了《关于扩大企业年金基金投资范围的通知》，企业年金基金投资范围在第 11 号令第四十七条规定的金融产品之外，增加商业银行理财产品、信托产品、基础设施债权投资计划、特定资产管理计划、股指期货。其中，"投资银行活期存款、中央银行票据、一年期以内（含一年）的银行定期存款、债券回购、货币市场基金、货币型养老金产品的比例，合计不得低于投资组合委托投资资产净值的 5%""投资股票、股票基金、混合基金、投资连结保险产品（股票投资比例高于 30%）、股票型养老金产品的比例，合计不得高于投资组合委托投资资产净值的 30%"。2013 年四部门联合发布了《关于企业年金养老金产品有关问题的通知》，明确了养老金产品是由企业年金基金投资管理人发行的、面向企业年金基金定向销售的企业年金基金标准投资组合，将养老金产品类型划分为股票型、混合型、固定收益型、货币型等四种。总体上看，随着企业年金的发展，企业年金管理进一步规范，但投资收益远低于经济增长速度，2016 年加权平均的投资收益率为 3.03%，2017 年为 5%，2018 年上半年只有 1.22%，其中，固定收益类企业年金收益率平均为 2.35%，权益类企业年金收益率平均只有 0.96%[①]。对比国际一般经验，2016 年 OECD 国家企业年金平均实际投资回报率超过 2%，其中波兰达到 8.3%，爱尔兰为 8.1%，荷兰为 7.2%[②]。

10.2　职业年金的资产负债评估

职业年金面临的主要风险包括投资风险、利率风险和长寿风险。投资风险和利率风险影响资产的价值与波动，利率风险和长寿风险影响负债的价值与波动。如果投资回报低于预期，将使养老基金的资产价值低于预期；在低利率环境和利率下降时，养老基金投资于固定收益类基金的回报下降，使资产减值，同时使基于政府长期债券回报率折现的养老金负债增加，从而从资产和负债两端使资产负债比率下降。在人口老龄化和人口长寿趋势下，长寿风险使养老金负债增加。在全球范围内，DB 型职业年金普遍面临低利率环境和利率下降使负债增加与资产缩水的风险，这也是越来越多 DB 计划转向 DC 计划的原因之一。

对于 DC 型职业年金，计划积累的养老金权益等于个人账户余额，从而计划的资产与负债对应，不存在类似 DB 型职业年金的偿付能力不足问题。但是，无论是 DB 计划还是 DC 计划，职业年金的目的都是提供一定水平的退休收入保障。为了实现这一目标，DC 计划需要预先设定待遇目标，并通过定期评估缴费及其投资收益实现预设待遇目标的能力，实现对 DC 计划的风险管理。因此，从职业年金提供一定水平退休收入的目标看，各类职业年金的风险管理目标都是实现资产与负债的平衡。

10.2.1　DB 计划的负债评估

DB 计划的资产风险是指资本市场价格的波动引起的资产价值的波动，资本市场价格的波动可能导致资产价值的波动和贬值。计划的负债风险指通货膨胀、长寿风险、工资增长及利率的变动引起的负债价值波动和上升。

DB 计划养老金资产评估采用市场价值法，负债评估需要执行相应的精算标准和会计标准。职业年金与其他金融机构在资产负债管理上的不同之处主要体现

---

① 资料来源：人力资源和社会保障部社会保险基金监管局《全国企业年金基金业务数据摘要》. http://www.mohrss.gov.cn/shbxjjjds/SHBXJDSgongzuodongtai/201809/W020180917543108369015.pdf[2021-10-10].

② 资料来源：OECD, Pensions at a Glance 2017. http://dx.doi.org/10.1787/888933634743[2021-10-10].

在对负债的评估上。DB 型职业年金的负债是计划承诺的所有未来给付的精算现值。在会计实践中，负债的口径一般有 ABO 和 PBO 两种。ABO 是以清算为基础度量的养老金负债，假设养老金计划在评估时点终止，评估时点之后不再有养老金权益积累，未来的养老金待遇只与评估时点以前的历史工资水平有关，不考虑工资的未来变动，对于评估时点立即完全关闭的 DB 计划，度量其最低养老金负债采用 ABO 口径。PBO 是以持续经营为基础衡量的养老金负债，假设养老金计划持续经营，在确定养老金权益时，不仅要考虑评估时点以前的历史工资水平，也要考虑未来的工资变动，是计划持续经营下参加者未来养老金权益的现值。

如果 DB 计划设定的目标养老金替代率为 g，g 是退休当年领取的养老金占退休当年工资的百分比。依据对未来工资、折现利率和领取者死亡率的假设，可以计算出退休后领取的养老金在退休当年的现值，即退休年的养老金负债。假设甲退休后的养老金每年领取一次，加入 DB 计划时的工资为 s_e，退休前的年工资增长率恒为 j，这时甲退休当年的养老金负债 AL_r 为

$$\mathrm{AL}_r = g s_e (1+j)^{r-e} \ddot{a}_r = g s_e (1+j)^{r-e} \sum_{k=0}^{\infty} (1+i)^{-k} \, {}_k p_r \qquad (10\text{-}1)$$

其中，i 表示折现利率；${}_k p_r$ 表示 r 岁存活 k 年的概率。

在退休前的任意年龄 x，养老金负债是计划参加者既得养老金权益的现值，设 B_x 为从开始承诺给付的年龄 e 岁到评估年 x 岁累积得到的养老金权益，x 岁的养老金负债用 AL_x 表示，有

$$\mathrm{AL}_x = B_x \, {}_{r-x} p_x (1+i)^{-(r-x)} \ddot{a}_r \qquad (10\text{-}2)$$

当养老金每月支付一次时，式（10-2）的年金系数成为 $\ddot{a}_r^{(12)}$。

10.2.2　DC 计划的缴费积累目标

如果为 DC 计划设定一个与 DB 计划相同的养老金待遇目标，即目标养老金替代率为 g，这时，对个人来说，DC 计划在缴费积累期间的积累目标就是如公式（10-1）所示的 AL_r。

设 DC 计划的缴费及其投资收益在退休时积累的资产为 A_r。如果假设投资回报率恒定为 l，则

$$A_r = c s_e \, {}^s\ddot{a}_{\overline{r-e}|} (1+l)^{r-e} \qquad (10\text{-}3)$$

实际中，DC 计划在不同的投资选择下，回报率是变动的，假设 DC 计划养老基金在第 k 种资产上的投资比例为 $\omega_k (k=1,2,\cdots,n)$，在第 k 种资产上第 t 年的回报率记为 r_{kt}，则

$$A_r = \sum_{h=0}^{r-e-1} \left(cs_e(1+j)^h \left(\sum_{k=1}^{n} \omega_k \prod_{t=h+1}^{r-e} (1+r_{kt}) \right) \right) \tag{10-4}$$

显然，如果 $A_r = \mathrm{AL}_r$，则养老基金在退休时积累的价值正好能够实现预定的养老金替代率目标 g；如果 $A_r > \mathrm{AL}_r$，养老金基金积累的资产可以实现更高的替代率水平；反之，如果 $A_r < \mathrm{AL}_r$，则养老金基金不能实现预定目标。设 $T = \dfrac{A_r}{\mathrm{AL}_r}$，即退休年的资产负债比率，也称为养老金比率。如果 $T \geqslant 1$，表明养老金计划可以实现或超过预设的待遇目标；如果 $T < 1$，表明养老金计划不能实现设定的待遇目标。

10.3　职业年金的风险度量

职业年金面临的主要风险包括权益风险、利率风险和长寿风险。此外，职业年金基金还面临信用风险、流动性风险等其他风险，这些风险不在本节的讨论范围之内。其中权益风险是年金资产投资于股票市场中的风险；利率风险是利率波动的风险，利率风险一方面通过折现率影响年金的折现价值，即影响年金的负债价值，另一方面也影响债券和现金的收益，从而同时影响职业年金基金的资产和负债。长寿风险是年金被保险人寿命高于预期造成的年金给付责任超出预期资金准备的风险。这里，将长寿风险分为个体波动性长寿风险和集体趋势性长寿风险两种。个体波动性长寿风险是职业年金参加人个体死亡时间不确定性的风险，集体趋势性长寿风险是职业年金群体寿命普遍延长的不确定性的风险。关国卉和王晓军（2018）针对年金管理，综合考虑死亡率随年龄和时间的变动规律，构建基于我国历史数据的 Gaussian-Gompertz 随机死亡率模型，采用 Vasicek 模型刻画短期利率风险，采用几何布朗运动随机模型刻画权益风险，采用资产负债比率变异系数、破产概率和偿付能力风险资本系数等指标度量风险。发现个体波动性长寿风险通过扩大投保规模将得到有效分散，集体趋势性长寿风险随时间的延续不断积聚，长寿风险、利率风险与投资风险的综合影响会显著增加保险公司的风险水平，危及公司的偿付能力。相比长寿风险，利率风险和投资风险对偿付能力风险的影响更大。

10.3.1　偿付能力风险指标

假设 t 时刻职业年金对应的资产和负债分别是 $A(t)$、$L(t)$，我们采用资产负债比的变异系数、破产概率和偿付能力风险资本系数等三类指标度量职业年金的偿付能力风险水平。

1. 资产负债比的变异系数

t 时刻的资产负债比以 $F(t)$ 表示，定义如下：

$$F(t) = \frac{A(t)}{L(t)} \tag{10-5}$$

资产负债比用来衡量资产和负债的相对大小，在偿付能力要求下该比例要大于 1，以防止资不抵债的情形。同时要求该比例不能有太大的波动，以保证稳健的偿付能力。我们用资产负债比的变异系数来衡量其波动，公式如式（10-6）所示：

$$CV\left(F(t)\right) = \frac{\sqrt{\mathrm{var}\left(F(t)\right)}}{E\left(F(t)\right)} \tag{10-6}$$

其中，CV 表示变异系数；$CV(F(t))$ 表示资产负债比的变异系数，变异系数越大，说明预期的方差相对于期望越大，职业年金的资产负债率变动越大，风险越大。

2. 偿付能力风险资本系数

参考保险公司偿付能力二代的定量资本要求，假设职业年金为满足偿付能力要求需要额外提取风险资本，其数额为在 VaR 约束下 T 时刻实现充足的偿付能力。这时，在 T 时刻需要满足 VaR 的约束，即

$$P\left(\frac{A(T) + bL(0)/P(0,T)}{L(T)} < 1\right) = \varepsilon \tag{10-7}$$

其中，b 表示偿付能力风险资本系数，b 越大说明保险公司为满足偿付能力需要额外准备的资金越多，相应的偿付能力越差；$P(0,T)$ 表示从 0 时刻到 T 的累积系数。

10.3.2　资产负债随机模型

假设 $t=0$ 时刻职业年金计划 x 岁的人数为 N，x 岁人群的最大剩余生存时间为 T_w，设 $\left\{\tau_j\right\}_{j=1}^{N}$ 为 N 个计划参加人的死亡时间，则在 t 时刻存活的人数为

$$S(t) = \sum_{j=1}^{N} 1_{\{\tau_j \geq t\}} \tag{10-8}$$

可见，个体波动性长寿风险能够影响存活人数的分布，从而通过改变领取年金的人数 N，可以显著影响个体波动性长寿风险。

在 t_i 时刻，职业年金的负债结构由 t_i 时刻存活参保人预期剩余年金价值构成，在 t_i 时刻，参保人的预期剩余年金价值为

$$a_x(t_i) = R \sum_{t=t_i+1}^{T_w} P(t_i,t)S(t_i,t) \qquad (10\text{-}9)$$

其中，$S(t_i,t)$ 表示 t_i 时刻个人存活到 t 时刻的概率；$P(t_i,t)$ 表示到期时期为 t 的 t_i 时刻的折现系数；R 表示年金金额。可见，年金价值同时受到利率风险和长寿风险的影响。则 t_i 时刻的负债为

$$L(t_i) = a_x(t_i)S(t_i) \qquad (10\text{-}10)$$

假设职业年金在 t_{i+1} 时刻的投资收益率为 $R(t_{i+1})$，则从 t_i 到 t_{i+1} 时刻的资产变动为

$$A(t_{i+1}) = A(t_i)(1 + R(t_{i+1})) - RS(t_{i+1}) \qquad (10\text{-}11)$$

一般地，投资收益和利率呈现正相关性，当短期利率走弱时，资产的收益率会下降。

10.3.3　利率、权益和死亡率随机模型

1. 随机利率模型

我们采用 Vasicek 模型刻画短期利率，即

$$\mathrm{d}r(t) = k(\theta - r(t))\mathrm{d}t + \sigma_r \mathrm{d}W_r(t) \qquad (10\text{-}12)$$

其中，$W_r(t)$ 表示利率风险。

2. 股票风险模型

股票采用传统的几何布朗运动随机模型，即假设权益的收益率服从正态分布，有

$$\mathrm{d}S(t) = S(t)\left(\mu_S \mathrm{d}t + \sigma_S \mathrm{d}W_S(t)\right) \qquad (10\text{-}13)$$

其中，布朗运动 $W_S(t)$ 表示权益的风险；μ_S 表示权益的收益率。

3. 死亡率模型

为了与利率模型的类型保持一致，便于推算，我们采用 Guassian-Gompertz 死亡率模型刻画死亡率的变动。假设 $\mu_x(t)$ 为 t 时刻年龄为 x 人群的死亡率，$\mu_x(t)$ 满足下面的方程

$$\begin{cases} \mu_x(t) = Y(t)c^x \\ \mathrm{d}Y(t) = -aY(t)\mathrm{d}t + \sigma_y \mathrm{d}W_y(t) \end{cases} \qquad (10\text{-}14)$$

其中，$Y(t)$ 表示死亡率时间衰减因子；c 表示死亡率的年龄效应；$W_y(t)$ 表示标准的布朗运动，刻画了死亡率的随机波动。为了刻画死亡率的时间衰减效果，一般要求 $a>0$。当 $c>1$ 时，表明死亡率随年龄增大而增加。

10.3.4　模拟分析

假设职业年金在 0 时刻有 N 个 $x=60$ 岁的人，他们领取的年金单位为 $R=1$，最大寿命为 $T_w=50$，0 时刻的资产负债比为 $F(0)=1$。

1. 基础数据和参数估计

这里采用 Duan 和 Simonato（1999）中卡尔曼滤波和极大似然估计相结合的方法对利率模型和死亡率模型的参数进行估计。其中，死亡率基础数据采用中国统计年鉴提供的 1994~2016 年分年龄人口死亡率；利率数据采用银行间固定利率国债收益率曲线的到期收益率，数据源自 Wind 数据库的"中债收益率曲线"板块，选用 2010~2016 年 7 年时间长度约 1800 个交易日的半年期、1 年期、5 年期、10 年期和 20 年期国债到期收益率；权益数据选用上证综指 2001~2016 年总计约 4000 个交易日的收益率。权益模型的参数直接通过日收益率的均值和标准差进行计算，假设一年交易日为 $h=1/250$，通过变换其可转化成年收益率的均值和标准差，即 μ_S、σ_S。表 10-2 列出了依据基础数据和参数估计方法得到的参数估计结果。

表 10-2　参数估计结果

随机死亡率模型		非随机死亡率模型		随机利率模型		非随机利率模型	
参数	值	参数	值	参数	值	参数	值
a	0.0054			k	0.1445		
c	1.1000	a	0.0279	θ	0.0212	k	1.9582
σ_y	1.20×10^{-6}	c	1.1000	σ_r	0.0077	θ	0.0277
Y_0	2.68×10^{-5}	Y_0	3.12×10^{-5}	λ	0.5039	r_0	0.0250
				r_0	0.0250		

从表中参数结果可以看出，在采用非随机模型时，由于死亡率或者利率的不确定性，a 或 k 的估计值会比随机情形下更高。在非随机利率情形下，k 具有较大的估计值，说明在模型中，非随机利率会迅速地恢复到均值水平 θ，同时非随机利率模型的 θ 也比随机利率模型中的大。此外，通过上证综指估计出的权益模型收益率为 $\mu_S=0.0645$，波动率为 $\sigma_S=0.26$，权益产品的波动率偏大，说明权益类投

资的风险很大。

2. 债券投资的偿付能力风险

为了分离不同风险的影响，首先讨论只投资于国债中的风险，然后讨论投资于国债和股票组合中的风险。

假设职业年金资产全部投入国债，这时资产的收益率等于利率，通过对资产负债的随机模拟，可以得到资产、负债及资产负债比的变异系数。表 10-3 列出了 $T=1$、5、10、20 四个时刻在不同类型风险下的资产负债比及资产和负债的变异系数。

表 10-3　不同类型风险下资产负债比、资产和负债的变异系数

时期	风险类型	CV[F(T)]		CV[A(T)]		CV[L(T)]	
		N=1 000	N=50 000	N=1 000	N=50 000	N=1 000	N=50 000
T=1	(I)	0.003 4	0.000 5	0.000 2	0.000 0	0.003 2	0.000 4
	(I)+(IR)	0.041 9	0.041 6	0.007 7	0.007 7	0.034 2	0.033 9
	(I)+(S)	0.014 2	0.013 7	0.000 2	0.000 0	0.014 1	0.013 7
	(I)+(IR)+(S)	0.042 4	0.041 9	0.007 7	0.007 6	0.035 0	0.034 6
T=5	(I)	0.009 1	0.001 3	0.001 7	0.000 2	0.007 5	0.001 1
	(I)+(IR)	0.106 3	0.106 9	0.053 5	0.053 6	0.058 2	0.058 4
	(I)+(S)	0.040 6	0.038 5	0.002 0	0.000 7	0.039 7	0.038 2
	(I)+(IR)+(S)	0.109 9	0.110 4	0.054 0	0.054 5	0.065 5	0.064 9
T=10	(I)	0.017 1	0.002 4	0.005 9	0.000 8	0.011 8	0.001 7
	(I)+(IR)	0.194 9	0.197 2	0.147 3	0.149 1	0.063 3	0.062 7
	(I)+(S)	0.079 1	0.075 0	0.008 7	0.005 3	0.074 6	0.072 0
	(I)+(IR)+(S)	0.211 4	0.210 7	0.154 3	0.154 5	0.089 5	0.088 6
T=20	(I)	0.051 1	0.007 2	0.032 0	0.004 5	0.022 1	0.003 1
	(I)+(IR)	1.168 8	1.174 4	1.156 2	1.163 8	0.061 2	0.057 7
	(I)+(S)	0.267 9	0.257 7	0.094 6	0.081 7	0.196 1	0.195 0
	(I)+(IR)+(S)	2.328 4	2.310 1	2.468 9	2.434 2	0.196 4	0.195 7

注：(I)、(S) 和 (IR) 分别表示个体波动性长寿风险、集体趋势性长寿风险和利率风险

从表 10-3 的数据可见，在不同时刻、不同类型风险下的资产、负债和资产负债比的变异系数都随时间的增加而增大。个体波动性长寿风险对资产、负债及资产负债比的波动影响较小，当 $N=50\,000$ 时，个体波动性长寿风险的影响降低一个量级。利率同时影响负债和资产，当 $N=50\,000$ 时，个体波动性长寿风险和利率风险下的资产负债比的变异系数从第 1 年的 0.041 6 增加到第 20 年的 1.174 4。在负债端，短期内负债风险主要受利率影响，长期内主要受到长寿风险的影响。在资

产端，利率风险对资产的影响随时间增加逐渐累积。从资产负债比看，长寿风险在初期对资产负债比的影响较小，随着时间增加，长寿风险对资产负债比的影响增大。

再看偿付能力风险资本系数，仍然采用随机模拟的方法，其中 VaR 约束中的 ε 为 0.025，分别在 N=1000、5000、10 000 和 50 000 下模拟四种情形下偿付资本要求的数额。表 10-4 列出了偿付能力风险资本系数。

表 10-4　偿付能力风险资本系数

时期	风险类型	1 000	5 000	10 000	50 000
T=1	(I)	0.036	0.033	0.032	0.031
	$(I)+(IR)$	0.123	0.121	0.124	0.122
	$(I)+(S)$	0.056	0.056	0.056	0.056
	$(I)+(IR)+(S)$	0.125	0.125	0.125	0.124
T=5	(I)	0.041	0.033	0.032	0.030
	$(I)+(IR)$	0.251	0.248	0.251	0.252
	$(I)+(S)$	0.090	0.081	0.087	0.088
	$(I)+(IR)+(S)$	0.252	0.247	0.253	0.247
T=10	(I)	0.042	0.032	0.030	0.027
	$(I)+(IR)$	0.295	0.294	0.295	0.297
	$(I)+(S)$	0.110	0.106	0.106	0.108
	$(I)+(IR)+(S)$	0.297	0.290	0.297	0.294

从表 10-4 中可以看出，偿付能力风险资本系数随着时间增加逐渐增大，利率风险对于额外资本需求的影响比长寿风险更大，但利率风险的影响随时间延长而缩减，长寿风险的影响随时间延长而增大。

3. 债券和权益投资下的偿付能力风险

基于 2001~2016 年上证综指可以得出，上证综指的波动率较大，为 0.26，权益的市场风险价格约为 0.17，低于利率的市场风险价格，表明我国的股市投资价值较小。这里假定职业年金资产组合是 10 年期国债和上证综指，投资比例分别为 δ_B 和 δ_E，在每个时刻 t_i，可以调整职业年金在债券和股票中的投资金额。

下面考虑三种投资策略，即债券投资比例 δ_B = 80%、50%、20% 下 T=1、5、10 三个时刻的资产负债比分布。表 10-5 列出了不同投资策略下资产负债比的变异系数和分位点。

表 10-5　不同投资策略下资产负债比的变异系数和分位点

时期	策略 $(\delta_B - \delta_E)$	CV ($F(T)$)	Q（2.5%）	Q（97.5%）	$E(F(T)|F(T)<Q(2.5\%))$	$E(F(T)|F(T)>Q(97.5\%))$
			1 000 份年金			
	80%-20%	0.059 8	0.888 9	1.116 6	0.876 1	1.152 7
$T=1$	50%-50%	0.147 0	0.757 3	1.320 9	0.728 7	1.424 7
	20%-80%	0.229 8	0.636 4	1.520 6	0.591 5	1.674 0
	80%-20%	0.232 0	0.642 4	1.600 0	0.585 2	1.747 5
$T=5$	50%-50%	0.395 1	0.465 6	2.103 8	0.394 1	2.445 3
	20%-80%	0.609 6	0.264 9	2.816 2	0.195 2	3.461 8
	80%-20%	0.578 7	0.279 8	3.185 0	0.182 5	3.852 6
$T=10$	50%-50%	0.736 7	0.108 9	3.809 2	0.011 6	4.764 7
	20%-80%	1.137 3	−0.153 0	5.377 5	−0.257 5	7.631 9
			50 000 份年金			
	80%-20%	0.060 0	0.889 3	1.117 9	0.876 8	1.158 7
$T=1$	50%-50%	0.143 4	0.765 5	1.321 7	0.737 0	1.416 5
	20%-80%	0.228 2	0.628 6	1.508 6	0.583 1	1.663 1
	80%-20%	0.229 8	0.649 0	1.587 2	0.587 5	1.725 6
$T=5$	50%-50%	0.387 5	0.472 5	2.085 2	0.403 9	2.418 9
	20%-80%	0.617 8	0.253 0	2.798 3	0.184 2	3.552 9
	80%-20%	0.579 7	0.270 0	3.195 2	0.173 4	3.796 8
$T=10$	50%-50%	0.747 5	0.106 4	3.749 0	0.013 6	4.866 7
	20%-80%	1.130 1	−0.161 3	5.504 3	−0.263 9	7.537 9

从表 10-5 可见，权益类投资会给年金偿付能力带来较大风险，当投资在权益中的比例从 20%增加到 80%时，资产负债比的变异系数会显著增加，资产负债比的 2.5%分位点会减小，97.5%分位点会增加，说明资产负债比的波动区间变大。在 $T=10$，权益类投资比例为 80%时，资产负债比会出现负值。当时间增加时，权益产品的风险增大，时间越长，风险越大，导致资产负债比的变异系数（第 3 列）、资产负债比 95%的置信区间（第 4 列和第 5 列）及高于置信区间的均值（第 7 列）等都随时间延长而增加（表 10-5）。

在不同投资选择下偿付能力资本系数列入表 10-6 中。可见，权益投资比重越大，需要的额外资本要求越高。随着时间的延长，为达到偿付能力 VaR 约束，需要的额外资本越多。

表 10-6　偿付能力风险资本系数

时期	策略（$\delta_B - \delta_E$）	1 000	5 000	10 000	50 000
	80%-20%	0.110	0.107	0.107	0.109
$T=1$	50%-50%	0.248	0.235	0.236	0.231
	20%-80%	0.357	0.359	0.358	0.365
	80%-20%	0.253	0.249	0.250	0.251
$T=5$	50%-50%	0.394	0.403	0.401	0.392
	20%-80%	0.553	0.555	0.558	0.565
	80%-20%	0.341	0.345	0.347	0.345
$T=10$	50%-50%	0.435	0.431	0.438	0.434
	20%-80%	0.570	0.572	0.566	0.576

可见，个体波动性长寿风险通过增加职业年金的参加人数可以有效分散，其他三种风险都会显著影响职业年金的资产负债结构；短期内利率风险对负债的影响较大，长期看集体趋势性长寿风险对负债的影响会不断累积，相比之下，利率风险的影响比长寿风险更大；权益投资比例的增大，会带来较大的偿付能力风险。

10.4　小　　结

职业年金的风险主要包括投资风险、利率风险和长寿风险。投资风险和利率风险影响资产的价值与波动，利率风险和长寿风险影响负债的价值与波动。如果投资回报低于预期，将使养老基金的资产价值低于预期；在低利率环境和利率下降时，养老基金投资于固定收益类基金的回报下降，使资产减值，同时使基于政府长期债券回报率折现的养老金负债增加，从而从资产和负债两端使资产负债比率下降。在人口老龄化和人口长寿趋势下，长寿风险使养老金负债增加。

基于我国的实际数据和随机死亡率模型、随机利率模型和随机权益模型，本章采用资产负债比变异系数和偿付能力风险资本系数刻画职业年金基金的偿付能力风险，将不同类型风险进行区分和综合，对职业年金偿付能力风险进行度量分析。研究表明：个体波动性长寿风险通过增加职业年金的参加人数可以有效地分散，其他三种风险都会显著影响职业年金的资产负债结构；短期内利率风险对负债的影响较大，长期看集体趋势性长寿风险对负债的影响会不断累积，相比之下，利率风险的影响比长寿风险的影响更大；权益投资比例的增大，会带来较大的偿付能力风险。

参 考 文 献

关国卉, 王晓军. 2018. 基于仿射模型的我国商业养老年金风险测度分析[J]. 系统工程, 36(12): 97-106.

Duan J C, Simonato J G. 1999. Estimating and testing exponential-affine term structure models by Kalman filter[J]. Review of Quantitative Finance and Accounting, 13 (2): 111-135.

第四篇　商业年金供需困境与风险管理

　　商业年金是由市场提供，个人和家庭自愿购买的养老保险。本篇梳理商业年金市场供需的影响因素及国内外年金市场的发展状况，探讨商业年金供需困境的原因，测算分析当前我国个人税收递延型商业年金的税优激励和保障水平。主要结论是：商业年金存在逆选择、费用和长寿风险等成本，使消费者对年金价值的判断产生贬损，从而减少了消费者对年金的实际需求；另外，在消费、遗产和长寿保护之间存在一个"三元悖论"，养老资产年金化增大了终身福利的波动性，却没有产生相应的溢价，遗赠动机和个人风险决策中的认识扭曲也会显著影响年金决策，从而养老资产年金化不再是人们最优的选择。

第11章 商业年金市场供需

理论上，商业年金作为养老金体系的重要组成部分，能够为人们的退休养老提供有效保障。但实际中，世界各国的商业养老年金市场供需都不充足，个人参与商业养老保险的积极性不高，保险公司很少提供终身的年金产品。本章将系统梳理年金市场供需的影响因素及国内外年金市场的发展状况。

11.1 年金供给的影响因素

关于保险人为何对终身养老年金业务积极性不高这一问题，已有不少相关研究，长寿风险在很大程度上制约了保险人发展养老金业务，除了长寿风险，MacKenzie（2006）认为保险人发展养老金业务也受到投资风险、信用风险、流动性风险、经营风险等的困扰。这些因素在供给端制约着年金业务的发展。

1. 长寿风险

MacMinn 等（2006）指出，长寿风险在个体层面指个人寿命超出预期使老年人因财富积累不足陷入贫困的风险；在人口层面指某代人的寿命超出预期产生的老年财富准备不足使老年人口陷入贫困的风险。长寿风险是经营商业养老金面临的主要风险。Bauer 和 Weber（2008）及 d'Amato 等（2012）对养老金的长寿风险测算结果显示，人口寿命的延长将会给经营养老金的保险人带来巨大的财务风险。2000 年 12 月世界上最古老的人寿保险公司英国公平人寿保险公司因长寿风险暴露而陷入困境，被迫停止发展新业务。保险人缺乏有效的长寿风险管理方案，因而保险人不会去积极拓展养老保险业务。

2. 投资风险

年金业务是长期性的业务，因此保险人在经营年金业务时不得不考虑将要面对的投资风险。年金保险人在资本市场上很难找到与终身养老金风险和期限都相匹配的投资标的，面临着很大的投资风险，这也进一步抑制了养老年金的供给。Brown 等（1999）认为保险人提供养老年金应当建立在长期指数化债券发展的基础之上。以中国的国债市场为例，中国财政部发行的关键期限国债只包含 1 年期、3 年期、5 年期、7 年期、10 年期这五个品种，明显低于一般年金的保险期限，而长期限的 20 年期和 50 年期国债则属于非关键期限国债，并不能够保证每年都会发行。因此很难通过国债支撑年金未来的现金流，年金投资面临投资风险。

3. 经营风险

保险人经营年金业务的各个环节中都具有不确定性，由此带来的潜在损失称为经营风险，其中最主要的是逆选择风险。养老年金天然存在逆向选择，被保险人群体的死亡率往往比一般人群更低，这增加了年金保险人的经营风险。

4. 信用风险和流动性风险

信用风险是指年金保险人的交易对手无法在交易期满时按照约定支付债券本息或者履行自己的义务。流动性风险是指在一段时期内某一金融资产无法在不降低市场价格的条件下在金融市场上快速交易。通常保险人通过留存一定的准备金应对流动性风险，当准备金不足时，保险人会陷入流动性风险中，当准备金过多时，会降低应有的投资收益。

11.2　年金需求的影响因素

理论研究认为，退休者将个人储蓄转化为终身年金，无论他们活多久都会大大增加福利效用（Yaari，1965；Mitchell et al.，1999；Davidoff et al.，2005）。但实际上很少有人愿意自愿购买年金，这一现象被称为"年金谜题"。关于年金市场需求低迷的原因，不少研究者从不同角度给出了解释，概括为以下几个方面。

1. 遗赠和预防性支出

遗赠动机影响年金化的想法至少可以追溯到 Yaari（1965）的开创性文章。Friedman 和 Warshawsky（1990）、Vidal-Meliá 和 Lejárraga-García（2006）表明遗赠动机的存在，在一定程度上会减少人们对终身年金的需求。此后 Lockwood（2012）构建了一个遗赠动机模型，发现即使微弱的遗赠动机也会完全消除年金化的好处，并认为遗赠动机是限制年金需求最主要的因素。但许多学者也有不同的看法。Hurd（1987）的研究发现，遗赠动机在有孩子和没有孩子的家庭中的区别不大。Johnson 等（2004）发现有孩子的老人和没有孩子的老人年金化情况相同。Davidoff 等（2005）、Hainaut 和 Devolder（2006）指出，在遗赠动机存在的情形下，尽管资产完全年金化不再是最优选择，但是资产部分年金化仍然是最好的选择。

2. 逆向选择

逆向选择对年金需求有抑制作用。许多文献探讨了逆向选择造成的不公平定价（Friedman and Warshawsky，1990；Mitchell et al.，1999）对年金需求的影响。Brown 等（1999）通过分析购买年金者的情况发现，年金者死亡率基本上低于一般人群。一般来说，健康自评较差的人对年金化兴趣较低，购买年金者的寿命往往更长（Brown et al.，1999；Brown，2007）。Dowd 和 Blake（2006）提出逆向选择使得购买年金者死亡率风险较高，保险公司因此会被迫提高年金价格，这使得年金产品的需求降低。

3. 公共养老金的挤出效应

公共养老金对商业年金有挤出效应（Mitchell et al.，1999；Brown et al.，2000），政府养老金的挤出效应，使公共养老金制度成为私人年金市场强有力的竞争。Dushi 和 Webb（2004）指出，社会保障或 DB 计划下较高的年金化水平可能会导致人们对额外年金化更低的需求。

4. 缺乏理解

人们普遍缺乏金融知识。Brown（2007）指出，能够回答一个关于复合利息的简单问题的人更有可能选择年金而非一次性付清，这说明潜在的年金购买者对年金的特性缺乏了解是抑制年金市场增长的重要因素。很多人可能不知道年金的有条件回报率明显高于传统固定利率工具的回报率。一些学者证明个人的金融素养和年金需求具有显著的相关关系（Goedde-Menke et al.，2014；Banks et al.，2015）。

5. 税收优惠

Haigh 和 de Graaf（2009）认为，税收优惠是企业年金迅速发展的重要原因，但个人商业年金的税收优惠一般都低于企业年金，这在一定程度上抑制了人们对于个人年金的需求。除了购买养老年金的税收优惠，不少国家也通过其所得税制度向老年人提供实质性的优惠（Keenay and Whitehouse，2003），并且其他资产的优惠力度往往高于购买年金，从而减少了人们对年金的需求。

11.3　商业年金市场的国际经验

商业年金作为可以规避长寿风险的保障型产品，其在人们的养老金体系中理应扮演重要的角色，然而世界各国的商业年金市场都不大。MacKenzie（2006）的研究表明，除了智利、荷兰、瑞士、英国等有一定的商业年金市场外，其他国家的年金市场都比较小。商业年金市场的发展与其养老金体系结构密切相关，如果社会养老保险和职业年金提供了充足的养老金，商业年金的需求就会比较少。如果职业年金采取了 DC 类型，并且在领取阶段要求强制年金化，商业年金市场的份额就会相对较高。例如，2011 年前，英国政府要求享受税收优惠的 DC 型职业年金和个人养老金账户，必须将其资产的 75%~100%最晚于 75 岁时年金化。这一强制年金化要求激励了年金市场的发展，然而，2011 年后，立法者认为强制年金化对养老融资设置了过多的限制，开始弱化强制年金化的要求。2015 年英国政府取消了强制年金化要求。Cannon 和 Tonks（2010）的研究表明，英国取消强制年金化要求后，年金的市场需求迅速下降。瑞士的职业年金是强制的，并提供年金化领取方式，从而年金市场较大。澳大利亚建立了强制积累的职业年金制度，但并不要求强制年金化领取，绝大多数雇员退休后选择一次性领取和分期领取方式，因而年金市场很小。实际上，从世界范围看，只要该地区的年金是自愿购买的，年金市场规模都比较小（Brown et al., 1999）。

Bütler 等（2013）将瑞士年金化意愿较高的原因归纳为以下三点：第一，年金市场中的产品有着较高的年金价值，年金价值是未来年金给付现值与年金价格的比率。在瑞士，这个比率超过了 1，远高于 OECD 国家的平均水平。第二，行为观念有着非常大的影响，人们总是会倾向于接受默认的选择，在许多公司的养老金计划中，养老金转成年金是默认的方式。同时，在每年给每一个劳动者的基金情况说明书中，会同时提到已经累积的价值和退休之后转成年金之后的收入情况，但是其中描述后者的篇幅会远远大于前者，因此，许多劳动者在观念中，关注的不是自己养老基金累积的价值，而是退休后每月可以领取到的金额。第三，第一支柱的"挤出效应"。瑞典的第一支柱会有一个收入检测机制，当年龄较大而总资产低于某个阈值时，政府会每月补充一定的金额。Bütler 和 Teppa（2007）指出，随着养老基金中账户积累价值的增高，人们选择年金化的概率就越高，一次性将钱从账户中取出的概率就越低。在智利，Mitchell 和 Ruiz（2009）认为，年金产品的高年金价值和相对透明的网上竞标机制是人们选择年金化的有利保证。然而，智利养老体系中第一支柱较为薄弱，主要依赖第二支柱的基金累积，随着近年来投资回报率的下降和人均寿命的大幅度提高，也出现了替代率大幅降低、不同收入和性别人群的养老金待遇差距悬殊等问题，这些问题的出现反过来会冲击现有的高年金化率格局，对年金市场造成不良影响。

澳大利亚的情况则正好相反，几乎没有人愿意在退休时选择年金化自己账户内的养老金资产，大部分选择分次将其取出。Bateman 和 Piggott（2010）认为，相对"慷慨"的第一支柱是导致这种情况发生的主要原因。对于单个人来说，不论他在 65 岁之前是否有过工作，只要他满足了收入检测，就可以领到相当于一个全职员工平均工资 28%的基础养老金，对于满足条件的夫妻来说，这个比例为41%。此外，由于澳大利亚历史上一直没有传统的 DB 养老金体系，因而即使是有养老金积累需求的劳动者，其关注的重点也在自己账户中积累的金额，而不是积累金额可以在退休后带来多高水平的终身现金流，同时，政府对年金化配套激励措施的缺失也加速了澳大利亚传统年金市场的消亡。

11.4　年金产品的类型

传统的年金产品包括以生存为条件领取的等额年金和定额递增（减）年金。等额年金是每次给付额相同的年金，定额递增（减）年金是每次给付额按固定数额增加或减少的年金。传统年金产品的受欢迎程度在不同国家存在较大区别。在美国，2012 年传统年金产品的市场份额为 12%（OECD，2016）；在英国，2014 年传统年金产品在政府强制要求的年金销售中占到了 70%左右；在澳大利亚，传统年金产品已经基本消失。除了传统的年金产品，为满足不同类型人群的需求，年金市场上还有长寿年金、加强年金、通货膨胀指数化年金、固定指数化年金、分红年金、变额年金等年金产品。其中，长寿年金是从较高年龄开始领取待遇的年金，这种年金通过推迟领取年金的年龄，使投保人在较高年龄获得更高水平的养老金。加强年金是对预期寿命低于平均水平的参保人给予更高水平年金待遇的年金，其设计初衷是为购买年金产品的非标准风险消费者提供精算公平的保障，从而扩大年金市场的需求。通货膨胀指数化年金是年金领取额每年按通货膨胀指数调整，以保证年金的实际购买力的年金，在相同的保费水平下，通货膨胀指数化年金在最初几年的领取额明显低于传统年金，因而其实际的市场销售在世界各个国家都不理想。固定指数化年金是提供最低保证利率的年金产品，从而保证在投资损失时不发生账户减值的情况。分红年金是采取分红设计，年金领取额除每期固定的给付额外，依据公司投资收益还会获得额外的红利给付，分红年金在主要 OECD 国家都有一定的市场，英国的分红年金在金融危机之前曾非常受欢迎，其份额超过了传统年金，但金融危机之后，由于投资收益的下降，分红年金的市场份额也在不断缩小。变额年金是提供一定水平给付担保，但实际给付额依风险水平可变的年金产品。变额年金一般分积累期和领取期两个阶段，在积累期，投保人的缴费进入投资基金，投资基金提供不同特征和投资策略的投资账户供年金投保人选择，但一般会有最低的投资收益保证，保险公司通过征收费用的方式管理投资基金；在领取期，投保人有权选择是否年金化领取。对投保人来说，变额年金的好处是可以提供税收递延收入，可以获得在不同投资账户转移资金时的税收减免，可以获得死亡给付担保、退保担保、年金给付担保或最低终身给付担保等。变额年金最早出现于 20 世纪 50 年代，变额年金提供的担保有两种主要类型（Ledlie et al.，2008），一种是 20 世纪 80 年代出现的保证最低死亡给付（guaranteed minimum death benefit，GMDB）担保，其对被保险人死亡给付金额提供最低保证；另一种是 20 世纪 90 年代后期出现的保证最低生存给付（guaranteed minimum living benefits，GMLB），包括担保满期给付和在积累期的累积价值，具体分为：担保在领取期转换为年金领取的最低收入（guaranteed minimum income benefit，GMIB），担保在一定时期内或终身的最低年金给付额（guaranteed minimum withdrawal benefit，GMWB），担保退休时从账户价值中一次性取出部分不需要年金化的最低金额（guaranteed lifetime withdrawal benefit，GLWB），等等。美国拥有最大的变额年金市场，尽管变额年金在金融危机时由于其低收益率导致份额的减少，但是危机之后又回到了危机前的水平。变额年金在 2015 年的第二季度占到了所有年金销售的 60%。在加拿大和日本，变额年金也有不错的销售市场，但在欧洲并不流行，变额年金的市场份额长期以来增长缓慢。

11.5　中国年金市场的发展状况

从中国保险行业协会公布的保险产品信息来看①，2017 年中国的年金保险产品一共有 2114 款，养老年金保险②有 294 款，非养老年金保险有 1820 款；传统型③产品有 648 款，新型产品有 1466 款，如表 11-1 所示。

---

① 资料来源：中国保险行业协会网站（http://www.iachina.cn/art/2017/6/29/art_71_45682.html[2020-05-22]）。
② 根据《人身保险公司保险条款和保险费率管理办法（2015 年修订）》第十条，养老年金保险是指以养老保障为目的的年金保险，应当符合下列条件：（一）保险合同约定给付被保险人生存保险金的年龄不得小于国家规定的退休年龄；（二）相邻两次给付的时间间隔不得超过一年。养老年金保险如平安乐享福养老年金保险（A）。其余年金产品则为非养老年金保险产品，如平安乐享福年金保险（B）。
③ 根据《人身保险公司保险条款和保险费率管理办法（2015 年修订）》第十七条，人身保险的设计类型分为普通型、分红型、投资连结型、万能型等。其中普通型即为传统型，以保障功能为主，如阳光人寿康尊无忧年金保险；分红型、投资连结型、万能型等则为新型产品，具备投资功能，而保障功能相对较弱，如太平财富成长幸福版年金保险（分红型）、泰康盈 e 生 A 款年金保险（投资连结型）、人保寿险品质金账户年金保险（万能型）。

表 11-1　2017 年年金保险产品统计（单位：款）

产品类型	总计	传统型	新型
非养老年金保险	1820	561	1259
养老年金保险	294	87	207
合计	2114	648	1466

资料来源：中国保险行业协会网站

从以养老类年金为主的年金市场发展到 2017 年的以新型、非养老年金为主的年金市场，我国商业年金的发展可以按照市场上活跃的产品类型大致分为三个阶段。

第一阶段（2006 年以前）：后高利率时代，长久期产品余热殆尽。

从 20 世纪 90 年代后期开始，年金市场进入高利率时代，年金产品主要以传统型、具备长寿风险的养老类年金为主，如"中美联泰大都会人寿保险有限公司的附加年金保险（2005）"。2001 年后，随着新型分红型保险[①]的引入，分红年金比重提高，高长寿风险的年金产品占比开始下降。截至 2006 年，虽然有部分长久期的养老年金和少儿教育年金延续了高利率产品特点、为客户提供长寿风险保障且具有较高的长期投资回报，如"平安创新世纪账户型团体年金保险（2006）"，但分红年金的发展趋势更为强势，年金市场即将发生转变。

第二阶段（2007~2012 年）：年金产品加入中短期限储蓄型产品阵营试水成功。

在此阶段，年金险总体向理财型产品偏移，年金保险和两全保险不做区分，保障期限短于其他个险。高长寿风险的年金产品几乎没有发展，分红型、万能型的年金险产品则快速发展。2011 年第一季度，受新会计准则、通货膨胀预期等因素影响，分红产品快速增长，保费增速 14.9%，占寿险公司业务的 78%，其主力险种地位进一步巩固[②]。2011 年至 2012 年，市场上曾出现过 5 家公司的变额年金产品：金盛人寿保险有限公司（现名为工银安盛人寿保险有限公司）的保得盈年金保险（变额型）、中美联泰大都会人寿保险有限公司的步步稳赢年金保险（变额型）、华泰人寿保险股份有限公司的吉年保利年金保险（变额型）、瑞泰人寿保险有限公司的瑞泰福享金生年金保险（变额型）、工银安盛人寿保险有限公司的保得盈年金保险（变额型）。但因保障期限短、资本市场不振、业绩不够突出等原因销量欠佳，无法成为市场主流。

---

① 分红型保险指保险公司将其实际经营成果优于定价假设的盈余，按一定比例向保单持有人进行分配的人寿保险产品。见 https://baike.baidu.com/item/分红型保险/9366332?fr=aladdin[2020-05-22].

② 当前我国保险市场运行情况分析与思考．http://www.iachina.cn/art/2011/5/16/art_793_88047.html [2020-05-22].

第三阶段（2013~2017 年）：低久期快反+附加万能账户产品飞跃发展。

2013 年以后随着费改①及资产驱动负债的影响，久期较短的传统型和万能型年金产品得到了飞跃式的发展，离本质的长期保障属性渐行渐远。

（1）传统型年金：高现价或高定价利率（4.025%）的快返型保险②。中国人寿保险股份有限公司开门红产品，如鑫年金、鑫福年年、富德生命人寿的生命财富宝系列均为此类产品的代表。

（2）万能型年金：新兴平台型公司在资产驱动负债模式下，着力发展万能型年金产品，主要的产品特点为高现价、中短存续期。例如，富德生命理财三号年金保险（万能型）、国寿鑫账户年金保险（万能型）、前海定投理财年金保险（万能型）等。

此阶段高长寿风险的年金产品再度大幅萎缩，年金险的发展已经偏离了长期保障的初衷，转变为短期、理财型工具。但年金保险市场的新单保费规模却在此阶段完成了跳跃式的发展。究其原因，客户对长寿风险的直接感知不强，却对老年后没有钱以及没有人提供养老、治病、护理等服务有强烈的不安全感，因此对年金的保障需求最终投射到对投资收益的要求。

因此，年金保险的发展除了早期有些长寿风险的、长期性质的少儿教育金和养老年金外，后期基本都是满足中短期储蓄功能的产品，2017 年左右更是通过快返年金+账户方式取得了爆发式增长，但功能上与年金属性渐行渐远。

在中国，2017 年 6 月，国务院常务会议首次明确"加大政策扶持，落实好国家支持保险和养老服务业发展的相关财税政策，加快个人税收递延型商业养老保险试点"③。2018 年 2 月，人力资源和社会保障部、财政部会同国家发展和改革委员会、国家税务总局、中国人民银行、银监会、证监会、保监会等联合成立商业养老保险工作领导小组，2018 年 4 月，多部委联合发布了《个人税收递延型商业养老保险产品开发指引》，随后多家寿险公司的个人税收递延型商业养老保险产品获准上市出售。个人税收递延型商业养老保险的试点及其将来在全国范围内的全面推开，必将推动中国商业年金市场的发展。本书第 13 章专门讨论我国个人税收递延型商业年金的公平与激励。

---

① 2013 年 8 月 1 日，保监会发布了《关于普通型人身保险费率政策改革有关事项的通知》，普通型人身保险费率改革正式启动，具体内容如放开普通型人身保险预定利率、将定价权交给公司和市场等（参见"费改"后人身保险产品新动向.http://money.163.com/14/0525/14/9T3KPK2100254SK6.html[2020-05-22]）.

② 返还型保险，也是我们俗称的储蓄型保险，即被保险生存至约定年限后，保险公司有返还所交保费或者合同列明的保险金额。快返型产品则返还期限较短，如一年甚至几个月。

③ 国务院常务会 | 李克强：支持商业保险机构为个人和家庭提供个性化、差异化养老保障. http://www.gov.cn/premier/ 2017-06/21/content_5204387.htm[2021-10-10].

11.6　小　　结

商业年金是养老金体系的重要组成，在各国的实践中，商业年金的市场供需都不充足。从风险管理的角度看，影响商业年金供给的主要原因是保险公司缺乏管理长寿风险的有效经验，英国公平人寿保险公司就是因长寿风险陷入经营困境的典型例子。此外，资本市场上很少有与终身年金的风险和期限相匹配的投资标的，也使保险公司面临投资风险。影响年金需求的主要原因包括：①人们一般有遗赠动机，更愿意将剩余资产留作遗产而不是用年金化的方式来分散长寿风险；②年金有逆选择风险，使年金购买的成本增加；③政府主办的基本养老保险一般能提供基本的养老保障，从而对商业养老保险有挤出效应；④人们对年金特性缺乏了解，也抑制了年金市场的需求。

从国际经验看，世界各国的年金市场都不大，主要原因是在多层次养老金体系中，公共养老金和职业年金已能提供了较为充足的养老金。在我国，养老年金的市场份额很小，年金保险的发展除了早期有些长寿风险的长期性质的养老年金外，后期基本都是满足中短期储蓄功能的年金产品。2018年税收递延商业养老保险推出，但并没有撬动商业年金的市场需求。

参 考 文 献

Banks J，Crawford R，Tetlow G. 2015. Annuity choices and income drawdown：evidence from the decumulation phase of defined contribution pensions in England[J]. Journal of Pension Economics & Finance，14（4）：412-438.

Bateman H，Piggott J. 2010. Too much risk to insure？The Australian（non-）market for annuities[R]. Pension Research Council Working Paper PRC WP 2010-18.

Bauer D，Weber F. 2008. Assessing investment and longevity risks within immediate annuities[J]. Asia-Pacific Journal of Risk and Insurance，3（1）. https://doi.org/10.2202/2153-3792.1031.

Brown J R，Mitchell O S，Poterba J M. 2000. Mortality risk，inflation risk，and annuity products[R]. NBER Working Paper 7812.

Brown J R，Mitchell O S，Poterba J M. 1999. The role of real annuities and indexed bonds in an individual accounts retirement program[R]. NBER Working Paper 7005.

Brown J R. 2007. Rational and behavioral perspectives on the role of annuities in retirement planning[R]. NBER Working Paper 13537.

Bütler M，Peijnenburg K，Staubli S. 2013. How much do means-tested benefits reduce the demand for annuities？[R]. NRN Working Paper No. 2013-11.

Bütler M, Teppa F. 2007. The choice between an annuity and a lump sum: results from Swiss pension funds[J]. Journal of Public Economics, 91（10）: 1944-1966.

Cannon E S, Tonks I. 2010. Compulsory and voluntary annuity markets in the United Kingdom[R]. Pension Research Council Working Paper PRC WP 2010-22.

d'Amato V, Haberman S, Piscopo G, et al. 2012. Modelling dependent data for longevity projections[J]. Insurance: Mathematics and Economics, 51（3）: 694-701.

Davidoff T, Brown J R, Diamond P A. 2005. Annuities and individual welfare[J]. American Economic Review, 95（5）: 1573-1590.

Dowd K, Blake D. 2006. After VaR: the theory, estimation, and insurance applications of quantile-based risk measures[J]. Journal of Risk and Insurance, 73（2）: 193-229.

Dushi I, Webb A. 2004. Household annuitization decisions: simulations and empirical analyses[J]. Journal of Pension Economics & Finance, 3（2）: 109-143.

Friedman B M, Warshawsky M J. 1990. The cost of annuities: implications for saving behavior and bequests[J]. The Quarterly Journal of Economics, 105（1）: 135-154.

Goedde-Menke M, Langer T, Pfingsten A. 2014. Impact of the financial crisis on bank run risk – danger of the days after[J]. Journal of Banking & Finance, 40: 522-533.

Haigh M, de Graaf F J. 2009. The implications of reform-oriented investment for regulation and governance[J]. Critical Perspectives on Accounting, 20（3）: 399-417.

Hainaut D, Devolder P. 2006. Life annuitization: why and how much?[J]. ASTIN Bulletin, 36（2）: 629-654.

Hurd M D. 1987. Savings of the elderly and desired bequests[J]. American Economic Review, 77（3）: 298-312.

Johnson R W, Burman L E, Kobes D. 2004. Annuitized wealth at older age: evidence from the health and retirement study[R]. Final Report to the Employee Benefit Security Administration U.S. Department of Labor. https://www.urban.org/sites/default/files/publication/57996/411000-Annuitized-Wealth-at-Older-Ages.PDF[2021-09-04].

Keenay G, Whitehouse E. 2003. The role of the personal tax system in old-age support: a survey of 15 countries[J]. Fiscal Studies, 24（1）: 1-21.

Ledlie M C, Corry D P, Finkelstein G S, et al. 2008. Variable annuities[J]. British Actuarial Journal, 14（2）: 327-389.

Lockwood L M. 2012. Bequest motives and the annuity puzzle[J]. Review of Economic Dynamics, 15（2）: 226-243.

MacKenzie G A. 2006. Annuity Markets and Pension Reform[M]. Cambridge: Cambridge University Press.

MacMinn R, Brockett P, Blake D. 2006. Longevity risk and capital markets[J]. Journal of Risk and Insurance, 73（4）: 551-557.

Mitchell O S, Poterba J M, Warshawsky M J, et al. 1999. New evidence on the money's worth of individual annuities[J]. American Economic Review, 89（5）: 1299-1318.

Mitchell O S, Ruiz J. 2009. Pension payouts in Chile: past, present, and future prospects[R]. PARC

Working Paper Series 26.

OECD. 2016. Life Annuity Products and Their Guarantees[M]. Paris：OECD Publishing.

Vidal-Meliá C，Lejárraga-García A. 2006. Demand for life annuities from married couples with a bequest motive[J]. Journal of Pension Economics and Finance，5（2）：197-229.

Yaari M E. 1965. Uncertain lifetime，life insurance，and the theory of the consumer[J]. The Review of Economic Studies，32（2）：137-150.

第12章 商业年金供需困境的量化研究

商业年金作为养老金体系的重要组成部分，在国内外年金市场上的供需并不充分。在我国，保险公司很少提供真正的养老年金产品，人们对市场上少有的几款年金产品的需求十分有限。那么，为什么人们拥有养老资产而不愿意购买商业年金？为什么保险公司不愿意提供终身的养老年金产品？本章在系统梳理相关文献的基础上，从精算视角探讨商业养老年金的供需困境，包括年金化的价值及其分解、年金产品经营面临的长寿风险、年金化决策的福利和损失及在风险决策视角下的最优年金化等问题。

12.1 文 献 梳 理

有关年金供需的量化分析主要分为两类，一类是从模型出发的理论分析，通过构建购买者的效用模型来模拟求解其最优年金化策略；另一类是从实际调查数据出发的实证分析，通过量化分析，寻找年金供需的影响因素和影响程度，解释年金供需与其他变量之间的关系。

12.1.1 年金需求的理论研究

Yaari（1965）对于理性个人构建了仅包含消费效用的标准生命周期模型，模型的预测结果显示，对于没有遗赠动机同时风险规避的退休者，年金化其全部资产是最好的选择，因为既可以完全规避个人的长寿风险，又能获得死亡福利（mortality credits）。Davidoff 等（2005）放宽了年金化最优的限制条件，认为在完全市场中，个人只要不存在遗赠动机，资产年金化就是最优选择；在不完全市场中，个人也会选择将大部分资产年金化。Brown 等（2000）指出，年金可以有效解决个人长寿风险问题，使个人资产的分配更加灵活，投资收益更高。Schrager 等（2004）认为，年金能够提供长寿保险，减小退休后的过高或过低的消费，提高消费和福利水平。然而，在实践中年金需求却远远小于预期。Schaus（2005）对 450 个提供年金化领取选项的美国 401（k）计划进行了调查，发现仅有 6%的参与者选择年金化领取方式。Inkmann 等（2011）使用英国老龄化纵向研究数据，发现只有 5.9%的家庭选择了自愿年金化。而在其他国家，自愿年金化更是微乎其微（Lockwood，2012）。James 和 Song（2001）对英国、瑞士、澳大利亚、美国、加拿大、新加坡等发达国家的年金市场进行了分析，指出这些国家的年金市场发展程度较低。Johnson 等（2004）的文献表明，在美国，65 岁以上的个人投资年金的比例仅占个人总资产的 1%。那么，为什么理论研究认为年金化是最优选择，在实践中的年金需求却远远小于预期？这成为困扰人们的年金谜题（annuity puzzle）。后来的不少学者从不同角度对年金谜题做出了解释。

Mitchell 等（1999）及 Finkelstein 和 Poterba（2002）认为，管理成本、逆向选择、市场不完全等因素导致年金产品的附加费率较高，从而降低了实际的年金需求。Sinclair 和 Smetters（2004）指出，年金化限制了资产的流动性，人们对资产流动性的需求是抑制年金需求的重要原因。Dushi 和 Webb（2004）认为，社会养老保险提供的养老金及 DB 型职业养老金计划提供的养老金已占个人总资产的较大比例，从而降低了个人购买年金的意愿。Brown 和 Poterba（2000）认为，夫妻双方作为一个小的共同体可以部分分担长寿风险，他们能从个人年金市场获得的福利被高估，因此不愿更多地购买年金。

在 Yaari（1965）等的研究中均假设个人没有遗赠动机，但现实中购买更多年金意味着留下更少的遗产。Walliser（1999）在合理的风险偏好和遗赠动机假设下计算得出，个人在 65 岁时最优的选择是将资产的 60%进行年金化。Inkmann 等（2011）、Lockwood（2012）通过在生命周期模型中加入遗产的效用来提高模型预测的准确性。Ameriks 等（2011）在模型中加入了未来医疗支出的不确定性影响来分析退休者的最优年金化策略。Sinclair 和 Smetters（2004）指出，个人的流动性需求同样不能被忽略，诸如健康状况的不确定性等因素抑制了个人的年金需求。另外，还有另一个重要的机会成本来源是年金定价利率低于投资收益率。Horneff 等（2006）在模型中加入随机资本市场因素，得到随着个人风险偏好的增加，其更倾向于减少购买年金而增加权益资产配置。在我国商业年金市场上，被保险人往往以银行理财等的收益作为购买年金产品的机会成本，这在一定程度上制约了对年金的需求。

当增加了年金机会成本的限制后，养老资产的完全年金化不再是个人的最优选择。个人将会选择资产部分年金化，而年金化资产的比例取决于个人的风险偏好、遗赠动机、资本市场的预期收益率等。Scott 等（2007）证明了债券-年金分离定理，得出在部分年金化的条件下延期年金是最优选择。Milevsky（2005）设计了一种高龄延期年金。这种年金采用分期缴费的方式，以避免个人一次性的大额支出，年金开始领取时间延期到如 80 岁的较高年龄，并且年金终身给付随通货膨胀率指数化进行调整。Gong 和 Webb（2010）认为，相比于即期年金，高龄延期年金可以以更低的成本提供较大比例的长寿风险保护，个人在高龄延期年金下可以忍受更大的精算不公平。

Brown 等（2008）为解释"年金谜题"提供了另一种值得关注的视角。他们认为"心理框架"（psychological frame）对个人选择年金有重要影响；在"消费框架"（consumption frame）下，个人关心可享受的消费现金流和长寿风险，所以更偏好年金；而在"投资框架"（investment frame）下，个人关注投资的总体收益和损失风险，年金增大了终身财富的波动性，更像是赌博。Benartzi 等（2011）研究了美国 75 个 DB 计划和 37 个现金余额（cash balance，CB）计划的实际数据，发现不同心理框架下的个人选择年金化领取账户资产的概率相差了 17 个百分点。

其他一些研究则从制度、市场等层面探究年金需求不足的原因。Brown（2007）提出市场上的名义年金无法提供足够的通货膨胀保护是年金需求不足的一个重要原因。Benartzi 等（2011）指出，并非个人不喜欢年金，而是大部分职业年金计划并不提供便捷的年金化领取方案，寻找合适年金产品的复杂性使人们放弃对养老资产的年金化。单戈和王晓军（2017）认为，由于保险公司缺乏有效的长寿风险管理方案，很少提供终身生存年金，这也是中国商业年金市场羸弱的重要原因。

Brown 等（2008）认为，很多研究将这些原因中的一个或几个引入经济模型后虽然能够解释年金需求低的现象，但是这些研究却无法给出一个充分的一般性解释。因而有的学者将年金需求低迷视为是行为导向的现象，Hu 和 Scott（2007）从非理性人的角度出发论述了为什么年金对退休者吸引力不高。Agnew 等（2008）通过行为实验发现，性别对于人们的年金化决策也存在很显著的影响，女性往往比男性更有可能去购买年金。

12.1.2　年金需求的实证研究

在模型分析之外，一些学者还通过实际数据来分析研究个人的年金化意愿，进而对年金供求进行经验分析。Brown（2001）基于美国的健康与退休调查（Health and Retirement Survey，HRS）分析了 51 岁至 61 岁人群的年金化意愿。将年金化意愿作为 Probit 模型的因变量，Brown（2001）发现，资产完全年金化的效用度量值——年金等价财富（annuity equivalent wealth，AEW）能够很大程度地影响人们是否去购买年金，同时未婚、风险厌恶、身体健康的人也将会更倾向于购买年金，而种族、受教育程度、职业等因素对年金化意愿的影响较为有限。Bütler和 Teppa（2007）利用瑞士雇主养老金计划的业务数据对年金化意愿进行 Tobit 回归，其研究结果显示，年金等价财富对是否将养老资产年金化的影响是强劲和稳固的，这与 Brown（2001）的结论一致。Cappelletti 等（2013）在意大利居民收入与财产调查（Survey of Household Income and Wealth，SHIW）的基础上划分个人对年金的偏好程度，并对其建立序次 Probit 模型。研究显示，贫穷人群及受教育程度低人群的年金需求将会低于平均水平，同时他们对年金产品的价格弹性相对来说也会更高。Chalmers 和 Reuter（2012）及 Previtero（2014）通过分析历史数据，均指出证券市场的收益率与退休者资产年金化之间存在负相关关系，证券市场收益提升将会降低人们购买年金的意愿。Hagen（2015）结合瑞典职业年金的微观数据和国家的统计数据分析职业年金的年金化问题，指出退休时积累的财富、个人对自己身体状况的预期将会显著影响人们是否年金化的决策，同时种种政策导致年金价格的改变也会影响人们的年金化决策。

在年金供需的量化分析中，一个思路是通过生命周期模型来计算分析个人的最优年金购买决策。学者通过综合考虑年金产品的附加费率、个人的遗赠动机、未来医疗支出的不确定性及一些非理性因素来模拟分析个人的年金购买行为。而另一个思路则是，通过定性选择模型来分析各类因素对其年金购买意愿的影响。研究显示，年金产品的设计、金融市场的表现及一些个人的特征（受教育程度、个人财富、健康状况等）都对个人的年金购买意愿有较大的影响。

12.2 商业年金的价值度量与因素分解

在年金产品的实际运行中，必然发生保险公司的费用成本和因投保人自愿选择产生的逆选择成本，这两项附加成本使年金的实际价格高于精算中性价值。在理论和实践中，一般采用 MWR，即年金的精算中性价值与市场价格的比值来度量年金的价值。MWR 越高，年金产品越具有吸引力，MWR 越小，对投保人的吸引力越差。Finkelstein 和 Poterba（2002）对英国年金产品的研究表明，不同类型年金产品的 MWR 大约为 0.9。Mitchell 等（1999）对美国市场的测算表明，逆选择使 65 岁男性终身年金的 MWR 降低 10%，Brown 等（2000）也得出类似的结论。除了逆选择，费用附加对年金价值也有较大影响。James 和 Song（2001）研究了世界主要发达国家的年金价值，得出美国、澳大利亚、新加坡等国家的即期年金费用附加约为总保费的 4%。我国对年金 MWR 的研究较少，万晴瑶和成德义（2015）的测算发现，65 岁个人在投保无任何保证的即期终身年金保险时，MWR 在 0.91~1.15，该研究将附加费用加入精算中性价值中，因此对 MWR 有所高估。

王晓军和路倩（2018）基于我国的实际数据，测算分析了我国寿险市场上年金产品的逆选择、死亡率改善及费用附加等因素对年金价值的影响，测算分析保险公司提供养老年金产品面临的系统性长寿风险。

12.2.1　模型构建与死亡率预测

1. 年金价值与 MWR

对年金价值最简单的描述是年金现金流的现值，现值的计算时点通常为年金购买的时点。为了便于比较分析，通常采用相对数衡量年金的相对价值，即选用一个可比的年金作为基准，通过计算两个年金现值的比例，比较两个年金价值的差距，进而分析两个年金价值差距的原因。

以 AMW（annuity money's worth）表示年金价值，有

$$\text{AMW} = \sum_{i=1}^{T} \frac{A \times p_i}{(1+r)^i} \qquad (12\text{-}1)$$

其中，A 表示年金每年的给付金额；p_i 表示被保险人存活到第 i 年的概率；r 表示名义折现率；T 表示最大存活期限。

以 MWR 表示年金价值比率，有

$$\text{MWR} = \frac{\text{AMW}}{S} \qquad (12\text{-}2)$$

其中，S 表示年金产品的价格。当年金产品的价格为精算中性价值时，有

$$\text{MWR} = \frac{\text{AMW}}{S} = \frac{\sum_{i=1}^{T} \dfrac{A \times p_i}{(1+r)^i}}{\sum_{i=1}^{T} \dfrac{A \times p_{i0}}{(1+r_0)^i}} = \frac{\sum_{i=1}^{T} \dfrac{p_i}{(1+r)^i}}{\sum_{i=1}^{T} \dfrac{p_{i0}}{(1+r_0)^i}} \qquad (12\text{-}3)$$

其中，p_{i0} 和 r_0 分别表示用于对比的基准年金的存活概率和折现率。

2. 死亡率预测模型

死亡率是 MWR 的计算基础。这里采用我国实际数据构建随机死亡率模型，来获得队列死亡率和长寿风险下死亡率的预测数据。对于随机死亡率进行建模，

最典型和常用的模型是 Lee-Carter 模型。韩猛和王晓军（2010）针对我国人口死亡率数据的特点，在经典 Lee-Carter 模型的基础上提出"双随机过程"建模方法，王晓军和任文东（2012）基于 Li 等（2004）提出的有限数据 Lee-Carter 建模方法，针对我国人口死亡率数据较少和数据质量不高的情况，采用"双随机过程"构建了在有限数据下中国人口死亡率随机预测模型，取得了令人满意的预测效果。

考虑中国人口死亡率数据的限制，我们采用有限数据 Lee-Carter 建模方法，基于我国 1981 年、1989 年、2000 年、2010 年四次全国人口普查数据和 1986 年、1995 年、2005 年、2015 年四次全国 1%人口抽样调查数据，构建分性别、年龄的人口死亡率预测模型。对于基础数据，1981 年、2000 年、2010 年和 2015 年的最高年龄组为 100 岁以上，其他年份均为 90 岁以上。考虑到高龄人口死亡率数据的较大波动性，我们采用 Kannisto 模型对 85 岁以上高龄人口死亡率做出外推，极限年龄为 105 岁。

Kannisto 模型的形式如下：

$$\mu_x = \frac{a e^{bx}}{1 + a(e^{bx} - 1)} \tag{12-4}$$

其中，x 表示年龄；μ_x 表示 x 岁的死亡率；a、b 表示相应的系数参数。

Thatcher 等（1998）、曾毅和金沃泊（2004）的研究表明，Kannisto 模型对高龄人口死亡率外推具有较好的效果。

采用王晓军和任文东（2012）给出的有限数据 Lee-Carter 模型及韩猛和王晓军（2010）给出的"双随机过程"建模方法，可以得到分年龄死亡率 q_x 随时间变动的估计值，进而得到存活率 p_x 和累计存活率 $_t p_x$ 的估计值。我们以随机死亡率预测结果的中位数为人口队列死亡率，以 99.5%不利情形的队列死亡率为考虑长寿风险下的死亡率。对于保险业经验生命表，选用中国人身保险业经验生命表（2010~2013 年）中养老类业务表（CL5、CL6）。为了可比性，选择 2010~2013 年的人口死亡率均值作为人口时期生命表。对于保险业队列生命表和长寿风险生命表，我们假设保险经验死亡率随时间的改善与人口死亡率随时间的改善相同。

图 12-1 给出了 2010~2013 年 60 岁以上男性人口与保险人口的时期存活概率、队列存活概率和长寿风险下的存活概率，其中黑色线为人口存活概率，灰色线为保险经验存活概率。可见，对于不同人群，男性人口的存活概率低于保险经验存活概率。在 77 岁前随年龄的增加，男性人口时期存活概率和保险人口经验存活概率的差距逐渐扩大，之后二者的差距逐渐缩小，这应该与两者对高龄人口都采用了参数外推方法有关。

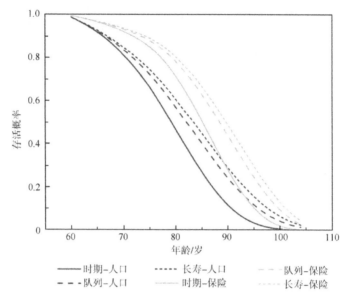

图 12-1　60 岁以上男性生存概率曲线

12.2.2　年金价值与因素分解

在对年金价值的度量和判断上，供需两端存在差异。投保人往往依据人口预期寿命和市场投资回报率估算年金价值，保险人则必须依据被保险人生命表，并考虑长寿风险、费用和利润附加等因素为年金定价。这里，我们首先假设人们对年金价值的判断建立在人口统计公布的预期寿命和无风险利率之上，通过比较不同存活概率下年金价值的差距，测算分析年金产品价格超出人口预期的比例；其次假设人们对年金价值的判断建立在投资市场平均回报率之上，通过比较年金产品内涵回报率与实际投资回报率的差距，分析年金产品回报低于人们预期的情况。

1. 逆选择附加因素

我国年金市场上包含长寿风险的年金产品大多含有其他保证和分红设计，为了简化测算分析，这里以即期终身年金为例进行测算分析。为了比较不同年龄购买即期年金或者在不同年龄转化为终身生存年金的逆选择差异，这里假设购买即期年金的年龄在 60~80 岁。依据原保监会对年金产品预定利率的限制，这里假设无风险利率、年金预定利率均为 3.5%。

按照式（12-1）~式（12-3），用人口时期分年龄死亡率与保险经验生命表分

年龄死亡率差距产生的 MWR 可以衡量年金产品的逆选择风险，此时的 1-MWR
衡量了逆选择使年金价格高于人们预期的百分比。图 12-2 中的黑色曲线和表 12-1
第 2 列给出了不同年龄购买即期年金的逆选择附加。可见，逆选择附加在 76 岁之
前基本呈现随年龄增加而增大的趋势，但 76 岁之后，又有随年龄减小的趋势，这
与图 12-1 显示的保险经验存活概率与人口时期存活概率的差异趋势一致。

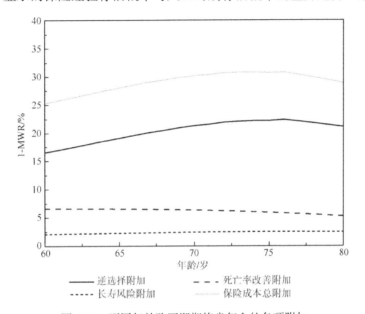

图 12-2　不同年龄购买即期终身年金的各项附加

表 12-1　不同年龄购买即期终身年金的各项附加

领取年龄 （1）	逆选择附加 （2）	死亡率改善附加 （3）	长寿风险附加 （4）	保险成本总附加 （5）
60 岁	16.6%	6.6%	2.1%	25.3%
65 岁	19.1%	6.6%	2.3%	28.0%
70 岁	21.3%	6.4%	2.5%	30.2%
75 岁	22.2%	6.0%	2.5%	30.7%
80 岁	21.1%	5.3%	2.5%	28.9%

表 12-1 第 2 列列出了男性在 60 岁、65 岁、70 岁、75 岁、80 岁购买即期终
身年金时的逆选择附加。60 岁男性即期年金的逆选择附加为 16.6%，75 岁为
22.2%，80 岁为 21.1%。这一结果远远高于 James 和 Song（2001）给出的 10%的
国际一般水平，表明我国商业年金的逆选择程度较高，这是人们感觉年金"贵"
的重要原因。

2. 死亡率改善附加因素

除了逆选择附加因素，保险人对年金产品的定价还要考虑死亡率随时间进展的改善、长寿风险和费用附加等。由保险业队列存活概率与保险业时期存活概率差距产生的 MWR 可以衡量死亡率随时间的改善影响。图 12-2 中黑色长间隔虚线和表 12-1 第 3 列描述了不同年龄购买即期年金的死亡率改善附加，死亡率改善附加随年龄的增加整体有逐渐降低的趋势，这是由于投保年龄越大，年金的平均领取时期越短，年金价值受死亡率改善影响时期越短，从而死亡率改善附加越小。60 岁男性投保的死亡率改善附加为 6.6%，80 岁为 5.3%。可见，越早购买即期年金，死亡率改善的影响相对越大，但总体上死亡率改善附加随投保年龄的变动不大。

3. 长寿风险附加因素

长寿风险是人口寿命超出预期带来的资金准备不足的风险，为应对长寿风险，保险公司在年金定价中通常会考虑长寿风险的影响。用保险业队列存活概率与长寿风险下的存活概率得到的 MWR 之差可以衡量长寿风险的影响。图 12-2 中黑色短间隔虚线和表 12-1 第 4 列展示了不同年龄投保的长寿风险附加，不同年龄购买即期终身年金的长寿风险附加基本维持在 2.1%~2.5%，变化不大。

4. 保险成本总附加因素

逆选择附加、死亡率改善附加和长寿风险附加都是年金保险必须付出的成本，这里我们将其统称为保险成本总附加，图 12-2 中灰色曲线和表 12-1 第 5 列展示了逆选择、死亡率改善和长寿风险等的总附加。从图和表中可见，年金的保险成本总附加随投保年龄的增加有先增大后减小的趋势，60 岁投保的保险成本总附加为 25.3%，相应的 MWR 为 74.7%，75 岁投保的保险成本总附加为 30.7%，80 岁投保的保险成本总附加降低为 28.9%。

值得注意的是，市场上的年金产品除了逆选择、死亡率改善和长寿风险附加之外，还必然存在费用和利润附加。这里我们选取国内市场上某保险公司的终身年金产品，在考虑长寿风险和预定利率 3.5% 的情况下，计算得到的费用附加率为 3.4%，这与 James 和 Song（2001）计算得出的发达国家即期年金费用附加率约为 4% 的结果接近。如果进一步依据原保监会颁布的《人寿保险预定附加费用率规定》，通过趸交方式出售的年金产品，平均附加费率不得超过 10% 的规定，如果即期年金的附加费率达到法规的上限 10%，将使年金产品的附加成本进一步增加。

12.2.3　低利率环境下的长寿风险

即期终身年金的给付在被保险人死亡时终止，给付期覆盖了被保险人的长寿风险。对于个人长寿风险，即个人寿命的不确定性，可以通过扩大保单规模得以分散，但全体参保人口非预期的寿命延长是一种不可分散的系统性风险，是保险公司年金业务面临的长寿风险。长寿风险使保险公司的负债及其波动性增加，从而偿付能力风险增大。在低利率环境下，长寿风险的影响更加明显。

1. 长寿风险下的年金负债结构变动

长寿风险下的年金负债结构变动可以通过年金业务经验（时期）存活概率和长寿风险下（99.5%不利情形）的存活概率之间的差距导致的负债变动来描述。

假设保险公司对每个年龄的投保人发放了 5000 份保单，图 12-3 给出了长寿风险下保险公司的负债分布，假设预定利率为3.5%下，60 岁男性和 70 岁男性单位保额终身即期年金在不同时点的负债分布，黑色曲线为年金业务经验存活概率下的负债，虚线为长寿风险下的负债。通过计算可得，60 岁男性被保险人在长寿风险下的负债增加了 9.6%，在 80~90 岁，两种负债的差异逐渐减小，80 岁之后，两种负债的差异有所增大，长寿风险的影响更加明显。这可以部分解释为什么目前市场上大多数年金产品的保障期限定在了 80~85 岁。

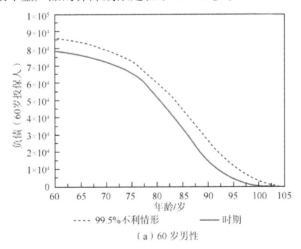

（a）60 岁男性

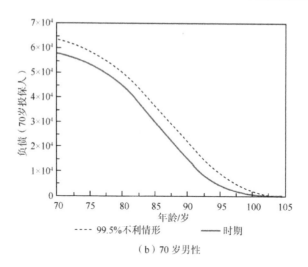

（b）70岁男性

图 12-3　长寿风险下保险公司的负债分布

2. 低利率环境下长寿风险分析

目前，我国年金产品采用的预定利率大多为 3.5%，预定利率水平较高。但世界各国都呈现出长期低利率的趋势，低利率会使长寿风险的影响更加突出，养老基金和保险公司将面临长期的负债压力。假设保险公司对每个年龄的投保人发放了5000 份保单，表 12-2 给出了不同预定利率和折现率下保险公司所面临的负债差异。

表 12-2　不同利率水平下保险公司的负债水平

年龄（1）	预定利率/折现率（2）	时期存活率负债（3）	99.5%不利情形存活率负债（4）	负债增加（5）=（（4）-（3））/（3）
60 岁	1.5%	10.05×10^4	11.37×10^4	13.1%
	2.0%	9.42×10^4	10.56×10^4	12.1%
	2.5%	8.85×10^4	9.84×10^4	11.2%
	3.0%	8.33×10^4	9.19×10^4	10.3%
	3.5%	7.86×10^4	8.61×10^4	9.6%
	4.0%	7.43×10^4	8.09×10^4	8.8%
70 岁	1.5%	6.93×10^4	7.77×10^4	12.1%
	2.0%	6.61×10^4	7.37×10^4	11.5%
	2.5%	6.32×10^4	7.00×10^4	10.8%
	3.0%	6.04×10^4	6.66×10^4	10.2%
	3.5%	5.79×10^4	6.35×10^4	9.7%
	4.0%	5.55×10^4	6.05×10^4	9.1%

表 12-2 第 3 列给出了在保险经验（时期）存活概率下的负债，第 4 列给出了考虑长寿风险（99.5%不利情形）的存活概率下的负债，第 5 列给出了长寿风险导致的负债变动（增加）。可见，利率水平越低，保险公司面临的负债越高，由长寿风险导致的负债增加水平越高。在预定利率/折现率为 4.0%时，长寿风险导致保险公司对 60 岁的投保人负债增加了 8.8%；预定利率/折现率为 3.5%时，长寿风险导致保险公司对 60 岁的投保人负债增加了 9.6%；当预定利率下降到 1.5%时，长寿风险会导致负债增加 13.1%。折现率和预定利率变化时，保险公司对 70 岁的投保人的负债变化呈现出同样的规律。可见，在高利率环境下，长寿风险的影响会被掩盖和弱化；预定利率水平越低，长寿风险的影响越大，长期低预定利率和寿命延长的综合影响将会加剧保险公司和养老基金偿付能力不足的问题。因此，在低预定利率环境下，保险公司更应该警惕长寿风险。

12.3　养老资产年金化的福利与损失

有关商业年金需求的理论和实证研究，为年金需求不足提供了各种可能的解释。单戈和王晓军（2017）通过构建养老资产年金化的精算模型，讨论年金化的福利和损失，即从养老资产年金化给人们带来的福利和损失角度，探讨人们对商业年金的看法，进一步解释年金谜题。

12.3.1　养老资产年金化福利与损失的精算建模分析

对养老资产年金化福利与损失的研究包含两个层面，第一个层面从精算的角度研究年金化的现金流、收益和风险；第二个层面则加入个人因素，研究拥有不同效用函数的个人对年金产品的偏好程度。即第一个层面研究资产年金化的客观财务事实，第二个层面研究个人对财务事实的主观看法及偏好。后者的结论往往依赖于对效用函数的选择。我们从第一个层面着手，构建一个涵盖个人消费、遗产、长寿保护动机的精算模型，并基于实际数据进行测算，量化资产年金化的福利、损失及风险。

假设个人在 x 岁退休时拥有的养老资产总额为 W_0，其在 t 年后仍存活的概率为 ${}_tp_x$。如果不考虑保险公司的利润及运营费用等因素，假设保险公司以精算公平的价格提供年金产品，定价利率为 i，则对 x 岁个人每年年初给付 1 单位元的终身生存年金产品的价格为

$$\ddot{a}_x = \sum_{t=0}^{L-x} \frac{{}_t p_x}{(1+i)^t} \tag{12-5}$$

其中，L 表示极限年龄，即 ${}_{L-x+1} p_x$ =0。

如果个人在退休时通过购买保险公司的终身生存年金产品将其养老资产年金化，其每年可以得到的养老金给付现金流 c 为

$$c = \frac{W_0}{\ddot{a}_x} \tag{12-6}$$

如果个人在退休时不选择养老资产年金化，而是通过自我安排，一方面每年定期从其养老资产账户余额中提取 c' 作为养老金支出，另一方面将其养老资产余额投资于与保险公司相同的标的资产，获得无风险收益率 i，这时，个人有两种优先目标：一是保证消费充足，二是规避长寿风险。下面分别分析这两种目标下的情况。

1. 保证消费充足

如果退休者希望满足消费需求，我们假设此种情况下 $c'=c$，即个人每年从账户中提取的额度与购买年金获得的给付额度相同。个人养老资产账户在 t 年末的余额 W_t 为

$$W_t = \begin{cases} (W_{t-1} - c') \times (1+i), & W_{t-1} > c' \\ 0, & W_{t-1} \leqslant c' \end{cases} \tag{12-7}$$

假设个人账户耗尽的时间是第 T_1 年初，那么个人实际的消费现金流 c_t 为

$$c_t = \begin{cases} c', & t < T_1 \\ W_{T_1-1}, & t = T_1 \\ 0, & t > T_1 \end{cases} \tag{12-8}$$

即从 T_1+1 年开始，个人因寿命超过预期导致养老资金耗尽，其发生概率为 ${}_{T_1+1} p_x$。

2. 规避长寿风险

如果退休者希望完全避免养老资产被耗尽的风险，那就需要减少每年的消费支出。考虑到寿命极限 L，个人需要准备一个 $L-x+1$ 年的定期年金，每年所能提取的金额 $c'=c^*$ 为

$$c^* = \frac{W_0}{\ddot{a}_{\overline{L-x+1}|}} \tag{12-9}$$

$$\ddot{a}_{\overline{L-x+1}|} = \sum_{t=0}^{L-x} \frac{1}{(1+i)^t} \tag{12-10}$$

比较式（12-5）式（12-10），由于 $_t p_x \leqslant 1$，显然，$\ddot{a}_{\overline{L-x+1|}} > \ddot{a}_x$，得到 $c^* < c$。造成两者差异的原因是生存年金只为存活者发放年金，死亡后停止发放，从而存在短寿者向长寿者的福利补贴，这种补贴就是生存年金特有的死亡福利（mortality credits）。Milevsky（2005）曾用一个两时期模型阐释了死亡福利的原理。在我们的模型中，死亡福利等于在终身生存年金和自我养老规避长寿风险两种选择下每年养老金差额的现值，以 S 表示死亡福利，有

$$S = (c - c^*) \cdot \ddot{a}_{\overline{L-x+1|}} = c^* \cdot \ddot{a}_{\overline{L-x+1|}} - W_0 \tag{12-11}$$

其中，$c^* \cdot \ddot{a}_{\overline{L-x+1|}}$ 正是 Scott 等（2007）、Gong 和 Webb（2010）等研究中使用的年金价值衡量标准年金等价财富，表示个人如果使用其他资产标的复制与终身生存年金相同的消费现金流，所需要的财富价值。

比较养老资产年金化和两种自我养老安排下的结果，可以看出，通过购买终身生存年金，个体因享受了死亡福利，可以在规避长寿风险的同时保证消费充足。而如果选择自我养老，个人必须在规避长寿风险和享受消费充足之间做出权衡。

12.3.2　养老资产年金化的损失讨论

实际上，个人购买终身生存年金不可避免地面临两种损失：遗产损失和流动性损失。这里我们仅讨论遗产损失问题。

如果个人选择购买生存年金，那么留下的遗产数额为 0。而选择自我养老，留下的遗产将取决于个人的存活时间及每次提取的养老金数额。假设个人在第 T_2 年死亡，如果保证消费充足，继承人在 T_2 年末获得的遗产 H_{T_2} 为

$$H_{T_2} = W_{T_2} = \begin{cases} (W_{T_2-1} - c) \times (1+i), & T_2 < T_1 \\ 0, & T_2 \geqslant T_1 \end{cases} \tag{12-12}$$

如果规避长寿风险，继承人在 T_2 年末获得的遗产 $H_{T_2}^*$ 为

$$H_{T_2}^* = (W_0 - c^* \times \ddot{a}_{\overline{T_2|}}) \times (1+i)^{T_2} \tag{12-13}$$

假设遗产的折现率同样为 i，两种情况下遗产的期望现值分别为

$$E(H_{T_2}) = W_0 - c \times a_{\overline{x:T_1-1|}} - W_{T_1-1} \times (1+i)^{-(T_1-1)} \times {}_{T_1-1}p_x \tag{12-14}$$

$$E(H_{T_2}^*) = W_0 - c^* \times \ddot{a}_x \tag{12-15}$$

相关证明见附录。

可以看出，选择购买年金相比于另外两种自我养老方式，个人将损失掉期望值分别为 $E(H_{T_2})$、$E(H_{T_2}^*)$ 的遗产，遗产期望等于年金福利与自我养老福利的差

额。也就是说，如果遗赠效用与消费效用等同的话，购买年金和自我养老在总体财务上并没有区别，只是个人在享受充足消费、规避长寿风险、留下遗产三个动机中只能满足其中的两个，这就构成了一个"三元悖论"，如图 12-4 所示，相应地，三角的三个顶点分别表示个人的消费、遗产和长寿保护这三个动机，三条边分别代表三种养老方式，底座表示消费和遗产的总和构成了退休后的终身福利。当个人选择养老资产年金化时，其长寿保护和消费动机可以得到满足，但必须放弃遗赠动机。同样，如果选择保证消费充足的自我养老，即第一种自我养老，个人可以享受充足消费且可以留下遗产，但无法得到长寿保护，因而可能在老年陷入贫困。如果选择规避长寿风险的自我养老，即第二种自我养老，个人可以享受长寿保护且留下遗产，但不能保证充足的消费，从而也可能陷入老年贫困。可见，每种养老方式仅能兼顾其相邻两个顶点的动机，必须舍弃与该边对应的第三个动机。

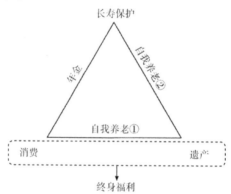

图 12-4　长寿保护、消费、遗产的三元悖论

自我养老①为保证消费充足的自我养老，自我养老②为规避长寿风险的自我养老

12.3.3　消费动机和遗赠动机对个人选择的影响

为将消费和遗产放在同一个框架下讨论，定义个人退休后的终身福利现值为退休后的终身消费现值与遗产现值的一个特定比例之和，以 U 表示退休后的终身福利现值：

$$U = \sum_{t=0}^{T_2-1} c_t (1+i)^{-t} + \alpha H_{T_2} (1+i)^{-T_2} \qquad (12\text{-}16)$$

一般来说，遗赠效用并没有消费效用直接，这样，α 取值在（0，1），遗赠动机越强，α 越大。在这里，我们暂不加入其他限制条件分析 c_t 的优化问题，仍保持退休者均匀消费的假设。

当 α 取 0 时，遗产不会给个人带来任何福利，此时完全对应 Brown 等（2008）提出的"消费框架"心理。由于个人无遗赠动机，尽量增大 c_i 会增加退休后终身福利，购买年金无疑是个人的最优选择。

当 α 取 1 时，遗产福利等同于消费福利，个人退休后终身福利取决于资产的总体收益，等价于"投资框架"心理。如果选择年金化，c_i 取最大值为 $\frac{W_0}{\ddot{a}_x}$，遗产 H_{T_2} 为 0。此时虽然 U 的期望仍为 W_0，但由于 T_2 的不确定性，U 的波动非常大，即个人如果存活时间很短，U 将远小于 W_0，存活时间很长，U 又会远大于 W_0。

如果选择自我养老，无论是优先保证消费充足还是优先规避长寿风险，U 恒为常数，等于 W_0。由于减小消费同样可以规避长寿风险，在完全遗赠动机下，选择年金会增大终身福利的波动，却没有相应的风险溢价补贴，这时，养老资产的完全年金化对个人来说吸引力降低。

值得注意的是，自我养老虽然终身福利是确定的，但个人养老所留下的遗产却是随机波动的，甚至在满足充足消费的前提下，遗产有 $_{T_1+1}p_x$ 的概率为 0。如果个人追求留下确定的遗产，那就需预先留下一定比例遗产再购买年金。例如，个人可以先预留 $W_0 - c^* \cdot \ddot{a}_x$ 数额的遗产，再用 $c^* \cdot \ddot{a}_x$ 购买一个终身给付 c^* 的年金。这样个人可得到与规避长寿风险自我养老方式相同的消费现金流，且可以留下固定数额的遗产，这时，个人以增大总体福利的波动性为代价满足了遗产的确定性。可见，在完全遗赠动机下，如果保持消费确定，终身福利和遗产必定有一个是随机的。

综上，当 $\alpha = 0$ 时，相当于在"三元悖论"中放弃了遗赠动机，这时养老资产的完全年金化既能满足充足消费又能规避长寿风险，资产年金化是最优选择。当 $\alpha = 0$ 时，遗产福利和消费福利等价，终身福利 U 的期望为 W_0，但终身福利的稳定性和遗产的稳定性只能有一个得到满足，且终身福利的波动性随年金化资产比例的提高而增大。这时，因为没有风险溢价且可能发生损失，养老资产的完全年金化不再是个人的最优选择。如果考虑到减少遗产波动性、长寿保护和增加消费，养老资产部分年金化可能是个人的最优选择。

12.3.4 养老资产年金化财务结果的测算比较

在精算建模分析的基础上，进一步基于我国实际数据做出精算假设，对养老资产年金化的福利和损失进行测算分析。

1. 消费动机下的财务结果

假设个人在 60 岁退休时有 100 万元的现金养老资产,死亡率服从保监会公布的 2010~2013 年养老金类业务经验生命表分布,养老年金的定价利率为 3.5%[①]。依据前面给出的公式,可以测算出 60 岁退休者选择购买终身生存年金和选择两种自我养老方式下获得的收益与损失。这里采用消费现金流、遗产现值期望和出现老年贫困概率三个指标进行比较,测算结果,如表 12-3 所示。

表 12-3　三种养老选择下消费、长寿风险和遗产

测算指标	资产完全年金化		自我养老①		自我养老②	
	男	女	男	女	男	女
消费现金流/万元	5.95	5.44	5.95	5.44	4.26	4.26
资产耗尽年龄/岁	—	—	85	89	—	—
老年贫困概率	0	0	55.5%	54.7%	0	0
死亡福利/万元	39.87	27.91	—	—	—	—
遗产现值期望/万元	0	0	9.66	8.12	28.50	21.82
遗产现值标准差/万元	0	0	18.77	16.17	18.29	17.03

注:自我养老①为保证消费充足的自我养老,自我养老②为规避长寿风险的自我养老

从表 12-3 中可见,如果选择养老资产的完全年金化,在生存期间,男性每年可获得 5.95 万元的养老金,女性每年可获得 5.44 万元的养老金。由于女性平均寿命高于男性,女性每年养老金比男性低 8.6%。另外,男性因资产年金化享受的死亡福利为 39.87 万元,女性因资产年金化享受的死亡福利为 27.91 万元。

如果个人选择第一种自我养老安排,即将资产投资于收益率为 3.5%的无风险标的资产,并每年提取与年金化的给付额相同的养老金,即男性每年 5.95 万元,女性每年 5.44 万元。那么,男性将在 85 岁时、女性将在 89 岁时养老资产的账户余额会耗尽。而男性存活到 85 岁的概率为 55.5%,女性存活到 89 岁的概率为 54.7%。也就是说,选择自我养老并保持与购买年金相同的养老金水平,个人约有 55%的可能性在养老资产耗尽时仍然存活,如果没有其他资金来源,个人会在养老资产耗尽后陷入老年贫困。这里,我们用存活到养老资产耗尽年份的概率表示陷入老年贫困的概率。这样,选择第一种自我养老安排,有超过一半的概率会出现老年贫困。

如果个人选择第二种自我养老安排,即减少消费、规避长寿风险并留有遗产。这时,男性和女性每年从养老资产中提取的养老金变为 4.26 万元。与养老资产完

---

① 依据《中国保监会关于普通型人身保险费率政策改革有关事项的通知》(保监发〔2013〕62 号),普通型人身保险预定利率由保险公司按照审慎原则自行决定,2013 年 8 月 5 日及以后签发的普通型人身保险保单法定评估利率为 3.5%,我们假设定价假设与评估假设相同。

全年金化相比，男性对应的老年消费下降 28%，女性下降 22%。这时个人面临养老金不充足的风险。

从消费和遗产的角度看，选择自我养老，个人在死亡时会有一定概率留下遗产。从表 12-3 中可见，在第一种自我养老方式下，男性和女性的遗产现值期望分别为 9.66 万元和 8.12 万元。在第二种自我养老选择下，男性和女性的遗产现值的期望值增加至 28.50 万元和 21.82 万元，两种自我养老选择下遗产现值的标准差相差不大。可见，如果选择自我养老并规避长寿风险，个人的消费现金流会下降，遗产期望值会增大；如果选择消费充足并留有遗产，则有较大概率发生老年贫困。

为了进一步分析遗产的概率分布，图 12-5 给出了在两种自我养老选择下，男性和女性的遗产现值累积分布。图中显示，在保证消费充足时，遗产数额有超过六成的可能为 0。在减小消费、规避长寿风险的自我养老选择下，个人遗产现值的中位数在 20 万元左右。可见，保证消费充足自我养老的遗产期望低、波动大，且陷入老年贫困的概率较高；而规避长寿风险自我养老虽然遗产期望较高，但遗产分布主要集中在 20 万元以下，分布尾部较轻。

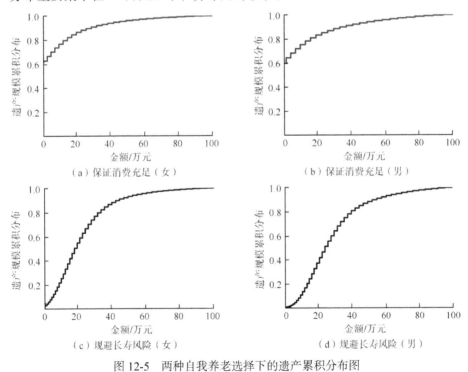

图 12-5　两种自我养老选择下的遗产累积分布图

2. 完全遗赠动机下的财务结果

在完全遗赠动机下，假设消费和遗产给个人带来的效用相同。这时，养老资产的完全年金化和本节设定的第二种自我养老选择下的终身福利期望现值相同，但由于个人寿命的差异，在资产完全年金化选择下，不同寿命个体的终身福利会有较大差距，从而终身福利分布的波动性增大。相比之下，第二种自我养老选择虽然必须降低消费现金流，但既能规避长寿风险又能满足遗赠动机，并且终身福利现值稳定不变。

图12-6给出了资产完全年金化和规避长寿风险自我养老选择下退休后终身福利的累积分布，表12-4列出了相关的统计量。可见，在资产完全年金化选择下，个人的终身福利期望现值仍为100万元，中位数略高于100万元，但男性和女性的标准差分别为25.58万元和21.78万元，波动性较大。从概率分布看，男性和女性终身领取现值小于 100 万元的概率超过 40%，男性 $VaR_{0.1}$ 和 $VaR_{0.9}$ 值分别为63.21万元和125.29万元，表明男性有10%的可能性终身领取额少于63.21万元，有10%的可能性终身领取额超过125.29万元。相应的女性 $VaR_{0.1}$ 和 $VaR_{0.9}$ 值分别为 70.68 万元和121.65 万元，女性有10%的可能性终身领取额少于 70.68 万元，有10%的可能性终身领取额超过121.65 万元。但规避长寿风险自我养老的终身福利恒为100万元。可见，养老资产年金化增大了终身福利的波动性，并且有较大概率的损失风险，但并没有相应的溢价，从而在完全遗赠动机下自我养老更具有吸引力。

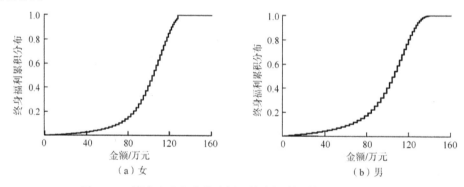

图12-6 资产完全年金化选择下终身福利现值的累积分布图

表 12-4 资产完全年金化退休后终身福利分布的统计量

统计量	累积给付现值	
	男	女
期望/万元	100	100
标准差/万元	25.58	21.78
中位数/万元	104.56	103.81
Pr（<100万元）	40.1%	41.1%

续表

统计量	累积给付现值	
	男	女
VaR$_{0.1}$/万元	63.21	70.68
VaR$_{0.9}$/万元	125.29	121.65

　　进一步考虑资产部分年金化的选择。假设个人购买养老年金获得与规避长寿风险自我养老相同的消费现金流。此时，男性和女性购买养老年金的资金分别为71.50 万元和78.18 万元，如表 12-5 所示，剩余的资产分别为 28.50 万元和 21.82万元，这部分资产可以留作遗产，可以应对退休后的消费波动，还可以提高退休后每年的消费水平。如果全部留作遗产，遗产数是确定的，不存在自我养老选择下遗产随机性。可见，与规避长寿风险的自我养老选择下被动降低消费、留下遗产不同，养老资产部分年金化能够给予个人更加主动和确定性的选择，个人可以在退休时更加合理规划消费和遗产比例，从而提高终身的效用水平。

表 12-5　资产完全年金化、资产部分年金化及自我养老下消费和遗产的比较（单位：万元）

测算指标	资产完全年金化		资产部分年金化		自我养老②	
	男	女	男	女	男	女
消费现金流	5.95	5.44	4.26	4.26	4.26	4.26
养老年金成本	100	100	71.50	78.18	—	—
遗产现值期望	0	0	28.50	21.82	28.50	21.82
遗产现值标准差	0	0	0	0	18.29	17.03

　　通过构建涵盖消费、遗产和长寿保护的精算财务模型，并基于实际数据进行测算分析，可以得出以下结论。

　　（1）在消费、遗产和长寿保护三者之间，存在一个"三元悖论"。养老年金虽然可以提供充足消费和长寿保护，但会有遗产损失。自我养老可以满足遗赠动机，但个人必须在充足消费和规避长寿风险之间做出选择。个人如果选择保证消费充足的自我养老，将会有超过一半的概率在养老资产耗尽时仍存活；如果选择规避长寿风险的自我养老，每年养老待遇约下降25%。可见，在没有遗赠动机的情况下，养老资产年金化是退休者的最优选择。

　　（2）资产年金化意味着遗产损失，在完全遗赠动机下，自我养老安排的个人终身福利恒定，即等于养老资产现值。购买精算公平的养老年金，虽然个人终身福利期望现值等于初始养老资产总额，但波动较大，且有 40%的可能性给付总额

小于初始养老资产。养老资产年金化增大了终身福利的波动性，但并没有相应的
溢价，从而成为相对于个人自我养老的次优选择。另外，资产完全年金化的费用
成本和逆选择成本也降低了养老年金的吸引力。

（3）在完全遗赠动机下，资产完全年金化不再是最优选择，自我养老蕴含着
巨大的长寿风险和消费福利损失。比较而言，养老资产的部分年金化使消费和遗
产的确定性增加，因而更有利于个人合理规划消费和遗产的份额。

由此建议我国的企业年金和职业年金在领取阶段采取强制转换为终身生存年
金的办法，以应对长寿风险；建议养老金待遇采取与通货膨胀指数挂钩的办法，
以应对通货膨胀风险。因为强制年金化安排，既能避免逆选择风险，从而降低年
金的成本，又能避免个人的短视行为，从而为人们提供终身充足的养老保障，以
降低老年贫困风险。另外，建议保险公司降低商业养老保险的费用成本，合理管
理长寿风险，以吸引人们自愿购买终身生存年金，充分发挥商业养老保险在养老
金体系中的重要作用。

12.4　风险决策视角下的年金化决策

12.3 节构建了涵盖消费动机和遗赠动机的终身福利模型，发现虽然养老年金
可以提供更高的终身福利，但终身福利现值存在更大的波动和损失风险。单戈和
王晓军（2018）进一步从风险决策的视角考虑个人养老资产决策行为，引入风险
决策中个人行为的扭曲因素，基于累积前景理论衡量终身年金的价值，分析个人
的资产年金化倾向。

对养老年金需求的研究一般基于理性人假说，但实际中，个人在做经济决策，
尤其是做风险决策时[①]，几乎很难做出最理性的选择。很多试验表明个人在风险决
策中的选择往往违背期望效用最大化理论。为此，Kahneman 和 Tversky（1979）
提出了前景理论（prospect theory），以解释个人在风险决策中的行为。该理论考
虑了个人在做风险决策时的确定性效应、孤立效应、反射效应等，修正了理性预
期假设，成为行为经济学中的经典理论。Tversky 和 Kahneman（1992）在前景理
论的基础上吸收 Quiggin（1982）的等级依赖效用理论思想，进一步提出累积前景
理论（cumulative prospect theory，CPT），更好地解决了强势占优和多个结果的处
理问题，大大扩展了模型的应用范围。此后，累积前景理论被广泛用来解决个人
经济决策中的非理性问题，如 Barberis 等（2001）、Ingersoll（2016）用该理论解

---

① 决策中当至少有一个选项的结果包含不确定性时，该决策就被称为风险决策。

决资产定价问题。曾建敏（2007）考察了累积前景理论对中国被试的有效性，发现其基本适用于中国人心理，仅需要重新调整部分参数值。Hu 和 Scott（2007）尝试用累积前景理论解释年金谜题，通过构建一个心理账户，证明了在风险决策中个人可接受的养老年金价格明显偏低，但该模型没有考虑遗赠动机对心理账户的影响，分析结果具有很大的片面性。

已有不少研究尝试用个人非理性解释年金谜题，提出的非理性因素包括控制幻觉（illusion of control）、模糊厌恶（ambiguity aversion）等（Brown，2007）。但多数研究都是对决策行为的定性讨论，很少有研究把风险决策中的行为理论放入养老年金的精算模型中解释年金谜题。而传统精算模型对年金谜题的研究往往局限于将精算现值最大化作为个人决策目标，没有考虑个人在风险决策中的非理性行为。本节将在精算模型中加入个人在风险决策中的行为因素，应用累积前景理论，尝试解释年金谜题。主要内容包括两方面：一是在年金精算定价模型中引入累积前景理论的风险决策行为因素，考察风险决策角度养老年金的价值；二是进一步在终身福利精算模型中引入更多现实因素，基于累积前景理论分析遗赠动机、保险成本和投资机会成本对年金化的影响。

12.4.1　基于累积前景理论的年金价值建模

由于寿命是不确定的，个人选择年金化的终身所得也将是随机的，从而养老决策成为一种风险决策。这里，我们在风险决策背景下考虑年金需求问题。首先，在累积前景理论下构建养老年金价值模型，探讨个人年金效用价值与传统精算中性价值的差异；其次，构建退休后终身福利价值模型，并在该模型下运用累积前景理论讨论资产年金化决策问题。

1. 累积前景理论模型

累积前景理论认为个人之所以在风险决策中做出不符合期望效用最大化的选择，一个主要原因是个人对损失、收益及相应概率的理解有扭曲。所以，模型需要对实际的损失、收益及概率进行调整，以适应人们的心理认知。

积累前景理论模型包括三个要素，即损失收益参照点、价值函数和决策权重函数。损失收益参照点为损失收益平衡点，对于个人来说所得大于参照点为收益，小于参照点为损失。参照点一般选取个人做默认选择时的期望所得。假设参照点为 w，个人最终所得为随机变量 U，个人获得的收益或损失记为 y，那么

$$y=U-w \tag{12-17}$$

y 大于 0 时为收益，y 小于 0 时为损失。

据 Tversky 和 Kahneman（1992），累积前景模型需要用价值函数对损失和收益的价值进行调整，调整方法为

$$v(y) = \begin{cases} y^\alpha, & y \geqslant 0 \\ -\lambda(-y)^\beta, & y < 0 \end{cases} \tag{12-18}$$

可见，损失和收益的影响可能不再是线性的。一般认为，α 和 β 的取值在（0，1），从而函数具有渐弱敏感性，这将减少大额损失和大额收益的影响，体现出个人回避风险的特征。如果 α 和 β 取 0，损失和收益的数额对决策无影响；如果 α 和 β 取 1，损失和收益的影响就是线性的，决策者被认为是风险中立的。

λ 表示损失厌恶系数，一般认为 $\lambda > 1$，体现相比于同等数额的收益，损失对个人的影响要更大，表示决策者对损失更加敏感。

除了对收益值和损失值进行调整外，累积前景模型还认为个人对概率的感觉与真实概率有偏差，需要用决策权重函数对真实概率进行调整（Tversky and Kahneman，1992）。假设 y 所有取值从小到大为 $y_1, y_2, \cdots, y_T$，各个取值对应的概率分别为 $p_1, p_2, \cdots, p_T$。其中，$y_1, y_2, \cdots, y_k$（$k \leqslant T$）小于 0 为损失，$y_{k+1}, \cdots, y_T$ 大于等于 0 为收益。累积前景理论模型将损失和收益分开，分别从极端值向零值加总计算累积概率，并用转换函数对累积概率进行重新调整，调整后的相邻累积概率相减得到各点对应的扭曲概率为

$$\pi_1 = w^-(p_1) \tag{12-19a}$$

$$\pi_i = w^-\left(\sum_{r=1}^i p_r\right) - w^-\left(\sum_{r=1}^{i-1} p_r\right), \quad 2 \leqslant i \leqslant k \tag{12-19b}$$

$$\pi_j = w^+\left(\sum_{r=j}^T p_r\right) - w^+\left(\sum_{r=j+1}^T p_r\right), \quad k+1 \leqslant j \leqslant T-1 \tag{12-19c}$$

$$\pi_T = w^+(p_T) \tag{12-19d}$$

式（12-19a）和式（12-19b）是对各损失点概率调整的结果，式（12-19c）和式（12-19d）是对各收益点概率调整的结果。调整使用的决策权重转换函数 w^- 和 w^+ 分别为

$$w^-(p) = \frac{p^\delta}{\left(p^\delta + (1-p)^\delta\right)^{1/\delta}} \tag{12-20a}$$

$$w^+(p) = \frac{p^\gamma}{\left(p^\gamma + (1-p)^\gamma\right)^{1/\gamma}} \tag{12-20b}$$

一般 δ、γ 取值小于 1，函数呈倒"S"形，体现了个人对极端值发生概率赋予更大心理权重，对大概率事件赋予更小权重，而对小概率赋予更大权重。但需要注意的是，由于对于收益和损失概率调整的函数不相同，调整后各种情况的概

率和也不再为 1。

对损失、收益及概率进行调整后，就可以计算最终的前景值 V：

$$V = \sum_{t=1}^{T} \pi_t v(y_t) \qquad (12\text{-}21)$$

可以看出，V 相当于对损失、收益和概率调整后计算的新期望值，个人在风险决策中倾向于选择前景值大的选项。

综上，累积前景理论对真实损失、收益和真实概率的调整，考虑了风险厌恶、损失敏感及个人对极端值和低概率事件的过度重视，所得的前景值 V 则是风险决策中个人的认知收益或损失的期望。显然，最终的前景值有别于客观期望值，且结果取决于参数的取值。在已有的研究中，参数值主要通过心理实验进行估计。Tversky 和 Kahneman（1992）给出的估计结果被认为能较好地反映个人做风险决策时的偏好，本节在实证分析中采用他们给出的参数值，取 $\alpha = \beta = 0.88$，$\lambda = 2.25$，$\delta = 0.69$，$\gamma = 0.61$。

2. 风险决策下的养老年金价值模型

对于拥有养老资产的个人，在决定是否购买养老年金的选择上，实际上存在损失收益的参考点，也存在对损失的厌恶倾向及对损失和收益概率判断的扭曲。这里我们进一步在累积前景理论下构建养老年金的价值模型。

如果个人选择购买年金，那么他最终获得养老金的总价值取决于其存活的时间。假设个人在第 T 年死亡，则最终所得的养老金给付现值 u_T 为

$$u_T = \ddot{a}_{\overline{T}|} = \sum_{t=0}^{T-1} \frac{1}{(1+i)^t} \qquad (12\text{-}22)$$

在是否购买养老年金的选择上，损失收益的参照点应该是年金的购买价格，也就是如果不购买年金时个人所拥有的现金财富。这里取 $w = \ddot{a}_x$ 为损失收益参照点。如果个人存活时间长，个人领取养老金现值总额 $\ddot{a}_{\overline{T}|}$ 大于终身年金精算公平价格 $\ddot{a}_x$，则个人获得收益；如果个人存活时间短，个人领取养老金现值总额 $\ddot{a}_{\overline{T}|}$ 小于终身年金精算公平价格 $\ddot{a}_x$，则个人承受损失。这时，损失收益函数 y_T 为

$$y_T = \ddot{a}_{\overline{T}|} - \ddot{a}_x \qquad (12\text{-}23)$$

每个 y_T 取值对应的概率 p_T 正是个人在第 T 年死亡的概率，即

$$p_T = {}_{T-1}p_x - {}_{T}p_x \qquad (12\text{-}24)$$

用积累前景理论模型对上述收益、损失及概率进行调整，可以获得前景值 V_x。由于 V_x 衡量的是相对于参照点 $\ddot{a}_x$ 的损失或收益，我们需要对其进行调整以获得累积前景理论下年金的价值 V_x'，即

$$V_x' = V_x + \ddot{a}_x \qquad (12\text{-}25)$$

那么，单位终身年金在累积前景理论下的价值与精算中性价值的比例 r_x 为

$$r_x = \frac{V_x'}{\ddot{a}_x} \qquad (12\text{-}26)$$

如果 r_x 等于 1，则在风险决策中个人认为年金的价值等于其精算中性价值，个人对年金价值的认识与实际中的期望现值一致，并无扭曲；如果 r_x 小于 1，则个人做选择时会低估年金的价值，认为精算公平的养老年金价格较高，从而不选择资产年金化；如果 r_x 大于 1，则个人认为年金带来的价值超过其精算价值，会倾向于购买年金。

3. 风险决策下包含遗赠动机的终身福利价值模型

前面对年金价值的讨论假设个人在不选择资产年金化时所获得的价值为购买年金的价格，也就是个人所拥有的初始现金财富，即如果个人选择拥有初始现金财富并通过定期提取消费资金的方式自我安排养老，这时，暗含的假设是自我养老安排的终身价值等于初始现金财富，自我养老的损失收益为 0。但实际上，如果遗产对个人来说无效用，个人选择每年提取等额资产的方式自我养老，那么，个人获得的价值仅取决于其能获得消费的总额，由于死亡时间的不确定性，它也是个随机变量，从而自我养老安排的损失收益也不再为 0。本节我们将考虑在不同遗赠动机下的个人养老资产年金化决策的问题。

个人养老资产年金化决策按年金化的比例分为三种，即资产完全年金化、自我养老和资产部分年金化。我们首先引入在三种决策下的精算价值模型，其次构建包含遗赠动机和消费动机的退休后终身价值精算模型，最后将累积前景理论引入终身价值模型中，获得风险决策视角下的养老资产年金化价值，用于分析个人在养老资产年金化中的决策倾向。

1）资产完全年金化

假设个人在 x 岁退休时拥有的养老资产总额为 W_0，如果不考虑保险公司的利润及运营费用等因素，保险公司以精算公平的价格提供年金产品，那么，个人在退休时通过购买保险公司的终身生存年金产品将养老资产年金化，每年可以得到的养老金给付现金流 c 为

$$c = \frac{W_0}{\ddot{a}_x} \qquad (12\text{-}27)$$

如果个人选择资产完全年金化，即将养老资产全部交给保险公司换取终身给付现金流，从而无论什么时候死亡，遗产数额均为 0。

2）自我养老

如果个人不选择养老资产年金化，而是通过自我安排，一方面每年定期从其养老资产账户余额中提取 c' 作为养老金支出，另一方面将其养老资产余额投资于与保险公司相同的标的资产，获得无风险收益率 i。我们假设寿命极限为 L 的个人考虑到规避长寿风险并确保终身消费现金流均衡，需要准备一个 $L-x+1$ 年的定期年金，每年所能提取的金额 c' 为

$$c' = \frac{W_0}{\ddot{a}_{\overline{L-x+1}}} \qquad (12\text{-}28)$$

由于 $_tp_x \leq 1$，显然，$\ddot{a}_{\overline{L-x+1}} > \ddot{a}_x$，得到 $c' < c$。造成两者差异的原因是生存年金只为存活者发放年金，死亡后停止发放，从而存在短寿者向长寿者的福利补贴，这种补贴就是生存年金特有的死亡福利（mortality credits）。在自我养老情况下，个人在死亡时未提取的养老资产即为遗产，它是依赖于个人死亡时间的随机变量。假设个人在第 T 年死亡，继承人在 T 年末获得的遗产 H_T' 为

$$H_T' = (W_0 - c' \cdot \ddot{a}_{\overline{T}}) \times (1+i)^T \qquad (12\text{-}29)$$

3）资产部分年金化

如果个人选择资产部分年金化，如用 α 比例养老资产购买终身养老年金，其余部分投资于无风险标的资产，同时每年也提出相同数额的资金作为支出，那么每年得到的养老金给付现金流 c_1 为

$$c_1 = \frac{\alpha W_0}{\ddot{a}_x} \qquad (12\text{-}30)$$

每年从账户中提取用于消费的数额 c_2 为

$$c_2 = \frac{(1-\alpha)W_0}{\ddot{a}_{\overline{L-x+1}}} \qquad (12\text{-}31)$$

个人每年的养老消费额 c^* 为

$$c^* = c_1 + c_2 \qquad (12\text{-}32)$$

假设个人在第 T 年死亡，继承人在 T 年末获得的遗产为 H_T：

$$H_T = \left((1-\alpha) \cdot W_0 - c_2 \cdot \ddot{a}_{\overline{T}}\right) \times (1+i)^T \qquad (12\text{-}33)$$

当 $\alpha = 0$ 时，c_2 将等于 c'，遗产数额与公式（12-29）相同；当 $\alpha = 1$ 时，c_2 将等于 c，遗产数额为 0。资产部分年金化的假设保证了模型整体的统一性。

4）退休后终身福利价值模型

从上述养老安排可以看出，个人养老资产最终一部分转化为消费，一部分则转化为遗产。为将消费和遗产放在同一个框架下讨论，定义个人退休后获得的终身福利价值为退休后的终身消费现值与遗产现值的一个特定比例之和，以 U_T 表示个人在第 T 年死亡时所获得的退休后终身福利价值，

$$U_T = \sum_{t=0}^{T-1} c_t (1+i)^{-t} + \varphi H_T (1+i)^{-T} \qquad （12-34）$$

一般来说，遗赠效用并没有消费效用直接，这样，φ 取值在（0，1），遗赠动机越强，φ 越大。当 $\varphi=0$ 时，遗产对终身福利的效用为 0，个人没有遗赠动机。此时，如果追求 U 的期望最大，那么资产完全年金化将使 c_t 最大化，这无疑是个人的最优选择。当 $\varphi=1$ 时，遗赠效用和消费效用等价，此时无论是资产完全年金化、部分年金化或是自我养老，U 的期望值均为初始财富 W_0，但资产年金化比例越大，由死亡时间不确定性导致的 U 的波动越大。

5）风险决策视角下的终身福利价值模型

由于退休后的终身福利价值是随机变量，选择是否年金化及年金化比例无疑是风险决策问题。这里我们将累积前景理论引入终身福利价值模型中，运用前景值分析个人在养老资产年金化决策中的倾向。

在公式（12-34）中，对于有特定遗赠动机 φ 的个人来说，其选择自我养老时的终身福利会随寿命的不同而不同，我们在自我养老的条件下求得终身福利价值的期望 u_φ，

$$u_\varphi = \sum_{T=1}^{L-x} U_T \times \left({}_{T-1}p_x - {}_{T}p_x \right) \qquad （12-35）$$

以 u_φ 作为个人决策的损失收益平衡点，可以考虑个人选择不同的资产年金化比例 α 时的损失收益分布，并根据累积前景理论对损失、收益和概率进行调整，得到决策结果的前景值为

$$V(\varphi,\alpha) = \sum_{t=1}^{T} \pi_t v(x_t) \qquad （12-36）$$

为方便比较，我们将前景值加上损失收益平衡点，得到遗赠动机为 φ 的个人在选择资产年金化比例 α 时，其终身福利的累积前景价值 $V'(\varphi,\alpha)$，即

$$V'(\varphi,\alpha) = V(\varphi,\alpha) + u_\varphi \qquad （12-37）$$

这样，我们通过比较不同 α 取值的 $V'(\varphi,\alpha)$ 的大小，可以得到使 $V'(\varphi,\alpha)$ 最大的 α 值，从而得到遗赠动机为 φ 的个人的最优资产年金化比例。

12.4.2　实证分析

在前面给出的理论模型的基础上，这里基于我国实际数据做出精算假设，测算风险决策中养老年金的累积前景价值，并在终身福利价值模型下分析个人资产年金化的决策问题。

1. 风险决策中年金价值测算

假设个人死亡率服从保监会公布的 2010~2013 年养老金类业务经验生命表分布，养老年金的定价利率为 3.5%[①]。依据前面给出的公式，可以测算出累积前景理论下的年金价值。表 12-6 列出了在不同假设下单位终身年金的累积前景价值与精算中性价值的比值。

表 12-6　不同假设下单位终身年金的累积前景价值与精算中性价值之比

类别			终身年金初始给付年龄						
			60 岁	65 岁	70 岁	75 岁	80 岁	85 岁	90 岁
不包括概率扭曲调整	无损失厌恶	男	1.01	1.01	1.00	1.00	1.00	1.00	0.99
		女	1.01	1.01	1.00	1.00	1.00	1.00	1.00
	有损失厌恶	男	0.91	0.89	0.86	0.83	0.78	0.74	0.71
		女	0.92	0.90	0.88	0.85	0.81	0.77	0.74
包括概率扭曲调整	无损失厌恶	男	0.97	0.98	0.98	0.99	1.01	1.03	1.04
		女	0.97	0.98	0.98	0.99	0.99	1.01	1.01
	有损失厌恶	男	0.84	0.82	0.80	0.78	0.76	0.75	0.74
		女	0.85	0.84	0.81	0.79	0.77	0.75	0.74

如果我们在累积前景理论中不考虑概率调整，仅考虑价值调整，且价值调整中仅考虑风险规避，α、β 取 0.88，不考虑损失厌恶，λ 取 1。不同性别、年龄终身年金的累积前景价值与精算中性价值比例如表 12-6 中不包括概率扭曲调整无损失厌恶男女对应的两行值所示。可见，如果仅考虑风险规避不考虑损失厌恶，年金累积前景价值与精算中性价值基本相等，且累积前景价值在低年龄时略大于精算中性价值，在高年龄时略小于精算中性价值。这主要是高年龄保单被保险人死亡率较大，年金终身给付现值波动较大，体现了个人风险规避的特性。

如果加入损失厌恶，λ 取 2.25，从表 12-6 中不包括概率扭曲调整有损失厌恶男女对应的两行值可以看出，年金的累积前景价值明显低于精算中性价值。对 60 岁的个人，个人感受的年金价值比精算公平价格低 10%，而对 90 岁个人该比例约为 30%。这反映了个人出于厌恶损失而可能拒绝购买年金，而且对于年龄越大的人，死亡率越高，损失的可能性越大，年金对其的吸引力越小。

① 依据《中国保监会关于普通型人身保险费率政策改革有关事项的通知》（保监发〔2013〕62 号），普通型人身保险预定利率由保险公司按照审慎原则自行决定，2013 年 8 月 5 日及以后签发的普通型人身保险保单法定评估利率为 3.5%，我们假设定价假设与评估假设相同。

　　进一步加入概率扭曲，我们从表 12-6 中包括概率扭曲调整无损失厌恶男女对应的两行值发现，加入概率扭曲而不加入损失厌恶，年金积累前景价值与精算中性价值同样相差不大，但随着购买年龄增大，该比值却呈现出递增的趋势。这主要与概率调整中增加了小概率情况的比重有关。

　　如果进一步加入损失厌恶因素，我们得到完整的累积前景理论模型，测算结果见表 12-6 中包括概率扭曲调整有损失厌恶男女对应的两行值。对于不同年龄的个人，年金的累积前景价值约为精算价值的 70%~80%；对女性来说，年金的累积前景价值与精算中性价值的比例略高于男性，但差异不大。总体上看，如果将个人购买年金作为风险决策行为，并考虑个人在风险决策中的心理和行为因素，那么，由于年金可能会给个人带来损失，其累积前景价值会低于精算公平价格。

　　需要注意的是，价值函数中的 α 和 β 取值小于 1，所以导致年金数额的大小会影响累积前景理论下的年金价值与精算公平价格的比例。图 12-7 给出了对于 60 岁男性和女性不同给付数额下终身年金累积前景价值与精算中性价值的比例。可以看出，随着年金给付数额的增加，年金的累积前景价值越来越趋近于精算中性价值。

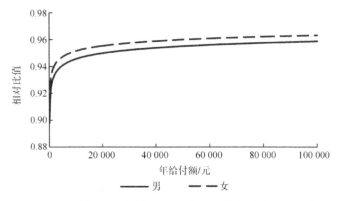

图 12-7　不同给付数额下终身年金累积前景价值与精算中性价值的比值

2. 遗赠动机对资产年金化的影响

　　前面测算中使用的损失收益参照点为年金精算公平的价格，其中暗含的假设是个人的遗赠效用等同于消费效用。由此，可以推论出在完全遗赠动机下，资产完全年金化的累积前景价值低于自我养老，个人将不会选择年金化。但遗赠动机的变化同样会影响个人自我养老的终身福利价值，本节我们来分析不同遗赠动机下，个人应选择资产完全年金化还是选择自我养老。

　　假设个人在 60 岁退休时有 100 万元的现金养老资产，死亡率服从保监会公布的 2010~2013 年养老金类业务经验生命表分布，养老年金的定价利率为

3.5%。图 12-8 给出了在不同遗赠动机下，个人选择自我养老和资产完全年金化时终身福利的期望现值。可见，在完全遗赠动机下，个人选择自我养老和资产完全年金化的终身福利现值均为初始资产 100 万元。但随着遗赠动机下降，自我养老终身福利现值期望值逐渐下降。而在资产完全年金化选择下，由于遗产为 0，其终身福利现值一直保持 100 万元不变。如果以终身福利现值期望最大化为评价标准，那么对于遗赠效用低于消费效用个人来说，资产完全年金化无疑是最优选择。

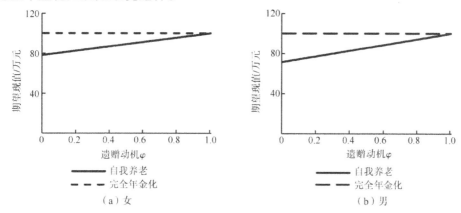

图 12-8　不同遗赠动机下自我养老和资产完全年金化的终身福利的期望现值

　　但是个人在做决策时往往会加入主观对损失、收益和概率的衡量，进一步在累积前景理论下计算不同决策结果的价值。图 12-9 给出了不同遗赠动机下，自我养老和资产完全年金化的终身福利期望的累积前景价值。可见，对于自我养老，遗赠动机越弱，终身福利期望现值越小，累积前景价值也越小。对于资产完全年金化，由于不同遗赠动机选择下计算累积前景值的均衡点不同，不同遗赠动机下的结果并没有可比性。这里，我们主要比较拥有特定遗赠动机的个人，选择自我养老和选择资产完全年金化的累积前景值的差别。对于 60 岁的男性而言，在遗赠动机 φ 低于 0.61 时，资产完全年金化的终身福利累积前景值高于自我养老，个人倾向于选择养老年金；当遗赠动机 φ 高于 0.61 时，资产完全年金化的终身福利累积前景价值低于选择自我养老的终身福利，个人倾向于选择自我养老。对于女性而言，遗赠动机的均衡值低于男性，当遗赠动机 φ 低于 0.58 时，个人会选择养老年金；当遗赠动机 φ 高于 0.58 时，个人会选择自我养老。可见，遗赠动机是影响个人是否选择养老年金的重要因素。

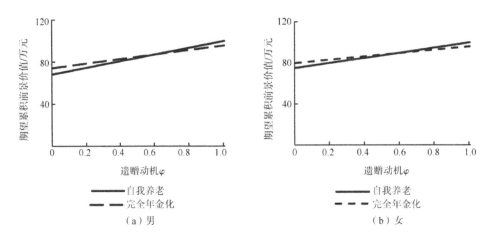

图 12-9　不同遗赠动机下自我养老和资产完全年金化的终身福利期望的累积前景价值

3. 保险成本及投资机会成本对资产年金化的影响

在累积前景理论下，当遗赠动机低于临界值时，个人会选择资产完全年金化，而当遗赠动机高于临界值时，个人会选择自我养老。本节继续加入保险成本及投资机会成本两个因素，考虑它们对遗赠动机临界值的影响。

在前面的测算中，年金产品的价格均设定为精算中性价值，但现实中，因为保险公司运营有费用成本，并且预期寿命高的个人购买生存年金的动机比预期寿命低的个人更为强烈，即存在逆选择，年金产品的价格往往高于理论价格。我们在不同 MWR 假设下计算遗赠动机临界值，如表 12-7 所示。可以看出，随着 MWR 减小，遗赠动机临界值减小，更多的人会选择自我养老。当 MWR 等于 0.85 时，遗赠动机临界值高于 0.30 的男性和遗赠动机临界值高于 0.19 的女性，均倾向于选择自我养老；而对于男性 MWR 下降到 0.70，对于女性 MWR 下降到 0.75 时，即使个人遗赠动机为 0，个人依然不会选择资产年金化。可见，保险费用因素对是否选择年金化的影响很大。

表 12-7　不同 MWR 假设下遗赠动机临界值

性别	MWR						
	0.70	0.75	0.80	0.85	0.90	0.95	1.00
男	0	0.08	0.19	0.30	0.41	0.51	0.61
女	0	0	0.06	0.19	0.33	0.46	0.58

另外，一般认为购买养老年金限制了个人投资标的组合的选择，特别是失去了投资资本市场的机会。我们测算个人投资资产标的收益率在不同假设下的遗赠

动机的临界值，如表 12-8 所示。如果个人投资收益率高于年金产品定价利率，将明显减小遗赠动机临界值。当个人投资收益率达到 5.0%时，只有遗赠动机临界值低于 0.22 的男性和遗赠动机临界值低于 0.06 的女性，才会选择购买养老年金。如果个人投资收益率低于年金产品定价利率，倾向于购买年金的个人明显增加。当自我养老收益率下降到 2.5%时，即使有完全遗赠动机的女性也会选择资产年金化；当自我养老收益率下降到 2.0%时，所有男性也均会选择资产年金化。

表 12-8　个人投资资产标的在不同收益率假设下遗赠动机临界值

性别	个人投资收益率						
	2.0%	2.5%	3.0%	3.5%	4.0%	4.5%	5.0%
男	1.00	0.87	0.73	0.61	0.48	0.35	0.22
女	1.00	1.00	0.75	0.58	0.41	0.24	0.06

4. 遗赠动机对资产年金化比例的影响

前面我们只比较了资产完全年金化和自我养老两种情况，这里进一步考虑资产部分年金化的情况，计算不同遗赠动机下，最优的资产年金化比例。

图 12-10 给出了遗赠动机为 0.61 的男性和遗赠动机为 0.58 的女性在不同资产年金化比例下可获得的累积前景价值。可以看出，在特定遗赠动机下，随着资产年金化比例的提高，终身福利的期望和波动均增大，累积前景价值呈现出先增大后降低的趋势。对于遗赠动机为 0.61 的男性，年金化比例为 29%时，终身福利可达到的最大的累积前景价值为 87.49 万元；对于遗赠动机为 0.58 的女性，资产年金化比例为 31%时，终身福利可达到的最大的累积前景价值为 89.39 万元。

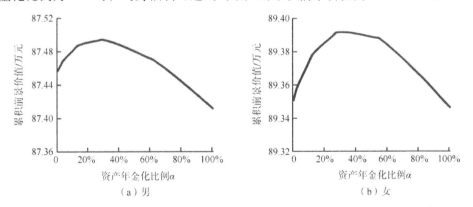

图 12-10　特定遗赠动机下不同资产年金化比例对应的终身福利累积前景价值

图 12-11 给出了不同遗赠动机 φ 下，最优的资产年金化比例。对于男性，当

遗赠动机低于 0.59 时，资产完全年金化是最优选择，其后随着遗赠动机增加，资产年金化比例整体减小，当遗赠动机为 0.61 时最优的资产年金化比例为 29%；当遗赠动机达到 0.64 时，自我养老成为最优选择。对于女性，当遗赠动机低于 0.56 时，资产完全年金化是最优选择，其后资产年金化比例随遗赠动机增加而减小，当遗赠动机达到 0.58 时，最优的资产年金化比例为 31%；当遗赠动机高于 0.62 时，自我养老成为最优选择。

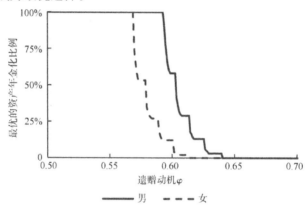

图 12-11　不同遗赠动机下个人的最优资产年金化比例

养老资产年金化决策是一种风险决策，人们在风险决策中存在非理性行为，在价值判断上存在对收益损失和概率判断的扭曲，从而需要对风险决策下的价值衡量做出调整。行为经济学中的累积前景理论模型建立了对价值函数和决策权重函数的调整思路，并通过测算前景值得到风险决策中决策选项的价值。本节将累积前景理论引入养老资产年金化价值模型，对年金化的价值进行测算比较，实证分析了个人在非理性风险决策下对年金化的价值判断，给出了在不同遗赠动机下最优的年金化水平，并测算分析了遗赠动机、保险成本及投资机会成本等对价值判断的影响。本节得出的主要结论如下。

（1）在遗赠效用为 0 的情况下，终身养老年金因存在死亡福利可以最大化个人的消费水平，资产完全年金化将是个人的最佳选择。而在遗赠效用与消费效用等价的情况下，终身养老年金将增加个人最终所得的波动，由于损失厌恶效应，养老年金的累积前景价值显著小于精算中性价值，养老年金不再是个人的最优选择。

（2）如果个人是理性的，那么，只要个人遗赠动机 φ 小于 1，资产完全年金化就将是个人的最优选择。但现实中，个人在面对风险决策时往往存在风险厌恶、损失敏感及对概率判断的扭曲，导致所做的选择是非理性的。引入累积前景理论，我们发现，对于 60 岁的男性和女性，只有遗赠动机分别低于 0.61 和 0.58 时，资产完全年金化才会比自我养老更具吸引力。进一步考虑资产部分年金化，对于

60 岁遗赠动机为 0.61 的男性和 60 岁遗赠动机为 0.58 的女性,其最优资产年金化的比例分别为 29% 和 31%。且对于 60 岁男性和女性,只有当遗赠动机分别小于 0.59 和 0.56 时,资产完全年金化才是个人的最优选择。可以看出,遗赠动机和个人风险决策中的认识扭曲会显著影响年金决策,资产完全年金化将不再是个人的最优选择,遗赠动机越强的人越倾向于自我养老,年金谜题得到了很好的解释。

（3）年金产品的费用成本及个人购买年金的投资机会成本也会显著影响个人的年金决策。当费用成本使得年金的 MWR 下降到 0.85 时,遗赠动机临界值高于 0.30 的男性和遗赠动机临界值高于 0.19 的女性,均倾向于选择自我养老;而当个人的投资回报率高出定价利率 1.5 个百分点达到 5.0% 时,只有遗赠动机临界值低于 0.22 的男性和遗赠动机临界值低于 0.06 的女性,才会选择购买养老年金。

12.5　小　　　结

商业养老年金是我国养老金体系的重要支柱。多年来,我国政府一直鼓励和推动商业养老保险的发展,但当前我国商业养老年金无论是供给还是需求都严重不足。在梳理已有文献的基础上,我们从 MWR 和长寿风险的视角,基于实际数据测算分析了年金市场供需不足的原因。结果表明,逆选择是造成年金价值贬损的重要因素,逆选择的成本附加随着投保年龄的提高有先上升后稳定的趋势。死亡率改善和长寿风险进一步加大了年金的成本,使年金价值发生贬损。从保险公司风险管理的角度看,长寿风险使保险公司的未来负债增加,特别是在长期低利率环境下,长寿风险的影响更加突出。

消费者感觉年金"贵"和年金内涵回报率低是不愿意购买年金的主要原因。同时,累积前景理论也表明,投资者对损失、收益和概率的理解存在一定的扭曲,消费者评价年金产品时,会放大真实损失、过度重视低概率事件（死亡）的发生,进一步低估终身年金产品的回报率,从而更不愿意购买年金。但是,由于购买年金的选择性和死亡率随时间改善的趋势性与波动性的必然性,在市场上自愿购买的年金产品必然附加了逆选择成本、死亡率改善成本和长寿风险成本。降低这些附加成本,一是鼓励企业年金和职业年金在领取期强制转化为终身生存年金,鼓励个人税收递延型年金强制年金化,从而最大限度地降低逆选择成本,提升年金的价值;二是加强对长寿风险的度量和管理的研究,建立政府对长寿风险的担保机制,鼓励对长寿风险证券化等金融市场解决方案的探索。

参 考 文 献

韩猛，王晓军. 2010. Lee-Carter 模型在中国城市人口死亡率预测中的应用与改进[J]. 保险研究，
　（10）：3-9.

单戈，王晓军. 2017. 应对长寿风险的分红年金：随机精算建模与应用[J]. 数理统计与管理，36
　（3）：419-428.

单戈，王晓军. 2018. 养老资产年金化谜题：风险决策下的年金化价值比较[J]. 统计与信息论坛，
　33（6）：77-86.

万晴瑶，成德义. 2015. 中国年金保险货币价值（MWR）实证研究[J]. 保险研究，（9）：82-92.

王晓军，任文东. 2012. 有限数据下 Lee-Carter 模型在人口死亡率预测中的应用[J]. 统计研究，
　29（6）：87-94.

王晓军，单戈. 2017. 养老资产年金化：基于消费、遗产和长寿保护的精算建模分析[J]. 保险研
　究，（12）：3-14.

王晓军，路倩. 2018. 我国商业养老年金的供需困境探讨：基于年金价值和长寿风险的视角[J].
　保险研究，（9）：13-21.

曾建敏. 2007. 实验检验累积前景理论[J]. 暨南大学学报（自然科学版），28（1）：44-47，65.

曾毅，金沃泊. 2004. 中国高龄死亡模式及其与瑞典、日本的比较分析[J]. 人口与经济，（3）：
　8-16.

Agnew J R，Anderson L R，Gerlach J R，et al. 2008. Who chooses annuities? An experimental
　investigation of the role of gender，framing，and defaults[J]. American Economic Review，98
　（2）：418-422.

Ameriks J，Caplin A，Laufer S，et al. 2011. The joy of giving or assisted living? Using strategic
　surveys to separate public care aversion from bequest motives[J]. The Journal of Finance，66
　（2）：519-561.

Barberis N，Huang M，Santos T. 2001. Prospect theory and asset prices[J]. The Quarterly Journal of
　Economics，116（1）：1-53.

Benartzi S，Previtero A，Thaler R H. 2011. Annuitization puzzles[J]. Journal of Economic
　Perspectives，25（4）：143-164.

Brown J R，Mitchell O S，Poterba J M. 2000. Mortality risk，inflation risk，and annuity products[R].
　NBER Working Paper 7812.

Brown J R，Poterba J M. 2000. Joint life annuities and annuity demand by married couples[J]. The
　Journal of Risk and Insurance，67（4）：527-554.

Brown J R. 2001. Private pensions，mortality risk，and the decision to annuitize[J]. Journal of Public
　Economics，82（1）：29-62.

Brown J R. 2007. Rational and behavioral perspectives on the role of annuities in retirement
　planning[R]. NBER Working Paper 13537.

Brown J R，Kling J R，Mullainathan S，et al. 2008. Why don't people insure late-life consumption?
　A framing explanation of the under-annuitization puzzle[J]. American Economic Review，98

（ 2 ）：304-309.

Bütler M, Teppa F. 2007. The choice between an annuity and a lump sum：results from Swiss pension funds[J]. Journal of Public Economics, 91 （ 10 ）：1944-1966.

Cappelletti G, Guazzarotti G, Tommasino P. 2013. What determines annuity demand at retirement?[J]. The Geneva Papers on Risk and Insurance-Issues and Practice, 38 （ 4 ）：777-802.

Chalmers J, Reuter J. 2012. How do retirees value life annuities？Evidence from public employees[J]. Review of Financial Studies, 25 （ 8 ）：2601-2634.

Davidoff T, Brown J R, Diamond P A. 2005. Annuities and individual welfare[J]. American Economic Review, 95 （ 5 ）：1573-1590.

Dushi I, Webb A. 2004. Household annuitization decisions：simulations and empirical analyses[J]. Journal of Pension Economics and Finance, 3 （ 2 ）：109-143.

Finkelstein A, Poterba J. 2002. Selection effects in the United Kingdom individual annuities market[J]. The Economic Journal, 112 （ 476 ）：28-50.

Gong G, Webb A. 2010. Evaluating the advanced life deferred annuity — an annuity people might actually buy[J]. Insurance：Mathematics and Economics, 46 （ 1 ）：210-221.

Hagen J. 2015. The determinants of annuitization：evidence from Sweden[J]. International Tax and Public Finance, 22 （ 4 ）：549-578.

Horneff W, Maurer R, Mitchell O, et al. 2006. Optimizing the retirement portfolio：asset allocation, annuitization, and risk aversion[R]. NBER Working Paper 12392.

Hu W Y, Scott J S. 2007. Behavioral obstacles in the annuity market[J]. Financial Analysts Journal, 63 （ 6 ）：71-82.

Ingersoll J E. 2016. Cumulative prospect theory, aggregation, and pricing[J]. Critical Finance Review, 5 （ 2 ）：305-350.

Inkmann J, Lopes P, Michaelides A. 2011. How deep is the annuity market participation puzzle?[J]. Review of Financial Studies, 24 （ 1 ）：279-319.

James E, Song X. 2001. Annuities markets around the world：money's worth and risk intermediation[R]. CeRP Working Paper 16/01.

Johnson R W, Burman L E, Kobes D. 2004. Annuitized wealth at older age：evidence from the health and retirement study[R]. Final report to the Employee Benefit Security Administration U.S. Department of Labor. https://www.urban.org/sites/default/files/publication/57996/411000-Annuitized- Wealth-at-Older-Ages.PDF[2021-09-04].

Kahneman D, Tversky A. 1979. Prospect theory：an analysis of decision under risk[J]. Econometrica, 47 （ 2 ）：263-292.

Li N, Lee R, Tuljapurkar S. 2004. Using the Lee-Carter method to forecast mortality for populations with limited data[J]. International Statistical Review, 72 （ 1 ）：19-36.

Lockwood L M. 2012. Bequest motives and the annuity puzzle[J]. Review of Economic Dynamics, 15 （ 2 ）：226-243.

Milevsky M A. 2005. Real longevity insurance with a deductible：introduction to advanced-life delayed annuities （ ALDA ） [J]. North American Actuarial Journal, 9 （ 4 ）：109-122.

Mitchell O S, Poterba J M, Warshawsky M J, et al. 1999. New evidence on the money's worth of individual annuities[J]. American Economic Review, 89 (5): 1299-1318.

Previtero A. 2014. Stock market returns and annuitization[J]. Journal of Financial Economics, 113 (2): 202-214.

Quiggin J. 1982. A theory of anticipated utility[J]. Journal of Economic Behavior & Organization, 3(4): 323-343.

Schaus S L. 2005. Annuities make a comeback[J]. Journal of Pension Benefits, 12 (4): 34-38.

Schrager A, MacKenzie G A, Org A, et al. 2004. Can the private annuity market provide secure retirement income?[R]. IMF Working Paper 2004/230.

Scott J S, Watson J G, Hu W Y. 2007. Efficient annuitization: optimal strategies for hedging mortality risk[R]. Pension Research Council Working Paper PRC WP 2007-09.

Sinclair S H, Smetters K A. 2004. Health shocks and the demand for annuities[R]. Congressional Budget Office Technical Paper Series 2004-9.

Thatcher A R, Kannisto V, Vaupel J W. 1998. The Force of Mortality at Ages 80 to 120[M]. Odense: Odense University Press.

Tversky A, Kahneman D. 1992. Advances in prospect theory: cumulative representation of uncertainty[J]. Journal of Risk and Uncertainty, 5 (4): 297-323.

Walliser J. 1999. Regulation of withdrawals in individual account systems[R]. IMF Working Paper 99/153.

Yaari M E. 1965. Uncertain lifetime, life insurance, and the theory of the consumer[J]. The Review of Economic Studies, 32 (2): 137-150.

第 13 章　延税型商业年金的税优激励和保障水平

　　商业养老保险是养老金体系的重要组成部分，为促进商业养老保险的发展，世界各国政府普遍采取税收优惠的激励政策。我国于 2018 年推出了个人税收递延型商业养老保险试点，但市场反应十分冷淡，商业养老保险的市场份额微乎其微。本章运用精算方法，从税收激励和保障的角度探析税优政策没能激发我国商业养老保险市场需求的原因，并给出相关政策建议。结果表明，2018 年出台的个人税收递延型商业养老保险方案只能惠及高收入人群，中低收入人群购买个人税收递延型商业养老保险反而会加重终身税收负担。由于设定了较低的税优缴费上限，高收入人群购买税优商业养老保险只能获得较低的养老金待遇，加之减免税的实际操作较为复杂，很难激励人们购买商业养老保险。

13.1　引　　言

　　商业养老保险是各国养老金体系的重要组成部分，在人口老龄化和经济增速放缓的趋势下，由政府主办的社会养老保险面临的支付压力日益沉重，所能提供的养老金份额逐步降低，由雇主主办的企业年金和由保险公司提供的商业养老保险在养老金体系中的作用越加重要。促进商业养老保险的发展成为养老金体系建设的重要任务。一般认为，政府对商业养老保险的税收优惠政策有助于人们自愿为养老进行储蓄。Kiker 和 Rhine（1990）的研究表明，税收优惠政策对美国私人养老金计划的发展具有很大的激励作用。Banterle（2002）认为，政府提供的税收优惠能够激励人们自愿购买商业养老保险，从而会促进养老保险市场的发展。不少学者如 Gustman 等（1994）、Creedy 和 Guest（2008）等的研究表明，个人税收递延型养老保险有助于改善人们退休后的生活，从而有助于提高社会的总体福利水平。

在我国，为促进商业养老保险的发展，《国务院办公厅关于加快发展商业养老保险的若干意见》（国办发〔2017〕59号）出台。《财政部 税务总局 人力资源社会保障部 中国银行保险监督管理委员会 证监会关于开展个人税收递延型商业养老保险试点的通知》（以下简称"试点方案"）发布，标志着对个人商业养老保险缴费在一定标准内的税前扣除，对养老资金账户投资收益暂时免征个人所得税，在养老金领取时征收个人所得税的模式。《中国银行保险监督管理委员会 中华人民共和国财政部 中华人民共和国人力资源和社会保障部 国家税务总局关于印发〈个人税收递延型商业养老保险产品开发指引〉的通知》（银保监发〔2018〕20号）发布，随后寿险公司推出的个人税收递延型商业养老保险产品获准上市出售，但市场反应十分冷淡，商业养老保险的市场份额仍然微乎其微。那么，千呼万唤推出的税优政策为什么没能撬动人们期盼已久的商业养老保险市场的发展？2018年推出的税优商业养老保险到底能给人们带来多大的终身税收福利？又能提供多高的养老保障水平？税优政策是否有利于绝大多数中等收入人群的福利增加？本章在文献梳理的基础上，将从税优福利和养老金保障水平两方面分析我国税优商业养老保险市场疲软的原因，进而给出发展商业养老保险的相关建议。

关于商业养老保险市场需求低迷的原因，不少研究者从不同角度给出了解释。为了激发商业养老保险市场的发展，政府通常采取税收优惠的政策，Cymrot（1980）和 Sinfield（2000）得出，税优政策可以有效促进商业养老保险市场的发展。在税优模式上，EET 模式最为常用，即对养老保险缴费期间的缴费免税（exempt）、对养老保险基金积累期的投资收益免税（exempt）、对养老金领取征税（taxed）。我国当前对商业养老保险采取了 EET 税优模式。Yoo 和 de Serres（2004）认为，EET 模式的税收激励效果较好，应该作为主要的税优模式。OECD（2016）通过比较不同的税优模式得出，EET 模式能够给个人带来更大的税收优惠和终身养老金待遇。在国内，王莹（2010）、马宁（2014）也得出 EET 模式可以更有效地激励个人购买商业年金。

对于税优激励，税优补贴程度越高，对个人购买保险的激励作用越大；税优保险提供的养老金待遇越高，对个人的激励作用越大。对于个人购买商业养老保险的终身税优补贴程度，Yoo 和 de Serres（2004）采用养老金支出的净税收成本进行衡量，OECD（2016）通过计算有税优和没有税优下的终身税收现值之差来进行衡量。养老金待遇水平通常采用养老金替代率来衡量（Martin，2003；袁中美和郭金龙，2018）。

考虑到文献中采用的净税收成本和终身税收现值差是绝对指标，不利于对不同类型人群的比较研究，本章将构建节税相对指标，来评估我国现行商业养老保险"试点方案"的税优激励程度。

13.2　模 型 构 建

我国现行的个人税收递延型商业养老保险，在缴费积累期的缴费和投资收益计入个人账户，退休时账户余额转换为生存年金发放；缴费和投资收益免征所得税；养老金领取时征收所得税。个人购买商业养老保险的终身节税水平采用终身节税现值衡量。为了比较不同收入水平人群的节税程度，我们引入相对保费节税率和相对缴税节税率两个相对指标；同时，采用养老金总替代率和净替代率衡量养老保险的保障水平。

13.2.1　终身节税现值

个人购买个人税收递延型商业养老保险可以在缴费期享受税收减免，但在领取期需要缴税。设个人购买商业养老保险的起始年龄为 x 岁，退休年龄为 r 岁，分别以 w_x、k_x、τ_x、tax_x 表示在 x 岁的税前个人工资、社保及其他法定缴费、个人所得税和个人所得税税率。

以 PVST 表示终身节税现值，即个人购买税优养老保险在整个生命周期内减少缴纳的个人收入所得税税金，也就是假设个人不购买税优养老保险和购买税优养老保险所缴纳的所得税的差额，有

$$\mathrm{PVST} = \sum_{t=1}^{r-x} {}_{t-1}p_x \beta^{t-1} \mathrm{tax}_t (w_t - k_t) - \sum_{t=1}^{T-x+1} {}_{t-1}p_x \beta^{t-1} \tau_t \qquad (13\text{-}1)$$

其中，

$$\tau_t = \begin{cases} \mathrm{tax}_t (w_t - k_t - \min(cw_x(1+g)^{(t-1)}, C)), & t < r \\ \mathrm{tax}_t B_r, & t \geq r \end{cases} \qquad (13\text{-}2)$$

其中，B_r 表示养老年金水平；${}_{t-1}p_x$、T、β 分别表示 x 岁存活 $t-1$ 年的概率、寿命上限和一年折现率。

以 i、g、c 分别表示利息率、工资增长率和缴费率。设个人的缴费上限为 C，那么在退休年龄 r 岁的养老金个人账户余额 A_r 为

$$A_r = \sum_{t=1}^{r-x} \min\left(cw_x(1+g)^{(t-1)}, C\right)(1+i)^{r-x-t+1} \qquad (13\text{-}3)$$

个人账户余额在退休时转换为终身生存年金或定期生存年金发放，为测算商业养老保险提供的终身待遇水平，这里假设年金终身发放，有

$$B_r = \frac{(1-\delta)A_r}{\ddot{a}_r} \qquad (13\text{-}4)$$

其中，δ 表示附加费率；$\ddot{a}_r$ 表示年金系数。年金系数需要考虑生存概率和折现率，假设折现率与利率相等，均为 i ，有

$$\ddot{a}_r = \sum_{t=r}^{T} {}_{t-r}p_r(1+i)^{-(t-r)} \tag{13-5}$$

13.2.2 相对保费节税率和相对缴税节税率

相对保费节税率定义为节税现值与保险缴费现值的比例，用于衡量在一定缴费下购买个人税收递延型养老保险的优惠程度。以 PTR 表示相对保费节税率，有

$$\text{PTR} = \frac{\text{PVST}}{A_r} \tag{13-6}$$

相对缴税节税率定义为个人购买税收递延养老保险在整个生命周期内的节税现值与不购买时终身缴税现值的比例，用于衡量相对于不购买保险的缴税，购买保险相对节约的税金。以 RPTL 表示相对缴税节税率，有

$$\text{RPTL} = \frac{\text{PVST}}{\sum_{t=1}^{r-x} {}_{t-1}p_x \beta^{t-1}\text{tax}_t(w_t - k_t)} \tag{13-7}$$

相对保费节税率和相对缴税节税率越高，表明个人税收递延型商业养老保险给个人带来的减税效果越显著，从而对个人的吸引力越大。

13.2.3 养老金替代率

养老金替代率是养老金与退休前工资的比例，是度量养老金水平的相对指标。考虑个人收入所得税和强制的社会保险缴费等因素，这里分别采用总替代率（gross replacement rate，GRR）和净替代率（net replacement rate，NRR）来度量养老金的总水平和净水平。总替代率是退休当年的养老金领取额与个人退休前一年总工资的比值，净替代率是退休当年领取的养老金扣除税金后的净值与个人退休前一年工资扣除缴税和社保及其他法定缴费后的比值。总替代率和净替代率公式如下：

$$\text{GRR} = \frac{B_r}{w_{r-1}} \tag{13-8}$$

$$\text{NRR} = \frac{B_r - \tau_r}{w_{r-1} - k_{r-1} - \min\left(cw_x(1+g)^{(r-2)}, C\right) - \tau_{r-1}} \tag{13-9}$$

13.3　参　数　设　定

测算分析所需的参数包括各类税前缴费、个人所得税税率、购买商业养老保险的缴费和税率等。

在我国，个人以工资为基础的法定社会保险缴费，包括养老保险、医疗保险、失业保险，此外享受税前扣除的还有个人缴纳的住房公积金和企业年金缴费。不同地区和不同类型单位个人的各项费率存在差异，这里以北京市正规职业各项费率的最高限为例进行测算，设养老、医疗、失业的个人缴费率分别为 8%、2%和0.2%，个人住房公积金按 12%缴费①，企业年金按 4%缴费②。

对于个人收入所得税，这里采用 2018 年新修订的税率表，假设未来的税收负担与 2018 年新修订的个税水平保持一致，未来个税的起征点、个税级距与工资增长保持一致，各级税率保持不变，以保证长期内个人所得的比例税率不变。

按照现行的税优商业养老保险"试点方案"，"取得工资薪金、连续性劳务报酬所得的个人，其缴纳的保费准予在申报扣除当月计算应纳税所得额时予以限额据实扣除，扣除限额按照当月工资薪金、连续性劳务报酬收入的 6%和 1000 元孰低办法确定。取得个体工商户生产经营所得、对企事业单位的承包承租经营所得的个体工商户业主、个人独资企业投资者、合伙企业自然人合伙人和承包承租经营者，其缴纳的保费准予在申报扣除当年计算应纳税所得额时予以限额据实扣除，扣除限额按照不超过当年应税收入的 6%和 12000 元孰低办法确定""计入个人商业养老资金账户的投资收益，在缴费期间暂不征收个人所得税""对个人达到规定条件时领取的商业养老金收入，其中 25%部分予以免税，其余 75%部分按照 10%的比例税率计算缴纳个人所得税"。

本节模拟测算所需的精算假设包括利息率和折现率、死亡率、工资增长率、商业养老保险费用率等，各假设如下。

（1）利率和折现率：我国的 30 年期国债名义利率水平约为 3.75%，历年的通货膨胀率基本维持在 2%左右，据此假定未来的实际利率为 1.75%，未来的折现率为 0.9828。

（2）死亡率：对模拟测算人群的死亡率，选用 2010~2013 年中国保险行业非

---

① 依据社会保险和住房公积金的缴费规定，缴费上限为上一年度社会平均工资的 3 倍，下限为社会平均工资的 60%。

② 依据《财政部 人力资源社会保障部 国家税务总局关于企业年金职业年金个人所得税有关问题的通知》（财税〔2013〕103 号），个人根据国家有关政策规定缴付的年金个人缴费部分，在不超过本人缴费工资计税基数的 4%标准内的部分，暂从个人当期的应纳税所得额中扣除。月平均工资超过职工工作地所在设区城市上一年度职工月平均工资 300%以上的部分，不计入个人缴费工资计税基数。

养老金类业务男性经验生命表。

（3）工资增长率：我国城镇单位就业人员 2012~2017 年平均名义工资增长率为 10%左右，通货膨胀率在 2%左右，因此假定未来实际工资增长率为 8%。

（4）附加费率：根据保监会颁布的《人寿保险预定附加费用率规定》，通过趸交方式出售的年金产品，平均附加费率不得超过 10%。假设年金化的附加费率为 10%。

为了考察税收递延商业养老保险对不同类型人群的税收激励和保障水平，我们以 2018 年为测算基年，将 2018 年社会平均工资标准化为 1，设定基年不同收入水平人群的工资分别为社会平均工资的 0.6 倍、1 倍、1.5 倍、2 倍、4 倍。需要说明的是，对收入水平的分组应考虑实际收入分布，但我国很少有收入分布的实际数据。有研究指出，我国的基尼系数一直处于警戒线之上，工资收入的差距有逐渐扩大的趋势（夏庆杰等，2015；田志伟等，2017；程文和张建华，2018），这表明收入平均数高于收入中位数，从而社会平均工资代表了高于 50% 的收入分位点值。本章根据黄薇和王保玲（2018）的研究，定义 0.6 倍社会平均工资为低收入，1~1.5 倍社会平均工资为中等收入，2 倍及以上社会平均工资为高收入。

13.4　测　算　分　析

13.4.1　个人税收递延型养老保险对不同人群的税收激励

我国的个人所得税实行超额累进税制，收入越高所得税税率越高。依据前面给出的模型和假设，可以得出不同收入水平人群在不同缴费年限下的相对缴费的节税率。表 13-1 给出了不同收入和缴费年限人群相对缴费的节税率。可见，在个人所得税法下，收入低于和等于社会平均工资 1.5 倍以下的人群，相对保费的节税率均为负数，这些人不仅不能享受个人税收递延型商业养老保险的节税福利，反而因在领取中付出税金而带来额外的税收负担；对于收入高于和等于 2 倍社会平均工资的人群，节税为正，收入越高，节税率越高。缴费年限越长，节税率越高。例如，30 年缴费的人，2 倍社会平均工资收入人群相对保费的节税率为 3.08%，4 倍社会平均工资收入人群节税率为 12.80%。2 倍社会平均工资收入人群如果缴费年限只有 10 年，节税率只有 2.69%。

表 13-1　不同收入水平和缴费年限下的相对缴费节税率

缴费年限	低收入	中等收入		高收入	
	0.6 倍	1 倍	1.5 倍	2 倍	4 倍
10	−6.91%	−6.44%	−4.04%	2.69%	12.32%
15	−6.76%	−6.29%	−3.90%	2.83%	12.44%
20	−6.69%	−6.15%	−3.81%	2.93%	12.57%
25	−6.66%	−6.01%	−3.76%	3.01%	12.69%
30	−6.64%	−5.85%	−3.73%	3.08%	12.80%
35	−6.63%	−5.66%	−3.70%	3.13%	12.88%
40	−6.62%	−5.45%	−3.69%	3.17%	12.96%

对于不同缴费年限人群，节税率为 0 对应的收入水平大约为 1.6 倍社会平均工资。表 13-2 列出了不同缴费年限下节税率为 0 对应的收入水平。可见，缴费 20 年的人，如果收入大于 1.627 倍社会平均工资，购买保险会享受终身税优，如果收入小于 1.627 倍社会平均工资，购买保险反而会增加终身的税收负担。

表 13-2　不同缴费年限下节税率为 0 对应的收入水平

缴费年限	10	15	20	25	30	35	40
收入水平/倍	1.652	1.639	1.627	1.619	1.612	1.607	1.603

表 13-3 给出了不同收入和缴费年限下相对缴税的节税率。从表中可见，与不购买商业养老保险的缴税相比，收入越高，缴费年限越长，节税率越低。这是由于在 2018 年"试点方案"下，享受税收优惠的缴费上限为每年 12 000 元，从而限制了高收入人群过高的相对节税率。收入低于 1 倍平均收入人群，在现行所得税税制下终身不缴税；收入等于和低于 1.5 倍平均收入人群，购买商业养老保险需要在领取阶段缴税，从而带来额外的税收负担，相对缴税的节税率为负。

表 13-3　不同收入水平和缴费年限下的相对节税水平

缴费年限	中等收入	高收入	
	1.5 倍	2 倍	4 倍
10	−31.41%	6.22%	4.58%
15	−26.30%	5.40%	3.77%
20	−21.38%	4.55%	3.08%
25	−17.17%	3.76%	2.49%
30	−13.68%	3.06%	1.99%

缴费年限	中等收入	高收入	
	1.5 倍	2 倍	4 倍
35	−10.83%	2.46%	1.59%
40	−8.53%	1.96%	1.26%

　　根据国家统计局公布的 2018 年行业平均工资，从事金融业和信息、计算机行业的城镇单位就业人员，其行业平均工资高于社会平均工资的 1.6 倍，从而在"试点方案"下购买商业养老保险可以享受到一定的税收优惠，其他行业的平均工资收入者很少或几乎无法享受到个人税收递延型商业养老保险的税优福利。

13.4.2　个人税收递延型养老保险对不同人群的保障水平

　　依据前面给出的养老金替代率模型和假设，可以计算出不同劳动报酬人群在不同缴费年限下的养老保险总替代率和净替代率，如表 13-4 和表 13-5 所示。可见，"试点方案"所能提供的养老金待遇较低，2 倍社会平均工资人群，缴费 30 年的养老保险总替代率只有 2.54%，净替代率只有 3.04%；在相同的缴费年限下，收入水平越高，养老金总替代率和净替代率越低；在相同工资水平下，随着缴费年限的延长，养老金替代率呈现出先升高后降低的特点，这是由于按我们的假设，养老金的积累速度随时间延续会逐渐落后于工资增长。对应 2018 年行业的平均工资，收入最高的金融业养老保险平均的总替代率不超过 3.46%，净替代率不超过 4.25%。低收入者看似有相对较高的保障水平，但他们购买保险会加重终身的税收负担，实际上不会选择购买保险。

表 13-4　不同收入水平和缴费年限下的养老保险总替代率

缴费年限	低收入	中等收入		高收入	
	0.6 倍	1 倍	1.5 倍	2 倍	4 倍
10	3.84%	3.84%	3.69%	3.20%	1.67%
15	5.05%	4.93%	4.19%	3.46%	1.78%
20	5.94%	5.14%	4.10%	3.31%	1.69%
25	6.08%	4.82%	3.71%	2.96%	1.51%
30	5.66%	4.27%	3.21%	2.54%	1.29%
35	4.98%	3.63%	2.70%	2.12%	1.07%
40	4.22%	3.01%	2.21%	1.73%	0.88%

表 13-5　不同收入水平和缴费年限下的养老保险净替代率

缴费年限	低收入	中等收入		高收入	
	0.6 倍	1 倍	1.5 倍	2 倍	4 倍
10	5.09%	5.09%	4.79%	4.00%	1.76%
15	6.70%	6.46%	5.31%	4.25%	1.87%
20	7.85%	6.58%	5.11%	4.02%	1.76%
25	7.84%	6.08%	4.58%	3.56%	1.56%
30	7.16%	5.32%	3.94%	3.04%	1.34%
35	6.23%	4.50%	3.29%	2.53%	1.11%
40	5.24%	3.72%	2.69%	2.06%	0.90%

13.5　小　　结

在人口老龄化和经济增速放缓的形势下，我国养老金体系的可持续性面临巨大压力。积极调整养老金体系结构，大力发展商业养老保险，是当前和今后我国养老金体系改革和发展的重要方向。本章针对我国个人税收递延型商业养老保险"试点方案"，定义了相对缴费的节税率和相对缴税的节税率，用于度量个人税收递延型商业养老保险对不同类型人群的税优激励程度和水平；采用养老金总替代率和净替代率，用于度量养老保险所能提供的养老金待遇水平；通过构建精算模型，测算分析了我国个人税收递延型商业养老保险"试点方案"的税优激励和保障水平，以及不同收入和不同缴费年限人群在税优激励与保障方面的差异性，得出以下结论。

对于不同收入水平人群，个人税收递延型商业养老保险的税优激励和保障水平有明显差异。税优方案只惠及高收入人群，中低收入群体购买个人税收递延型商业养老保险反而会加重终身税收负担。高收入人群的缴费越多节税越多，但由于设定了每年相对（工资的6%）和绝对（每月1000元）的缴费上限，高收入人群相对终身缴税的节税率随收入提高而降低。2倍社会平均工资收入人群缴费30年可以节省相对缴费的3.08%，相对终身缴税的3.06%。4倍社会平均工资人群缴费30年可以节省相对缴费的12.80%，相对终身缴税的1.99%。

由于设定了较低的税优缴费上限，高收入人群购买个人税收递延型商业养老保险得到的养老金替代率较低，2倍社会平均工资收入人群缴费30年的养老金总替代率只有2.54%，净替代率只有3.04%，收入越高养老金替代率越低，4倍社会

平均工资收入人群缴费 30 年的养老金总替代率和净替代率分别为 1.29%和
1.34%，从而对高收入人群的吸引力不够。

　　可见，我国当前的个人税收递延型商业养老保险"试点方案"只能惠及高收
入人群，并没有覆盖绝大多数中等收入人群，而且较低的税优缴费比例和缴费上
限的限制，对高收入者的激励和保障效果十分有限，建议适当提高缴费比例和缴
费上限，增强税收优惠的吸引力，提高商业养老保险的保障水平。对于中低收入
者，可以考虑额外的税收补贴，激励其购买商业养老保险，以有效保障老年退休
生活。

参 考 文 献

程文，张建华. 2018. 收入水平、收入差距与自主创新——兼论"中等收入陷阱"的形成与跨越
　　[J]. 经济研究，53（4）：47-62.

黄薇，王保玲. 2018. 基于个税递延政策的企业年金保障水平研究[J]. 金融研究，（1）：138-155.

马宁. 2014. 税收优惠养老保险模式的最优选择——基于个人所得税税率的效应分析[J]. 保险
　　研究，（9）：51-57.

田志伟，胡怡建，宫映华. 2017. 免征额与个人所得税的收入再分配效应[J]. 经济研究，52（10）：
　　113-127.

王莹. 2010. 个税递延型养老保险——基于税收优惠的思考[J]. 中南财经政法大学学报，（1）：
　　73-77，144.

夏庆杰，宋丽娜，Appleton S. 2015. 中国城镇工资结构的变化：1988—2008[J]. 劳动经济研究，
　　3（1）：3-35.

袁中美，郭金龙. 2018. 私营养老金计划税收优惠模式比较及国际经验借鉴[J]. 税务与经济，
　　（6）：80-89.

Banks J，Crawford R，Tetlow G. 2015. Annuity choices and income drawdown：evidence from the
　　decumulation phase of defined contribution pensions in England[J]. Journal of Pension
　　Economics & Finance，14（4）：412-438.

Banterle C B. 2002. Incentives to contributing to supplementary pension funds：going beyond tax
　　incentives[J]. The Geneva Papers on Risk and Insurance - Issues and Practice，27（4）：555-570.

Creedy J，Guest R. 2008. Changes in the taxation of private pensions：macroeconomic and welfare
　　effects[J]. Journal of Policy Modeling，30（5）：693-712.

Cymrot D J. 1980. Private pension saving：the effect of tax incentives on the rate of return[J].
　　Southern Economic Journal，47（1）：179-190.

Gustman A L，Mitchell O S，Steinmeier T L. 1994. The role of pensions in the labor market：a survey
　　of the literature[J]. Industrial and Labor Relations Review，47（3）：417-438.

Kiker B F，Rhine S L W. 1990. Income，taxes and employer pension contributions[J]. Applied
　　Economics，22（5）：639-651.

Martin P P. 2003. Comparing replacement rates under private and federal retirement systems[J]. Social Security Bulletin，65（1）：17-25.

OECD. 2016. OECD Pensions Outlook 2016[M]. Paris：OECD Publishing.

Sinfield A. 2000. Tax benefits in non-state pensions[J]. European Journal of Social Security，2（2）：137-167.

Yoo K Y，de Serres A. 2004. Tax treatment of private pension savings in OECD countries and the net tax cost per unit of contribution to tax-favoured schemes[R]. OECD Economics Department Working Paper No.406.

第 14 章 养老金体系的优化设计与改革建议

改革开放以来，我国逐步建立起多层次养老金体系，基本养老保险的覆盖面扩大到全体劳动者和城乡居民，职业年金覆盖了全体机关事业单位职工，企业年金覆盖面逐步扩大，个人税收递延型商业养老保险方案开始试点。与此同时，随着人口和参保人口年龄结构的老化、人口寿命的延长、经济增速的下降，以及实际中普遍存在的提前退休和养老保险费征缴困难等情况的日益严重，基本养老保险面临越来越严重的收支缺口，企业年金扩大覆盖面困难，个人税收递延型商业年金试点效果远远低于市场预期。面对养老金体系改革实践中存在的诸多困境，养老金体系的优化设计成为重要的研究课题。本章从理论上梳理养老金体系优化设计的基本原理、基本目标和基本思路，并提出针对我国养老金体系改革的相关建议。

14.1 养老金体系的目标和结构

14.1.1 养老金体系的基本目标

关于养老金体系的基本目标，Barr 和 Diamond（2006）指出，对个人来说，养老金体系的首要目标有两个：一是平滑生命周期的消费，将个人工作期间的部分经济收入转移到退休后定期支取和消费；二是为个人的长寿风险提供保险，实现对个人寿命不确定性的风险管理。对公共政策来说，公共养老金体系的首要目标是消除老年贫困和实现收入再分配。消除老年贫困的目标可以通过为老年人提供最低收入保障来实现，同时通过公共养老金体系设定的再分配机制实现，通过对不同收入群体、不同类型家庭、不同性别、不同代际人群之间的收入再分配，使不同人群都得到收入保障。对公共政策来说，养老金体系的次要目标是提高经济效益，促进经济发展，增加社会总产出以降低养老金体系的融资成本。

那么，如果没有养老金体系，个人和家庭可否实现平滑消费和长寿保护的目标呢？在工业化和城市化之前，家庭确实承担着养老责任。在传统农业经济和与此相适应的大家庭背景下，老年人拥有土地资源和绝对的财产分配权，同时大家庭、年轻的家庭人口结构及较低的预期寿命等因素为家庭养老提供了可能。在人类进入工业化社会后，城镇化带来了大家庭的解体，同时以家庭为主的传统生产和生存方式逐步解体，劳动者开始面临工伤、失业、疾病和老年后生活无保障等风险，从而产生了对建立养老金体系的社会需求（王晓军，2000）。

理论上，由市场提供的投资储蓄工具和由保险公司提供的年金化领取工具能够帮助个人实现生命周期的消费平滑与长寿风险保护。那么，为什么需要政府建立公共养老金体系？主要原因是存在市场失灵[①]的现象。市场失灵使人们无法单纯依赖市场途径分散风险造成的损失，因此必须由政府出面，强制达成社会契约，建立公共养老金制度来提供老年收入保障。Barr 和 Diamond（2009a）认为，公共养老金制度可以弥补现实中普遍存在消费者信息不全和决策不善等导致的市场失灵问题。另外，人们在年轻时更看重当期消费，对养老需求认识不足，同时储蓄积累也面临投资风险。Bodie（1989）认为，公共养老金存在的一个重要理由是人们希望政府强制他们进行退休储蓄，防止因短视而陷入老年贫困；政府在全社会范围内建立的公共养老金制度能够为老年人提供基本的生活保障，实现消除老年贫困的基本目标。

那么，为什么要建立多层次的养老金体系？如前所述，养老金体系的目标除了为个人提供消费平滑和保险，还要实现消除老年贫困和实现收入再分配的目标，同时养老金体系还应该激励经济效率的提高，促进经济发展。为实现养老金体系的多重目标，单一的养老金制度结构显然不能达成，因此需要建立多层次的养老金体系。

14.1.2　多层次养老金体系的基本结构

养老金体系要实现多重目标需要建立多个层次。世界银行在其 1994 年出版的

---

① 市场失灵是指市场无法有效率地分配商品和劳务的情况。市场失灵理论认为，完全竞争的市场结构是资源配置的最佳方式。但在现实中，由于垄断、外部性、信息不完全和在公共物品领域，仅仅依靠价格机制来配置资源无法实现效率帕累托最优，出现了市场失灵。

《防止老龄危机：保护老年人及促进增长的政策》中给出了养老金体系三支柱设计建议（World Bank，1994）。第一支柱是由政府强制建立的、通过税收融资的公共养老金计划，其主要目标是降低老年贫困；第二支柱是由雇主建立的强制积累的职业年金计划或者强制的个人储蓄计划，目的是提高退休储蓄，促进经济增长；第三支柱是自愿的积累制职业年金或自愿的个人储蓄计划，目的是满足不同人群对养老金的额外需求。世界银行 2005 年的报告进一步将养老金体系设计的建议更新为五支柱（Holzmann and Hinz，2005）。其中，零支柱是公共税收融资的非缴费零支柱，目的是提供最低水平的老年收入保障；第一支柱是缴费性养老金计划，养老金待遇与个人收入水平挂钩，目的是提供一定水平的收入替代；第二支柱是强制个人储蓄计划，目的是通过储蓄促进增长；第三支柱是多种形式的由个人缴费和雇主缴费筹资的自愿养老金计划；第四支柱是其他非正规老年保障，包括家庭和代际对老年人的支持等。政府建立的强制养老金计划的目标是提供充足的、可负担的、可持续的和稳健的养老金待遇。充足性的最低标准是在绝对水平上防止老年贫困，在相对水平上提供一定水平的收入替代的终身给付，能够应对长寿风险，保证绝大多数人退休后消费水平不会明显下降，并防止老年贫困。可负担是指缴费负担适中，太高的缴费负担会导致逃避缴费，世界银行认为强制缴费率超过 20%就可能对中高收入国家造成不利影响，低收入国家强制缴费率应不超过10%，缴费成本不超出个人和社会的经济支付能力，也不会产生难以承受的财政后果。可持续性指制度具有财务稳健性。稳健性指制度具有抗风险能力，制度具有长期维持收入替代目标，并抵御经济风险、人口风险或政治风险。

在世界各国的实践中，尽管养老金体系结构存在差异，但一般可以归为三个层次。一是由政府提供的公共养老金，二是由雇主提供的与职业相关的职业年金，三是由个人和家庭自愿建立的各类个人储蓄性养老计划。各个层次的养老金安排为老年人提供了退休收入保障和一定水平的收入替代。

公共养老金是由政府建立的、以公共管理的方式为老年人提供的定期收入来源，通常指国家的基本养老保险。公共养老金计划具有强制性，通常采取待遇预定的现收现付模式。大多数国家的公共养老金由税收融资，具有收入再分配功能。公共养老金的基本目标是为老年人提供最低生活保障，通过再分配缓解老年贫困。公共养老金计划是各国政府为老年人提供基本收入支持的普遍方式。

职业年金是由雇主建立的、为其雇员退休后提供定期收入来源的员工福利计划。公共部门雇员的雇主是政府，因此职业年金也分为覆盖公共部门雇员的职业年金和覆盖私人部门雇员的职业年金，后者在我国被称为企业年金。世界上最早的职业年金是由美国在 1776 年为独立战争中的伤残军人提供的半额生活费用年金计划。19 世纪初，美国、英国及其他国家也为公共部门雇员建立了职业年金。

19 世纪后期和 20 世纪初，许多工业国的私人部门雇主建立了职业年金计划，为了稳定熟练工人，提高企业劳动生产率，消除职工的后顾之忧，增强企业的吸引力和凝聚力，同时可作为企业重要的人力资源管理策略。

个人储蓄养老计划是由个人和家庭自愿建立的老年储蓄计划。实践中有享受政府税优的个人年金，也有不享受税优的各类养老储蓄账户。还有一些国家采取个人强制储蓄的养老计划。

值得注意的是，由于不同国家的社会经济发展水平、国家治理结构、人口结构和文化价值观、政府的财政能力和机构的管理能力等存在差异，适应不同国家国情的最优养老金体系也有差异。

14.2　我国现行养老金体系设计中存在的问题

我国的养老金制度从覆盖机关事业单位、国有和集体企业职工的退休金制度发展到覆盖所有类型就业与城乡居民的多层次养老金制度，取得了令人瞩目的巨大成就，但也存在不少矛盾和问题。在未来的发展中，伴随人口老龄化、人口长寿、利率下行的总体趋势，养老金体系将面临可持续发展的更大挑战。

14.2.1　城镇职工基本养老保险的承载过多

我国的养老金制度改革是伴随经济体制改革和市场经济发展而启动与发展的。随着 20 世纪 80 年代中国市场经济的改革和发展，过去由企业自行承担的退休金支付职责改革为由社会统筹统支，从而解决了国有企业养老负担沉重的问题，激活了企业的市场竞争活力。在养老金制度改革中，采取了"老人"老办法、"中人"过渡办法和"新人"新办法，即保留已退休"老人"过去的养老金待遇，保留尚未退休"中人"的既得养老金权益，并在改革后逐步过渡到新制度，对改革后加入的"新人"实行社会统筹与个人账户相结合的模式。因而将过去提供较高水平收入替代的退休金待遇直接转移到改革后的新制度中，使新制度从开始就承载了过去的退休金制度及改革后养老金体系的全部职责。

在基本养老保险制度设计中，为了同时体现公平和效率，体现政府、单位和个人的养老责任，采取了社会统筹与个人账户相结合的模式。其中，社会统筹部分由单位缴费，采取现收现付制，通过基金的统筹统支实现收入再分配，体现了风险共担和互助共济。个人账户从单位和个人共同缴费过渡到完全由个人缴费，个人账户对缴费和利息的记账及其与养老金待遇的直接挂钩，体现了制度的激励机制。在实践中，社会统筹和个人账户一直没有严格分割，社会统筹基金和个人账户基金长期以来存在着不透明的相互补贴，在制度设计上缺乏长期精算平衡约束，财政承担了无限担保责任。个人账户没有基金积累和投资运营，因而社会统筹与个人账户相结合的制度演变成由单位和个人缴费的现收现付、统收统支制度。在待遇水平上，为了与过去较高的退休金替代率相衔接，养老金水平一直居高不下，为了维持较高的待遇水平，缴费水平也一直居高不下。可见，当前的统筹结合基本养老保险承载了多层次养老金体系的消费平滑和保险、减贫和再分配、公平和效率等多个功能，也承载着人们对充足养老金的较高预期，进而也抑制了企业年金和商业年金的发展。同时，一个复杂综合的制度也容易模糊制度的透明度和激励性，容易诱发缴费逃避，从而扭曲收入再分配，使制度陷入收支困境。

基本养老保险由统筹基金提供基础养老金，基础养老金待遇与缴费年数、指数化个人缴费工资及社会平均工资等挂钩，待遇计发公式复杂，不易理解。在设计上，基础养老金与个人缴费水平挂钩希望体现缴费激励机制，与社会平均工资挂钩的部分希望体现收入再分配，但复杂的设计实际上很难体现缴费激励。因为在当前统筹养老金参数设计下，退休越早、缴费年数越少、缴费水平越低的人获得制度额外的补贴越大，因而反而会诱导缩减费基、提前退休和缩短缴费年限等情况。个人账户基金提供了个人缴费和利息的记账功能，建立了缴费与个人账户养老金待遇之间的透明关系，但制度规定个人账户余额可以继承，即短寿者的受益人可以继承个人账户余额，长寿者的个人账户不足以终身发放又必须确保发放，这部分资金必然来源于统筹基金或财政补贴。另外，个人账户养老金的计发系数没有考虑寿命随时间延长的趋势，也没有考虑个人账户养老金的调整，这些额外的支出实际上也存在着统筹基金或财政对个人账户的隐含补贴。关于养老金既得权益，《中华人民共和国社会保险法》明确规定"国有企业、事业单位职工参加基本养老保险前，视同缴费年限期间应当缴纳的基本养老保险费由政府承担"。另外，当基本养老保险基金出现支付不足时，政府给予补贴。从而政府要承担基本养老保险历史债务和补缺口的所有责任，在人口老龄化和经济减速的趋势下，这将使财政背负沉重负担，陷入不可持续的困境。同时，在制度内人口日益老化和经济下行压力下，城镇职工基本养老保险也面临沉重的缴费负担和待遇充足性降低的风险。

14.2.2　城乡居民基本养老保险偏离了保险属性

20 世纪 90 年代初我国最早的农村社会养老保险实际上只有个人账户的强制储蓄，缺乏社会保险的互助共济，而且储蓄水平很低，难以提供老年收入保障。

2009 年，国务院决定建立新型农村社会养老保险，政府承担起农民的基本养老责任。在筹资模式上参照城镇职工基本养老保险，个人缴费采取个人账户记账方式。2011 年，参照农村模式，开始建立城镇居民基本养老保险。2014 年城镇和农村居民基本养老保险合并为城乡居民基本养老保险。

城乡居民基本养老保险包括由政府支付的基础养老金和个人账户养老金两部分。个人账户由政府补贴、集体补助和个人缴费积累形成。个人账户的个人缴费按设定档次的固定数额每年交付，当前的档次标准从每年 100 元到 2000 元。有条件的村集体自愿对个人缴费提供资助和补贴，地方政府对参保人缴费给予不同程度的补贴。个人账户的计发系数与现行职工基本养老保险个人账户养老金计发系数相同，个人账户终身发放但余额可继承，因而政府也承担了长寿风险。

我国城乡居民基本养老保险在社会保障全覆盖的目标下逐步建立起来，2020 年覆盖人数超过 5.4 亿人，实现了人人享有养老保障的基本目标。但是，基础养老金和个人账户相结合的制度模式，严重偏离了社会保险的属性。首先，基础养老金由财政全额负担，是一种社会福利；个人账户的部分缴费由政府负担，个人账户领取中的长寿风险由政府负担，个人账户养老金随生活水平提高的调整由政府负担，这些都体现了个人账户的社会福利性质。其次，个人账户余额的可继承性也破坏了个人账户互助共济的保险属性，使城乡居民养老保险实质上成为一种社会福利。

14.2.3　企业年金和商业年金缺乏良好的运营环境

企业年金作为企业人力资源管理战略，是企业依据经营情况和市场竞争自愿为员工建立的福利计划。当前我国经济下行的压力较大，企业的经营效益下降，特别是中小企业经营面临种种困难，这是企业年金发展缓慢的根本原因。我国法定社会保险的高费率，增加了企业经营的用工成本，企业难有余力自愿为员工建立企业年金。从 20 世纪 90 年代实施社会保险改革以来，社会保险的覆盖面逐步从国有企业扩大到所有类型就业人员，中小企业特别是小微企业要依法参加社会保险，养老、医疗、工伤、失业、生育等五种社会保险的企业缴费率合计超过工资总额的 30%。为了降低用工成本、逃避缴费，不少小企业实际上按当地最低工资为员工缴纳社保费。按照国务院 2018 年 7 月发布的《国税地税征管体制改革方案》，明确从 2019 年 1 月 1 日起，将基本养老保险费、基本医疗保险费、失业保险费、工伤保险费、生育保险费等各项社会保险费交由税务部门统一征收，企业要按实际工资基数和规定的费率缴纳社会保险费，从而必然提高企业的实际经营成本，很难再有空间为员工建立企业年金。另外，我国的资本市场仍不健全、投资风险难以控制、企业年金的市场主体复杂、运营成本高等都是企业年金发展的不利因素。当前企业年金扩大覆盖面面临的主要问题是中小企业在沉重的法定税费压力下，很难再筹资建立企业年金。已建立的企业年金更多地强调个人账户的缴费积累，较少关注缴费积累的养老金待遇目标，同时也没有建立缴费积累转换为养老金终身领取的必然机制，从而实质上只是一种储蓄积累。

对于商业养老保险，如本书第 12 章所指出的，在较高的附加成本和较低的投资回报预期下，商业养老保险对人们的养老安排并没有吸引力，加上我国对商业养老保险的税收优惠有限，执行成本较高，商业养老保险在多层次养老金体系中的份额微乎其微。

14.3　多层次养老金体系的优化设计

基于我国的国情，借鉴国际经验，我国应该如何改革和调整现有的养老金体系，才能帮助不同类型人群实现一定收入替代的养老目标，同时实现人人公平养老的目标、促进社会经济的发展？显然满足多方面要求的养老金体系应该是多层次、多主体和多种模式的共存体，养老金体系的设计应该能够充分发挥政府和市场的作用，能够充分调动政府、雇主、家庭和个人等利益主体在养老保障上的积极性，并实现他们在养老责任上的优势互补和风险共担。

14.3.1　多层次的养老金体系

基于相关的理论分析和国际经验（Holzmann and Hinz，2005），多层次养老金体系，应该覆盖到全体国民，并通过收入再分配消除老年贫困，通过税收政策鼓励单位建立职业年金或企业年金，通过税收优惠鼓励个人和家庭购买商业养老保险，实现平滑一生收入的收入替代目标。因此，养老金体系应该是覆盖城乡、满足多层次要求、全国统一的多层次体系。

第一层是城乡老年津贴制度，这一层次强调政府责任，覆盖全体城乡老年居民，待遇发放不与过去的缴费和就业挂钩，以财政手段实现收入再分配，为没有其他养老金收入或者其他养老金收入低于最低收入保障水平的老年居民提供福利性养老金，满足他们最基本的生活需要，实现消除老年贫困的目的。老年津贴的水平应与当地生活水平挂钩，不低于当地最低生活保障金水平，不高于当地最低工资水平。

第二层是收入关联的基本养老保险制度，这一层次体现政府责任，由政府主办、强制执行，缴费与收入挂钩，待遇与缴费水平和缴费年限挂钩，雇主和个人承担缴费责任，采取现收现付的融资模式。这一层次体现了代内和代际收入再分配，为参保者提供一定的收入替代。

第三层是职业年金，体现雇主和个人责任，这一层次允许灵活地选择运行模式。政府通过税收优惠鼓励和引导雇主为其员工建立补充性的职业年金，以提高雇员退休后的收入。职业年金可以完全由雇主缴费建立，也可以由雇主和雇员共同缴费建立，基金管理可以采取信托模式，也可以采取保险契约模式，年金类型可以采取 DB 计划模式、DC 计划模式或兼具这两类特点的混合模式。允许多种运行模式的并存和多个市场主体的参与，在市场竞争的作用下，将有利于职业年金市场的发展。

第四层是个人储蓄性养老安排，包括个人商业年金和以养老为目的的储蓄、股票、债券、基金、房地产及其他投资，还包括逆向住房抵押贷款养老金等。政府通过一定的税收优惠鼓励人们为养老而准备，金融市场通过开发各种产品吸引客户，为个人养老提供服务，也促进市场的繁荣发展。

14.3.2　需要明确的几个问题

前面的分析指出，我国的城镇职工基本养老保险承载了养老金体系的多重目标和多重功能，制度设计复杂，社会统筹与个人账户基金之间存在多重复杂的相互补贴，个人账户并没有实际的基金积累和投资，在融资模式上社会统筹和个人账户都采取了现收现付制。因此，有人建议分离社会统筹与个人账户基金，将个人账户独立为强制积累的职业年金，理由是基金制更能应对人口老龄化危机。个人账户的做实个人账户的效率优于名义账户。针对制度实际运行中存在的严重逃避缴费问题，有人建议加强制度设计中的精算公平，建立名义账户制，增强缴费激励；针对制度的长期财务缺口和长寿风险问题，有人认为最有效的解决办法是推迟退休。以下对上面问题进行深入讨论。

1. 基金制更能应对人口老龄化吗？

Disney（1999）认为，现收现付养老金制度的隐性债务在显现前转向基金制，能够应对人口老龄化对制度的冲击。Barr（2002）认为，养老金制度只能起到再分配作用，在总产出不变的情况下，老年人的消费不会因基金模式而改变。Holzmann 和 Palmer（2006）指出，无论在哪种基金模式下，参保人都必须用其积累换取养老产品和服务。在基金制下，参保人通过积累的金融资产换取养老消费。在现收现付制下，参保人通过积累可兑现的制度承诺换取养老消费。因此，从全社会的角度看，无论采取哪种融资模式，人口老龄化都会因劳动力人口相对比例的下降而影响国民总产出，养老产品和服务都是劳动者创造的国民总产出的一部分，因此，养老负担最终都会落在劳动者身上。当然，如果基金制能够提高国民储蓄，储蓄又能以提高劳动生产率的方式投资，将会使国民总产出增加，国民总产出的提高是应付人口老龄化的最根本的手段。实际上，如果考虑现收现付制转向基金制的转轨成本，转向基金制并不能带来额外的好处。

2. 个人账户的做实个人账户优于名义账户吗？

对于基本养老保险的个人账户部分，不少人认为个人账户的"空账"运行，不利于个人产权保护，做实个人账户优于名义账户，因此建立做实个人账户。对于名义账户，按照 Holzmann 和 Palmer（2006）给出的定义，名义账户（non-financial defined contribution）是一种具备精算公平的现收现付制缴费确定计划，缴费及其利息计入个人账户，记账利率反映现收现付制的内含回报率，退休时用账户余额除以反映预期寿命的年金系数计算定期领取额，并终身发放。名义账户通过建立缴费与待遇的透明联系，有鼓励缴费和推迟领取的作用，也能自动适应寿命延长对待遇的调整，从而有利于制度的财务可持续发展。

做实个人账户是采取基金制的个人账户，除了具备记账功能，更重要的是具备基金积累和投资功能。王晓军和米海杰（2013）为了比较做实个人账户和名义账户，将个人账户的特点归纳为以下四个：第一是记账功能，即能够清楚明确地记录每个参保者的缴费、利息、领取和资金结余等明细；第二是具备精算公平性，即建立了缴费期间的权益积累与退休后的待遇领取的对等关系；第三是保险功能，退休时的权益积累转化为退休后的生存年金发放，使参保者在有生之年都能获得养老金，使个人长寿风险得以分散；第四是基金积累和投资功能，即每个账户都有与其记账权益对应的资产的支持，资产的投资运行在承担投资风险的同时获取投资收益，账户的记账利率等于资产的投资回报率。可见，同时具备记账、精算公平、保险和基金投资积累等四个功能的是做实个人账户，同时具备记账、精算公平和保险功能的是名义账户。

可见，做实个人账户和名义账户在形式上都是用个人账户的方式记录个人缴费与利息收入，账户余额代表个人拥有的养老金权益，养老金水平取决于退休时的个人账户余额和由平均寿命决定的年金系数。不同的是，在筹资模式上，做实个人账户采取的是基金制，名义账户采取的是现收现付。因此，对两者的比较又回到对基金制和现收现付制效率的比较上。

王晓军（2013）指出，我国现行的"统账结合"的基本养老保险的个人账户实质上是一种名义记账工具，个人账户的缴费由个人承担，个人账户累计余额按不低于银行定期存款的利率计息，个人退休时，个人账户余额按规定的计发系数计算可转换的养老金数额，并与统筹基金计算的统筹养老金合并成基本养老金发放。基本养老金按国家定期公布的养老金调整方案进行调整，发放到参保者死亡为止，参保者死亡时的个人账户余额可以继承。可见，我国当前的基本养老保险个人账户与前面定义的名义账户存在较大差异，主要表现在：账户的记账利率采取银行定期存款利率而不是制度的内含回报率；在退休时按规定的计发系数计算养老金而不是按考虑长寿风险和养老金指数化调整的年金系数计算待遇；退休后死亡个人的账户余额可以继承，长寿者的账户余额用尽后继续由养老保险基金支付养老待遇，直到死亡为止，而不是按生存年金的方式对生存者的给付。对于做实个人账户试点的省份，基本上依靠财政补贴和当地养老保险结余基金，按照个人账户记账规模的一定比例，将资金纳入做实个人账户财政专户，这些资金并没有专业化的投资渠道。对参保者个人来说，个人账户不会因做实获得更高的投资收益，也不会带来更高的养老金待遇。王晓军和米海杰（2013）运用实证分析法比较了做实个人账户、名义账户和我国现行基本养老保险个人账户三种模式下的成本、待遇、回报与风险等，得出名义账户在收入分配、成本收益和风险分担方面具有明显的优势。

Barr 和 Diamond（2009b）指出，养老保险的不同制度模式实际是不同的风险分担模式。基金制个人账户的投资风险、长寿风险、待遇不充足风险等都由参保者个人承担。现收现付制社会统筹模式的各类风险由不同代缴费者分担。名义账户制仍然是一种现收现付制，Cichon（2005）认为，名义账户制通过精算公平的年金系数的设定，能够在财务公平的基础上处理长寿风险，但并不能自动应对人口老龄化的影响，名义账户本身不是自动财务平衡的。

3. 如何权衡制度设计中的社会公平和精算公平

维护社会公平、减少不同人群间的差异、减少老年人的贫困是基本养老保险作为公共政策的基本目标。基本养老保险坚持社会公平性的原则，首先要将覆盖面扩大到全体公民，使全体社会成员有平等的机会参与养老保障；其次要努力消除不同类型人群间的差距，通过制度内设的再分配功能缩小贫富差距，实现人人享有基本养老保障。

我国基本养老保险的社会统筹基金采取待遇预定的现收现付制，按照我国城镇职工基本养老保险对缴费和待遇的参数设定，现行制度存在明显的代内和代际收入再分配。由于待遇计发与社会平均工资间接挂钩[①]，不同类型人群的缴费水平、

---

① 按照我国基本养老保险的待遇计发公式，养老金待遇与指数调整后的缴费水平及社会平均工资挂钩，可以视作与社会平均工资间接挂钩。

退休年龄、寿命等存在差异，从而存在高收入人群向低收入人群、正规就业人群向非正规职业人群、平均寿命较短的男性向平均寿命较长的女性的收入补贴。另外，随着参保人口年龄结构的逐步老化，存在下一代对上一代的补贴。这些再分配基于社会保险公共政策的目标，有利于实现一定水平的社会公平。

在现收现付筹资模式下，精算公平指参保个人的缴费价值应该等于待遇领取价值。一般精算公平分析的对象是同时期具有同一特征的队列人群。在队列精算公平下，不存在不同队列人群之间的收入再分配，从而有利于缴费激励和效率提高。我国基本养老保险的个人账户采取了个人账户记账方式，个人账户在退休时积累的记账余额与未来个人账户养老金发放现值并不存在完全的对等关系[1]（王晓军，2013），因而是精算不公平的。精算不公平的制度缺乏缴费激励机制，容易诱发逃避缴费，不利于制度的长期可持续发展。

社会保险的基本目标是通过再分配实现消除老年贫困的目标，因此在制度设计中要优先考虑社会公平，但如果没有精算公平的激励机制，也容易诱导逃避缴费和提前退休等现象，从而容易降低制度的可持续性和社会效率。因此，基本养老保险应坚持社会公平原则，在努力实现降低和消除老年贫困这一基本目标的前提下，兼顾精算公平，提高制度对缴费的激励，提高制度的财务可持续性。

14.4　养老金体系改革的建议

我国的养老金体系一直在不断改革中建设和发展。在过去，养老金体系改革的重点是建立多层次养老金体系、扩大基本养老保险的覆盖面、消除多轨制。2020年，基本养老保险实现了对所有劳动者和居民的全覆盖，城镇企业职工和机关事业单位的基本养老保险实现了并轨，建立了企业年金和职业年金制度，推出了税收优惠的商业养老保险产品。在当前和今后，基本养老保险面临的主要问题是日益沉重的财政担保压力和人口老龄化下的长期可持续发展挑战。

为了解决这些问题，2017年11月，《国务院关于印发划转部分国有资本充实社保基金实施方案的通知》（国发〔2017〕49号）印发，要求"将中央和地方国有及国有控股大中型企业、金融机构纳入划转范围"，划转比例"首先以弥补企业职工基本养老保险制度转轨时期因企业职工享受视同缴费年限政策形成的企业职

---

① 我国基本养老保险个人账户部分的养老金待遇等于退休时个人账户余额除以规定的计发系数，个人死亡时的个人账户余额可以继承，个人账户余额耗尽后仍然保证终身发放，因此，个人账户实际上只是一种名义记账的现收现付制。

工基本养老保险基金缺口为基本目标，划转比例统一为企业国有股权的 10%"。
2018 年《国务院关于建立企业职工基本养老保险基金中央调剂制度的通知》（国
发〔2018〕18 号）印发，明确"中央调剂基金由各省份养老保险基金上解的资金
构成。按照各省份职工平均工资的90%和在职应参保人数作为计算上解额的基数，
上解比例从3%起步，逐步提高"。2018 年 7 月国务院发布了《国税地税征管体制
改革方案》，要求社会保险费由税务部门统一征收。这些改革方案的实施对加强养
老保险费的征缴、养老保险基金在全国范围的调剂使用及应对人口老龄化下的支
付缺口将发挥重要作用。

　　在已有改革措施的基础上，对我国养老金体系的长期可持续发展再提出如下
几点建议。

　　1. 重新定位政府、雇主和个人在不同层次养老金体系中的作用

　　政府在养老金体系中的作用主要体现在对制度的总体设计，建立社会安全网
以实现消除老年贫困的目标，建立社会养老保险，为人们提供最基本的能够抵御
通货膨胀的养老待遇，并保证制度的稳健运行和可持续发展。

　　首先，政府应该建立覆盖城乡居民的老年津贴制度。我国针对城乡贫困人口
已建立的城镇和农村最低生活保障制度，属于社会救助范畴，主要考虑由病残、
年老体弱、丧失劳动能力及生存条件恶劣等原因造成生活长年困难的居民，且以
家庭人均收入为衡量指标，覆盖范围有限，给付水平较低。城乡居民基本养老保
险主要由财政拨款筹资，养老金待遇很低，本质上是一种社会福利。建立城乡老
年津贴制度，可以将城乡低保中针对老年人的部分分离出来，并与城乡居民基本
养老保险中由政府提供的基础养老金部分合并，形成非缴费的完全福利性的老年
津贴，实现消除老年贫困的目标。这种老年津贴制度一方面解决了养老保障覆盖
面窄的问题，同时也具有财政负担上的可行性。

　　其次，对于现行的基本养老保险，政府应该承担历史债务的偿还职责。我国
对养老保险历史债务的消化，采取了由财政逐年补收支缺口的担保方式，这种方
式在人口老化和人口长寿趋势下，必然使财政陷入困境。因此应尽快明确历史债
务的水平和国有资产划拨全国社保基金偿还历史债务的职责范围，避免在人口老
龄化下日益扩张的财政危机。

　　最后，政府要进一步明确为企业年金和商业养老保险提供税收优惠，要明确
提出为企业年金和商业养老保险的经营机构提供破产保护，同时政府要承担起对
企业年金和商业养老保险的监督管理责任。

　　雇主在养老金体系中的作用主要体现在有义务为员工的社会养老保险缴费，

为员工建立职业年金或企业年金以提高员工的养老福利。个人在养老金体系中的作用主要体现在有义务为社会养老保险、职业年金和企业年金缴费，并自愿购买商业养老保险以实现更高的养老替代目标。金融市场各类机构，特别是保险公司和专业养老金公司，有责任设计和销售满足人们多层次要求的年金产品，为养老金计划提供全面的风险管理服务。

2. 对"统账结合"的基本养老保险实施账户分离的改革

分离基本养老保险的社会统筹基金和个人账户、独立核算。社会统筹账户由雇主缴费，养老金待遇与社会平均工资挂钩，通过再分配手段实现老年最低收入保障目标，政府承担社会统筹账户收支缺口的补贴责任。社会统筹账户的缴费水平通过精算评估重新设定，精算评估应该考虑统筹账户设定的最低养老金给付目标、未来影响收支平衡的经济因素、人口老龄化和人口长寿趋势等，在长期精算平衡原则下以支定收来确定统筹账户的缴费水平。财政对未来不确定性风险因素导致的收支缺口进行补贴。

在保持"统账结合"制度模式的基础上，适当调整社会统筹与个人账户的规模，强化制度的激励机制。同时，建议尽早明确个人账户为"名义账户"，我国当前的基本养老保险个人账户只具备记账功能，不具备"名义账户"应有的精算公平性和保险功能。在进一步的改革中，个人账户不仅要具备记账功能，还要具备精算公平性和保险功能。个人账户在退休时的积累额应该等于退休后的领取现值，计算个人账户养老金的年金系数应该考虑养老金的调整、寿命延长和利率的变动，要依据影响年金系数的因素适时调整年金系数。同时，个人死亡后的账户余额不能继承，需要按精算公式分配在同年龄存活者的个人账户中，保持个人账户的精算平衡。

3. 尽早实施推迟退休年龄和规范养老金调整指数等改革

人口老龄化和人口寿命延长是养老保险面临的系统性风险，世界各国应对的办法基本都是提高法定退休年龄或法定养老金退休年龄。OECD（2011）的报告中指出，美国早在1983年的《社会保障法案修正案》中，就明确了逐步延迟退休年龄的政策，从2003年65岁队列开始每年推迟2个月退休，到2017年将退休年龄逐渐提高到67岁。2007年德国联邦议院采取立法的形式，决定从2012年起将退休年龄每年推迟1个月，从2024年起每年推迟2个月，到2029年推迟到67岁退休。法国的改革是逐步提高领取全额养老金的缴费年限，从2008年的40年提高到2012年的41年。

　　为了保持制度的财务平衡，必然需要采取降低待遇或者降低待遇调整指数、提高退休年龄、提高缴费及建立寿命延长与待遇调整的关系等办法，但直接降低待遇或降低待遇的调整指数会降低制度设定的待遇目标，缴费提高到超出人们的支付能力后，制度也会面临破产，因此，实践中大多采取提高退休年龄的办法缓解财务压力。退休年龄是影响制度覆盖人口抚养比的重要因素，退休年龄推迟将使缴费人数增加，待遇领取的人数减少。对个人来说，推迟退休，增加了缴费年数，相应减少了领取年数，可以降低养老基金的支付压力。

　　推迟退休年龄涉及所有参保人的利益，意味着人们需要更多地工作和缴费，更晚地享受退休金；在现收现付制度下，意味着下一代对上一代的收入转移和贡献。为了使这种代际收入转移公平透明，并避免政治决策的干扰，瑞典的公共养老金建立了自动平衡机制，通过设置警戒指标，自动调节制度的长期收支和资产负债状况，以保持制度的长期财务可持续发展，这些经验值得我们学习和借鉴。

　　国内外的研究和实践经验表明，推迟退休年龄有助于缓解养老金支付压力。王晓军和赵明（2015）测算了退休年龄推迟对养老金支付压力的影响，结果表明，推迟退休年龄能有效降低制度内的人口抚养比，减轻制度的支付压力，促进制度的财务可持续发展。Barr 和 Diamond（2008）指出，人口寿命延长不是问题，问题是相对于人们延长的受教育年限和延长的退休后寿命，人们的工作年限相对缩短、退休过早，因此相应提高退休年龄能够解决长寿风险问题。但 Wang 和 Shan（2016）通过测算分析得出，由于我国基本养老保险的养老金待遇与缴费年限直接挂钩，每多缴费一年多获得 1% 的养老金待遇，因而推迟退休既通过增加缴费年数使缴费收入增加，又通过提高退休后每年领取的养老金待遇使待遇支出增加，从而推迟退休对养老保险基金收支的影响决定于增收和增支之间的平衡。在我国基本养老保险制度参数下，推迟退休在长期内对平衡养老保险基金收支的作用有限。因此，实施推迟退休年龄的政策需要同时考虑对养老金待遇的调整，只有在不提高或少提高养老金待遇的前提下推迟养老金领取，才能更好地发挥推迟退休年龄对缓解养老基金支付压力的作用，否则推迟退休在长期内的效果并不明显。因此，建议我国在实施推迟退休年龄的改革中，考虑退休年龄与寿命延长的挂钩、与制度内抚养比变动的挂钩、与制度财务偿付能力水平的挂钩等，这样才能更好地发挥推迟退休对养老保险可持续发展的作用。

　　Barr 和 Diamond（2008）认为，解决人口老龄化和人口长寿趋势对养老金体系的冲击，只能通过降低养老金待遇，或者在不提高养老金待遇的前提下推迟养老金领取，或者通过提高缴费及提高国民总产出的方式解决，其他办法都不能从根本上解决问题。因而建议政府尽早建立正常的养老金调整机制，既要保证养老金的实际购买力，又要避免出现养老金过快增长带来的问题。

4. 尽早建立规范的养老保险精算评估和精算报告制度

党的十八届三中全会提出基本养老保险要"坚持精算平衡原则"。精算平衡原则，就是长期收支平衡原则。在长期内，养老保险的征缴收入受参保者人数及结构变动、缴费工资及其变动、缴费率及其变动的影响。待遇支出受待遇领取人数及其结构变动、待遇调整及价格变动、待遇享受条件及待遇标准变动等的影响。因此，长期收支平衡是受人口、经济、制度等多种不确定因素影响下的平衡，是需要运用精算技术进行风险评估的长期和动态的平衡。养老保险坚持精算平衡原则，有助于实现制度在长期内的收支平衡，避免制度运行中的支付缺口，保证制度充足的偿付能力，维护制度的长期稳健发展。坚持精算平衡原则，需要明确正常的收支项目，如果将财政补贴作为正常年度收入，应该做好财政补贴的预算管理，明确财政补贴的范围和规模，并在财政预算内实现精算平衡。另外，在养老保险改革选择中，需要通过精算评估，测算分析不同方案对制度财务和对个人的影响，测算分析制度的隐性债务和转轨成本，测算分析改革对财政、单位和个人的财务影响等。在精算评估的基础上，进一步建立精算报告制度，向中央决策机构上报，并进一步向公众公布，这样不仅能为社会保障制度的改革决策和重大法律修订提供定量分析支持，也能为参保人了解制度的财务状况，进而充分理解和支持相应的改革提供支持。

在国内外的实践中，越来越多的国家建立了专门负责社会保障精算工作的部门和组织，国际劳工组织和国际精算师协会也建立了专门机构，对社会保障精算问题进行研究，为各国社会保障精算制度的建立提供专业指导意见。1919年，英国在世界上最早建立了政府精算署，专门负责社会保障和公共养老金的精算评估，目前已发展成为能够提供中立精算意见的独立政府精算机构。美国在1935年通过《社会保障法案》，1940年正式建立了年度社会保障精算报告制度。日本在1942年建立雇员养老保险制度的同时引入了精算制度，以后随着雇员养老保险法案和全国养老金法案的颁布，建立了专门的社会保障精算机构和精算制度。在我国，养老保险精算的重要性逐步受到重视，建议政府部门尽快建立养老保险精算制度，加强对养老保险的长期预算管理，提高养老保险财务的透明度，促进社会理解，不断加强公平可持续的养老保险制度建设。

参 考 文 献

王晓军. 2000. 中国养老金制度及其精算评价[M]. 北京：经济科学出版社.

王晓军. 2013. 我国基本养老保险的十个"迷思"[J]. 保险研究,（11）: 96-104.

王晓军, 米海杰. 2013. 对我国社会养老保险个人账户模式选择的实证分析[J]. 经济管理, 35（6）: 164-174.

王晓军, 赵明. 2015. 寿命延长与延迟退休：国际比较与我国实证[J]. 数量经济技术经济研究, 32（3）: 111-128.

Barr N. 2002. Reforming pensions: myths, truths, and policy choices[J]. International Social Security Review, 55（2）: 3-36.

Barr N, Diamond P. 2006. The economics of pensions[J]. Oxford Review of Economic Policy, 22（1）: 15-39.

Barr N, Diamond P. 2008. Reforming Pensions: Principles and Policy Choices[M]. New York: Oxford University Press.

Barr N, Diamond P. 2009a. Reforming pensions: principles, analytical errors and policy directions[J]. International Social Security Review, 62（2）: 5-29.

Barr N, Diamond P. 2009b. Pension Reform: A Short Guide[M]. New York: Oxford University Press.

Bodie Z. 1989. Pensions as retirement income insurance[R]. NBER Working Paper 2917.

Cichon M. 2005. Balanced notional defined contribution schemes: a new "geist" in old bottles?[EB/OL]. http://www.nft.nu/sites/default/files/2005210.pdf[2021-09-04].

Disney R. 1999. Notional accounts as a pension reform strategy: an evaluation[R]. SP Discussion Paper No. 9928.

Holzmann R, Hinz R. 2005. Old age Income Support in the 21st Century: an International Perspective on Pension Systems and Reform[M]. Washington, D.C.: World Bank.

Holzmann R, Palmer E. 2006. Pension Reform: Issues and Prospects for Non-Financial Defined Contribution（NDC）Schemes[M]. Washington, D.C.: World Bank.

OECD. 2011. Pensions at a Glance 2011: Retirement-Income Systems in OECD and G20 Countries[M]. Paris: OECD Publishing.

Wang X J, Shan G. 2016. Raising the retirement age: the impact on the individual and actuarial balance for Chinese urban workers' basic pensions[J]. Economic and Political Studies, 4（4）: 397-413.

World Bank. 1994. Averting the Old-Age Crisis: Policies to Protect the Old and Promote Growth[M]. New York: Oxford University Press.

附　　录

$$E(H_{T_2}) = \sum_{T_2=1}^{T_1-1} \left(W_0 - c \times \ddot{a}_{\overline{T_2|}} \right) \times (1+i)^{T_2} \times (1+i)^{-T_2} \times \left({}_{T_2-1}p_x - {}_{T_2}p_x \right)$$

$$= \sum_{T_2=1}^{T_1-1} W_0 \times \left({}_{T_2-1}p_x - {}_{T_2}p_x \right) - \sum_{T_2=1}^{T_1-1} c \times \frac{1-(1+i)^{-T_2}}{1-\dfrac{1}{1+i}} \times \left({}_{T_2-1}p_x - {}_{T_2}p_x \right)$$

$$= W_0 - W_0 \times {}_{T_1-1}p_x - c \times \frac{1+i}{i} \times \left(\sum_{T_2=1}^{T_1-1} \times \left({}_{T_2-1}p_x - {}_{T_2}p_x \right) - \frac{1}{1+i} \right.$$

$$\left. \times \sum_{T_2=1}^{T_1-1} (1+i)^{-(T_2-1)} \times {}_{T_2-1}p_x + \sum_{T_2=1}^{T_1-1} (1+i)^{-T_2} \times {}_{T_2}p_x \right)$$

$$= W_0 - W_0 \times {}_{T_1-1}p_x - c \times \frac{1+i}{i}$$

$$\times \left(1 - {}_{T_1-1}p_x - \frac{\ddot{a}_{x:T_1-1}}{1+i} + \ddot{a}_{x:T_1-1} - 1 + {}_{T_1-1}p_x (1+i)^{-(T_1-1)} \right)$$

$$= W_0 - W_0 \times {}_{T_1-1}p_x - c \times \frac{1+i}{i} \times \frac{i}{1+i} \times \ddot{a}_{x:T_1-1} + c \times \frac{1+i}{i}$$

$$\times {}_{T_1-1}p_x \times \left(1 - (1+i)^{-(T_1-1)} \right)$$

$$= W_0 - W_0 \times {}_{T_1-1}p_x - c \times \ddot{a}_{x:T_1-\overline{1}|} + c \times {}_{T_1-1}p_x \times \frac{\left(1-(1+i)^{-(T_1-1)} \right)}{1-(1+i)^{-1}}$$

$$= W_0 - c \times \ddot{a}_{x:T_1-\overline{1}|} - W_0 \times {}_{T_1-1}p_x + c \times {}_{T_1-1}p_x \times \ddot{a}_{T_1-1}$$

$$= W_0 - c \times \ddot{a}_{x:T_1-\overline{1}|} - \left(W_0 - c \times \ddot{a}_{T_1-1} \right) \times {}_{T_1-1}p_x$$

$$= W_0 - c\ddot{a}_{x:T_1-\overline{1}|} - W_{T_1-1} \times (1+i)^{-(T_1-1)} \times {}_{T_1-1}p_x$$

$$E(H_{T_2}^*) = \sum_{T_2=1}^{L-x+1} \left(W_0 - c^* \times \ddot{a}_{\overline{T_2}|} \right) \times (1+i)^{T_2} \times (1+i)^{-T_2} \times \left({}_{T_2-1}p_x - {}_{T_2}p_x \right)$$

$$= \sum_{T_2=1}^{L-x+1} W_0 \times \left({}_{T_2-1}p_x - {}_{T_2}p_x \right) - \sum_{T_2=1}^{L-x+1} c^* \times \frac{1-(1+i)^{-T_2}}{1-\dfrac{1}{1+i}} \times \left({}_{T_2-1}p_x - {}_{T_2}p_x \right)$$

$$= W_0 - c^* \times \frac{1+i}{i} \times \left(\sum_{T_2=1}^{L-x+1} \times \left({}_{T_2-1}p_x - {}_{T_2}p_x \right) - \frac{1}{1+i} \times \sum_{T_2=1}^{L-x+1} (1+i)^{-(T_2-1)} \right.$$

$$\left. \times {}_{T_2-1}p_x + \sum_{T_2=1}^{L-x+1} (1+i)^{-T_2} \times {}_{T_2}p_x \right)$$

$$= W_0 - c^* \times \frac{1+i}{i} \times \left(1 - \frac{\ddot{a}_x}{1+i} + \ddot{a}_x - 1 \right)$$

$$= W_0 - c^* \times \ddot{a}_x$$